社 区 护 理 学

主编 ◎ 蒋小剑　张筱岚　廖巧玲

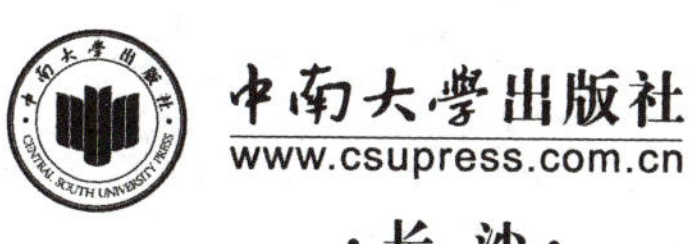

·长 沙·

编委会

主　编　蒋小剑（湖南中医药大学）

张筱岚（大理大学）

廖巧玲（深圳市第三人民医院）

副主编　孙　玫（中南大学）

汤　珺（大理大学）

彭丽丽（湖南中医药大学）

赵　媛（大理大学）

李　萍（温州医科大学）

编　委（按姓氏拼音排序）

陈子娇（深圳市第三人民医院）

高　红（南华大学）

胡金玲（湖南中医药大学）

李占琼（大理大学）

苏银花（南华大学）

苏云鹏（大理大学）

肖美慧（湖南中医药大学）

向婷婷（湖南中医药大学）

杨冠英（大理大学）

张　晴（湖南医药学院）

赵桂凤（大理大学）

丛书序

20世纪早期，熊彼特提出著名的“创造性毁灭”理论：一旦现有的技术受到竞争对手更新、效率更高的技术产品的猛烈冲击，创新就会毁灭现有的生产技术，改变传统的工作、生活和学习方式。今天，网络技术的影响波及全球，各种教育资源通过网络可以跨越时间、空间距离的限制，使学校教育成为超出校园向更广泛的地区辐射的开放式教育。而融媒体教材，正在以一种新型的出版形式影响着教育和教学。

随着社会的进步，人民大众对享有高质量的卫生保健需求日益增加，特别是目前国内外对高层次护理人才的需求增加，要求学校护理教育更快、更多地培育出高质量的护理人才。为加强高校优质课程资源共享，实现优势互补，共建共享高质量融媒体课程，推动我国护理专业教育质量的提升，针对远程教育的教学特点，我们组织全国三十余所高等院校有丰富教学经验的专家编写了这套“百校千课联盟护理专业融媒体教材”。

融媒体教材建设的实质就是将纸质图书与多媒体资源进行链接，使资源的获取变得更加容易，使读者能高效、深度地获取知识。在本套教材中，我们以纸质教材为载体和服务入口，综合利用数字化技术，将纸质教材与数字服务相融合。学生可以随时随地利用电脑和手机等多个终端进行学习。纸质教材的权威、视频的直观以及其中设计的互动内容，可以让学习更生动有效。

另外，本套教材在编写中根据《国家中长期教育改革和发展规划纲要(2010—2020年)》《中国护理事业发展规划纲要(2016—2020年)》提出的“坚持以岗位需求为导向”“大力培养临床实用型人才”“注重护理实践能力的提高”“增强人文关怀意识”的要求，注重理论与实践相结合、人文社科学与护理学相结合，培养学生的实践能力、独立分析问题和解决问题的评判性思维能力。各章前后分别列有“阅读音频”“学习目标”“预习案例”“本章小结”“学习检测”，便于学生掌握重点，巩固所学知识。能切实满足培养从事临床护理、社区护理、护理教育、护理科研及护理管理等人才的需求。

由于书中涉及内容广泛，加之编者水平有限，不当之处在所难免，恳请专家、学者和广大师生批评指正，以便再版时修订完善。

唐四元

2020 年 6 月

前言

《社区护理学》为“百校千课”护理学专业成人继续教育融媒体系列教材之一。根据护理专业成人继续教育目标，针对在职学习特点，将课程内容设计成两部分，包括纸质版教材和融媒体教材。《社区护理学》纸质版教材内容设计精准、简洁、碎片化，通过教材中二维码与多媒体资源进行了链接，为广大读者提供了高效和深度获取知识的方式，更有利于学生的碎片化、系统化学习。

本教材以问题导向学习、协作学习、混合式学习为基础，突出“导、学、测、评”一体化特点。导即每章首置导读；学即每节按内容需要分别置入至少1节微课，通过二维码链接；测和评即每章后置习题和参考答案，也通过二维码链接。

本教材共十三章，主要内容包括概述、流行病学在社区护理中的应用、社区健康促进与健康教育、以社区为中心的护理、以家庭为中心的护理、社区儿童及青少年保健与护理、社区妇女保健与护理、社区老年人的保健与护理、社区慢性病患者的护理与管理、社区康复护理与管理、社区传染性疾病及突发公共卫生事件管理、社区灾害事件应急管理和常用中医护理技术在社区护理中的应用。其中第一至第五章重点介绍了社区卫生服务和社区护理的基本概念、流行病学、健康促进与健康教育、护理程序、家庭护理的基本理论和工作方法；第六章至第十二章根据我国社区护理的主要工作内容，分别介绍了社区重点人群、常见慢性病患者、社区康复、传染病及突发公共卫生事件、社区灾害事件应急管理的护理特点；针对社区现状，增加了第十三章常用中医护理技术在社区护理中的应用等内容。

本教材可供成人继续教育护理专业本科学生使用，也可供各层次护理教学及社区护理工作者参考使用。

本教材经过了多次认真的修改和审稿，若有疏漏和不足，恳请各院校师生及护理工作者指出并提出宝贵建议，以便再版时修订完善。

蒋小剑　张筱岚

2019 年 8 月

目录

第一章 概述

PPT：概述

学习目标

1. 识记：社区、社区护理、社区卫生服务、全科护士的概念；社区卫生服务的内容及特点。

2. 理解：社区护士的核心能力；基层首诊制度、分级诊疗制度和双向转诊制度。

3. 运用：能根据不同的护理对象采用不同社区护理服务方法。

随着卫生事业改革的不断深化和人们健康需求的日益增长，我国社区服务正在全面开展，但还存在优质资源过分向大医院集中、社区卫生服务短缺、服务能力不强、不能满足群众基本卫生服务需求等问题。我国目前正大力发展社区卫生服务，构建新型卫生服务体系，社区护理作为社区卫生服务工作中必不可少的重要部分，必将发挥越来越重要的作用。

第一节　社区

预习案例

患者，女，58岁，已退休，乳腺癌术后1个月余。社区护士进行家庭访视后得知，该患者母亲因乳腺癌去世，患者父亲因直肠癌去世，育有一女，现22岁，夫妻关系和睦，女儿孝顺。社区护士向该患者讲解了乳腺癌术后注意事项、发放《乳腺癌术后患侧功能锻炼手册》并给予练习指导，还教会其女儿乳房自检的方法，并发放了一份《乳腺癌自检手册》。

思考

1. 该案例反应了社区护士的哪些角色？
2. 该社区护士使用了哪种社区护理工作方法？社区护理常用的工作方法还有哪些？
3. 我国社区卫生服务的特点有哪些？

一、社区

微课：社区与社区服务

（一）社区的概念

“社区”（community）一词来源于拉丁语，其含义是团体、共同、公社等意思。许多学者公认社区是指以一定地域为基础的社会群体。世界卫生组织（World Health Organization，WHO）指出一个有代表性的社区，其人口数在10万~20万，面积5000~50000平方公里。20世纪30年代，著名社会学家费孝通将社区定义为若干社会群体或社会组织聚集在某一地域里所形成的一个在生活上相互关联的大集体。

社区主要有两种含义，一是指一种亲密的社会关系结构，二是指一定地域的社会关系结构。在实际工作中因为需要的不同，对社区的划分也不同。从广义上来说，社区是有相似社会、经济、文化背景的人群居住的区域，是具有共同兴趣和利益的团体，是一个社会系统。而卫生服务中所说的社区指通常长期在同一地区居住和生活的整个人群构成的实体。他们之间在政治、经济、职业、教育、卫生、文体、环保、人际交往及生活方式等方面存在着一定的关系，在健康问题上也存在着相似或共同的问题。

（二）社区的构成要素

社区的构成要素包括人群、地域、生活服务设施、文化背景及生活方式、生活制度及管理机构。

1. 人群

人群指人口数量的构成和分布，是构成社区的基本要素。

2. 地域

一定范围的地域(place territory)又称地方(place)或地理疆界(geography)，是社区存在的基本自然环境条件。

3. 社会互动

社会互动(social interaction)包括生活制度、社区设施和管理机构等。社区内居民因生活所需，彼此产生依赖于竞争等互动，如社区居民的衣食住行等需与他人共同完成，为满足居民生活所需，必要的生活制度、管理规范及社会道德等必须建立。社区设施包括生活(住房、社区卫生服务网点)、生产(工厂、库房)、交通、通讯、文化娱乐等。社区有其独特的组织管理机构，如我国社区的基层管理为街道(居委会)、乡镇、派出所等联合管理。

4. 社会认同

社会认同(community identification)包括文化背景、生活方式和认同意识等。社会文化是一个社区得以存在和发展的内在要素。社会文化体现在一个社区的风俗习惯、管理方式，以及社区成员的心理特质、行为模式、价值观念等。社会文化的特征是一个社区的重要标志之一，也是社区内在凝聚力和认同感的基础。社区居民具有共同的需要与问题，他们在生产活动与生活方式上有着内在的同质性。除了在社区内互动外，也在社区外以社区的名义与其他社区成员沟通。

(三)社区的分类

1. 地域性社区

大多数社区都是按地理界线划分的。在我国，城市社区一般是按街道办事处管辖范围划分，以街道和居委会为基本单位；农村社区一般是按乡镇和村划分。社区内有学校、商店、工厂、医院、机关管理机构等。地域性社区有利于社区健康的评估研究和健康教育，能以社区的需求为导向，组织与动员人群实施预防和干预措施，还能够得到地域内相关人士的支持，并充分利用现有的资源来开展健康促进活动。

2. 共同兴趣的社区

有些社区是由具有共同兴趣或目标的人群组成的。这些人为了共同的兴趣和目标在特定的时间聚集在一起，他们可以居住在一个地方，也可以来自不同的地方。

3. 解决健康问题的社区

在实施社区健康措施时，某一健康问题影响了一组人，这组人组成了一个社区。这种由具有共同问题并为了解决此问题在一起工作的人群组成的社区被称为解决健康问题的社区。

(四)社区的功能

社区功能(community function)的发挥需要社区内居民的共同努力，解决其共有问题，满足共同需要并行使其功能。社区为满足社区成员的需要，一般应具备以下 5 种功能。

1. 生产、分配、消费的功能

课程思政

社区的“保姆式”服务

2020年1月20日我国国务院联防联控机制召开了电视电话会议，对新型冠状病毒肺炎疫情防控工作进行了全面部署，其中社区疫情防控是工作重点之一。许多社区工作人员进一步细化服务举措，提供温暖细致的“保姆式”服务，为“宅”在家中的居民监测体温、送药、送食物等生活必需品，解决了居民的后顾之忧。将新型冠状病毒肺炎疫情的联防联控与社区疫情防控相联系，不但丰富了社区的工作内涵，坚定了抗疫必胜的信心，还培养了民众强烈的爱国情怀。

生产、分配、消费（production，distribution，consumption）的功能指社区从事一定的生产活动，并具有调配资源和利用资源的功能。随着社会的发展，社区居民生活圈的不断扩大，对生产、分配、消费的功能的需求已经超出了本社区的范围。

2. 社会化功能

社会化（socialization）功能指社区的发展离不开社会大环境，并带有深深的社会环境烙印。人类的成长是不断社会化的过程，社区的社会化功能使社区居民形成本社区的风土人情，社区可供社区居民学习社会价值观、文化、知识，以及与他人相处的技巧等。

3. 社会控制功能

社会控制（social control）功能是为了保护社区居民，社区制定各种行为规范，建立安全保证系统，如社区的物业管理制度、保安体系等，以规范人们的道德行为，控制、制止不道德和违法活动，更好地保护社区居民，保障社区居民的利益。

4. 社会参与功能

社会参与（social participation）功能指社区中有各种组织，并举办各种活动，居民能相互往来，有参与的机会，达到丰富生活、满足自我实现的需要，同时增强了社区居民的凝聚力。

5. 相互支持功能

相互支持（mutual support）功能指社区中邻里相助，以及根据本社区的需要，在社区中建立一些养老院、社区卫生服务网点、托儿所等机构，以满足居民医疗、基本生活及相互支援和照顾的需要。

二、社区卫生服务

（一）社区卫生服务的概念

社区卫生服务（community health service）是以基层卫生机构为主体、全科医生为骨干，合理使用社区资源和适宜技术，以人的健康为中心、家庭为单位、社区为范围、需求为导向，以妇女、儿童、老年人、慢性病患者、残疾人为重点，以解决社区主要卫生问题、满足基本卫生服务需求为目的，融预防、保健、医疗、康复、健康教育和计划技术指导等服务为一体，为居民提供有效、经济、方便、综合、连续的基层卫生服务。社区卫生服务是政府保障基本公共卫生服务与基本医疗服务而提出的一项重要举措，是为不断提高国民健康素质、促进社会公平、维持稳定、构建和谐社会的重要手段，是坚持与落实社区卫生服务公益性、落实国家基本医疗保障服务、维护健康权利的体现。发展社区卫生服务，遵循卫生服务低成本和高效益的卫生发展要求。

为了进一步规范国家基本卫生服务项目管理，国家卫生和计划生育委员会（简称卫计委）在2017年2月发布了《国家基本公共卫生服务规范（第三版）》（以下简称《规范》）。

该《规范》是乡镇卫生院、村卫生室和社区卫生服务中心（站）等基层医疗卫生机构为居民提供免费、自愿的基本公共卫生服务的参考依据，也可作为各级卫生行政部门基本公共卫生服务绩效考核的依据。基层医疗卫生机构开展国家基本公共卫生服务应接受当地疾病预防控制、妇幼保健、卫健委监督等专业公共卫生机构的相关业务指导。

关于我国社区卫生服务，城市设置了社区卫生中心及社区卫生服务站，农村则为乡（镇）卫生院和村卫生室。社区卫生服务中心以政府举办为主，原则上按每3万～10万人各街道（镇）所辖范围规范设置一个社区卫生服务中心。每个中心下设数量不等的站，其设置标准是按照中心的地理位置设置，辖区内距中心较远而服务覆盖不到的地方根据需要设社区卫生服务站。农村则以乡（镇）为单位，由政府举办一所乡（镇）卫生院，村卫生室根据需要设置。社区卫生服务由多种专业人员合作提供，包括全科医生、营养师、社区护士、康复医生、心理咨询师及治疗师等，其中全科医生及社区护士是社区卫生服务中心（站）的主要从业人员。社区卫生服务需要与当地医院、卫生防疫部门及各级政府部门相互联系、密切合作，形成社区卫生服务网络体系。

（二）我国社区卫生服务的特点及工作内容

1. 我国社区卫生服务的特点

（1）公益性　社区卫生服务机构提供公共卫生服务和基本医疗服务，具有公益性质，不以营利为目的，并以“人人享有初级卫生保健”为目标来构建卫生服务体系。

（2）主动性　社区卫生服务以社区、家庭和居民为服务对象，以妇女、儿童、老年人、慢性病患者、残疾人、贫困居民等为服务重点，以主动服务、上门服务为主要方式。

（3）综合性　社区卫生服务的目标是提高社区人群的健康水平。社区人群包括健康、亚健康及处于疾病不同时期的人群。服务内容涉及面广，除基本医疗服务外，还包括预防、保健、康复、健康教育及计划生育技术指导等服务。

（4）连续性　社区卫生服务始于生命的准备阶段直至生命结束，覆盖生命的各个周期，以及疾病发生、发展的全过程。社区卫生服务不因某一健康问题的解决而终止，而是根据生命各周期及疾病各阶段的特点及需求，提供具有针对性的服务。

（5）可及性　社区卫生服务将从服务内容、时间、价格及地点等更加贴近社区居民的需求。对于社区卫生服务机构所提供的服务、开展的适宜技术、基本医疗服务、基本药品，居民不仅能承担得起，而且还应使用方便。

(6)协调性　社区卫生服务是社区服务系统的一部分，它与社区建设的各方面互相促进和支持，需要整合、协调和利用社区内外的资源来实现。同时，在社区卫生服务人员中涉及多学科的医生、护士、营养师、社区工作者，以及上级医疗机构的工作人员，为了促进社区人群健康，需要很好协调部门间的联络和关系。

2. 我国社区卫生服务的工作内容

《规范》中包括12项内容，即居民健康档案管理、健康教育、预防接种、0～6岁儿童健康管理、孕产妇健康管理、老年人健康管理、慢性病患者健康管理(包括高血压患者健康管理和2型糖尿病患者健康管理)、严重精神障碍患者健康管理、肺结核患者健康管理、中医药健康管理、传染病及突发公共卫生事件报告和处理、卫健委监督协管。在各服务规范中，分别对国家基本公共卫生服务项目的服务对象、内容、流程、要求、工作指标及服务记录表等做出了规定。《规范》中针对个体的相关服务记录表应纳入居民健康档案统一管理，工作指标根据各地实际情况合理确定。

因此，总体而言，我国社区卫生服务包括公共卫生服务和基本医疗服务两部分。

(1)公共卫生服务　包括以下内容：卫生信息管理，即根据国家规定收集、报告辖区有关卫生信息，开展社区卫生诊断，建立和管理居民健康档案，向辖区街道办事处及有关单位和部门提出改进社区公共卫生状况的建议；健康教育，即普及卫生保健知识，实施重点人群及重点场所健康教育，帮助居民逐步形成利于维护和增进健康的行为方式；传染病、地方病、寄生虫病预防控制，主要负责疫情报告和监测，协助开展结核病、性病、艾滋病、寄生虫病、其他常见传染病及地方病的预防控制，实施预防接种，配合开展爱国卫生工作；慢性病预防控制，包括开展高危人群和重点慢性病筛查，以及实施高危人群和重点慢性病病例管理；精神卫生服务，实施精神病社区管理，为社区居民提供心理健康指导；妇女保健，包括提供婚前保健、孕前保健、孕产期保健、围绝经期保健，开展妇女常见病预防和筛查；儿童保健，开展新生儿保健、婴幼儿及学龄前儿童保健，协助对辖区内托幼机构进行卫生保健指导；老年人保健，如指导老年人进行疾病预防和自我保健，进行家庭访视，提供针对性的健康指导；另外，还包括残疾人康复指导和康复训练，计划生育技术咨询、指导，协助处置辖区内的突发公共卫生事件，以及政府卫生行政部门规定的其他公共卫生服务等。

(2)基本医疗服务　主要包括常见病、多发病的诊疗；护理和诊断明确的慢性病治疗；社区现场应急救护；家庭出诊、家庭护理、家庭病床等家庭医疗服务；康复医疗服务；政府卫生行政部门批准的其他适宜医疗服务等。针对我国社区卫生服务的特点，社区卫生服务机构还应结合中医药的特色和优势，提供与上述公共卫生服务和基本医疗服务内容相关的中医药服务。

(三)“基层首诊、分级诊疗、双向转诊”的就医制度

随着我国经济的迅猛发展、居民生活水平的提升，使得医疗服务的需求增加。但我国医疗资源总量明显不足，不同地区、同一地区不同级别之间的卫生医疗资源分配严重

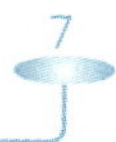

不均，导致供需日益增加，普遍出现“看病难、看病贵”和医患关系紧张的现象。

2015 年 4 月 26 日，国务院办公厅印发《深化医药卫生体制改革 2014 年工作总结和 2015 年重点工作任务》（以下简称《工作总结和任务》）。该《工作总结和任务》第五点明确指出：完善分级诊疗体系，提升基层服务能力和加快建立基层首诊、双向转诊制度。2015 年所有公立医院改革试点城市和综合医改试点省都要开展分级诊疗试点，重点任务包括以下两点。①提升基层服务能力：按照填平补齐的原则，继续支持村卫生室、乡镇卫生院、社区卫生服务机构建设；切实抓好全面提升县医院综合能力工作；完成基层中医药服务能力提升工程各项目标任务。②加快建立基层首诊、双向转诊制度：落实基层首诊；总结经验，扩大全科医生执业方式和服务模式改革试点；逐步完善双向转诊程序，重点畅通慢性期、恢复期患者向下转诊渠道，推进急慢分治格局的形成；探索建立高血压、糖尿病等慢性病诊疗服务和结核病综合防治管理模式；研究制定不同级别和类别的医疗机构疾病诊疗范围，形成急性病、亚急性病、慢性病分级就诊模式；实施改善医疗服务行动计划；提高基层医疗卫生机构门急诊量占门急诊总量的比例。

2015 年 9 月，国务院办公厅印发了《关于推进分级诊疗制度建设的指导意见》，该意见中的目标任务：到 2020 年，分级诊疗服务能力全面提升，保障机制逐步健全；布局合理、规模适当、层级优化、职责明晰、功能完善、富有效率的医疗服务体系基本构建；基层首诊、分级诊疗（急慢分治、上下联动）、双向转诊的模式逐步形成，基本建立符合国情的分级诊疗制度。

（1）基层首诊　坚持群众自愿、政策引导，鼓励并逐步规范常见病、多发病患者首先到基层医疗卫生机构就诊，对于超出基层医疗卫生机构功能定位和服务能力的疾病，由基层医疗卫生机构为患者提供转诊服务。

（2）分级诊疗　包括急慢分治和上下联动。急慢分治，即明确和落实各级各类医疗机构急性或慢性病诊疗服务功能，完善治疗—康复—长期护理服务链，为患者提供科学、适宜、连续性的诊疗服务。急危重症患者可以直接到二级以上医院就诊。上下联动，即引导不同级别、不同类别的医疗机构建立目标明确、权责清晰的分工协作机制，以促进优质医疗资源下沉为重点，推动医疗资源合理配置和纵向流动。

（3）双向转诊　坚持科学就医、方便群众、提高效率，完善双向转诊程序，建立健全转诊指导目录，重点畅通慢性期、恢复期患者向下转诊渠道，逐步实现不同级别、不同类别医疗机构之间的有序转诊。

在“基层首诊、分级诊疗、双向转诊”就医制度中，基层首诊制的贯彻落实是基础，分级诊疗是最终落脚点，双向转诊是合理医疗资源配置的核心。

三、社区卫生服务的国内外发展

普及和发展社区卫生服务，是控制医疗费用过快增长，有效缓解“看病难、看病贵”问题的重要手段。

(一)我国社区卫生服务的发展现状

课程思政

中国社区的演变

中国社区的来源和发展与中国的社会变迁息息相关。中国社会经历了从"乡土中国"到"单位中国",再到"社区中国"的变迁,因此中国的社区并不是一蹴而就的,而是随着中国社会变迁沉淀而成。将中国的改革与发展背景融入社区的发展和演变,使学生学会肯定中国的过去,更加坚定中国的未来。

中华人民共和国建立后,城乡社区以城市的街道医院和农村的乡镇卫生院为医疗单位的初级卫生保健得到了发展。20 世纪 50 至 60 年代,在我国城市开始建立基层卫生机构;20 世纪 80 年代,由于政府投入不足,城市基层卫生组织逐渐萎缩;20 世纪 90 年代,医学模式和疾病谱的转变,老龄化及卫生服务需求的增长,大城市开始探索发展社区卫生服务。1997 年《中共中央、国务院关于卫生改革与发展的决定》被发布,1999 年 7 月国家十部委发布《关于发展城市社区卫生服务的若干意见》,提出城市社区卫生服务的目标,将社区卫生服务发展分为 3 个阶段。

1. 试点阶段

1999—2000 年,基本完成社区卫生服务试点和扩大试点。随着城市建设速度的加快,居民社区范围的扩大促成了社区卫生服务这一新型卫生机构的产生。社区卫生服务工作的重点为积极推动基层医院向社区卫生服务中心转型。

2. 普及阶段

2000 年提出发展全科医学的意见,出台了社区卫生服务的财政、医保、税收、价格政策,建立了社区卫生服务中心(站)指导标准及设置原则;2001 年开始全科医师任职资格考试,规范社区卫生服务基本工作内容,提出 2005 年发展目标;2002 年提出加快发展城市社区卫生服务的意见;2003 年开始,卫生部、民政部、国家中医药管理局联合启动创建全国社区卫生服务示范区活动。截至 2005 年 10 月,全国共有 472 个城市开展社区卫生服务,占城市总数的 71.6%。社区卫生服务贴近百姓,主动服务,深受社区居民,尤其是老年人、残疾人、慢性病患者的欢迎;初步形成了以城市街道为范围,社区为中心,社区卫生服务机构为纽带,集预防、医疗、保健、康复、健康教育和计划生育技术指导"六位一体"的社区服务体系,使居民得到了方便快捷的医疗保健服务。

3. 全面实施阶段

2006—2010 年,建成完善的城乡社区卫生服务体系,居民享受与社会经济发展水平相适应的卫生服务,贯彻落实《国务院关于发展城市社区卫生服务的指导意见》(国发〔2006〕10 号)提出的"到 2010 年全国地级以上城市和有条件的县级市建立比较完善的城市社区卫生服务体系"的目标。2016 年 10 月,中共中央、国务院印发并实施了《"健康中国 2030"规划纲要》,要求坚持共建共享、全民健康,坚持政府主导,动员全社会参与,突出解决好妇女、儿童、老年人、残疾人、流动人口、低收入人群等重点人群的健康问题。《国家基本公共卫生服务规范(第三版)》中指出，各地在实施国家基本公共卫生服务项目过程中，要结合全科医生制度建设、分级诊疗制度建设和家庭医生签约服务等工作，不断改进和完善服务模式，积极采取以签约服务的方式为居民提供基本公共卫生服务。

2019 年 6 月，国家卫生健康委员会(简称卫健委)为贯彻落实党的十九大精神和“实施健康中国战略”，满足人民群众对基本医疗卫生服务的需求，提升基层医疗机构综合服务能力，在有条件的地区启动社区医院建设试点工作，并组织制定了《社区医院基本标准(试行)》《社区医院医疗质量安全核心制度要点(试行)》(国卫办医函〔2019〕518 号)，将城乡社区服务体系的全面实施推向了新台阶。

(二)国外社区卫生服务的发展现状

1. 英国社区卫生服务

英国是现代社区卫生服务的发源地，其全民医疗保健服务制度形成于二战期间，成熟于二战之后，领先于其他欧洲经济发达国家。英国形成了全民免费的国家保健服务系统，法律规定居民就近选择全科医生注册登记，并接受连续性服务。非急诊患者就医必须先找自己选择的全科医生，经全科医生转诊才能进医院接受治疗。英国社区卫生服务成功的基本条件主要是政府支持和人员保障。

(1)政府支持　英国政府在财政上、政策上、组织上给予社区卫生服务充分的支持。国家财政预算在卫生保健方面的投入占总卫生经费的 80% 以上。社区卫生服务人员的工资来源于国家财政拨款。全科医生之所以能成为“守门人”，主要是国家卫生法规规定非急诊患者必须先找自己注册的全科医生就医，否则不能享受免费医疗服务，这是政策上的保障。英国在社区卫生服务组织上将管理与经营分开，加强了与社区相关部门的合作，更注重网络功能的完善性。

(2)人员保障　人员保障是社区卫生服务质量的重要保证。英国的全科医生培养需要 5 ~ 6 年的医学院教育，3 年的毕业后教育，还包括全科医生的继续教育，尽管英国的全科医学继续教育是非强迫性的，但仍有约 99% 的全科医生参加继续教育活动。这些都离不开英国政府的鼓励政策，包括物质奖励。英国的全科医生起点高、要求严，而且专业化程度越来越高；此外，社区护士和其他专业人员也具有很高的素质。

2. 美国社区卫生服务

美国的社区卫生服务起源于 19 世纪末，社区卫生服务的主体是具有多学科专业知识的护士。美国的社区卫生服务是多元经济体制下的产物，社区卫生服务遵从市场调节的原则，其主要工作是长期护理和家庭保健。长期护理(long - term care)是在社区和家庭进行的医疗和生活照顾，主要对象是不需要在医院治疗的老年患者和残疾人。除专业护理项目外，不报销长期护理的费用，患者必须自己负担费用或购买专门的医疗保险。以健康维持组织为代表的管理化保健(managed care)不仅有利于社区卫生服务的发展，而且提高了社区卫生服务的计划性和系统性。美国的社区卫生保健注重老年人护理、心理护理、儿童及青少年心理保健、疾病预防等。

社区卫生服务管理化保健的运作主要从卫生筹资、资源使用、服务内容等方面进行，强调管理的一体化，使生理与心理服务、医院服务与社区康复、急诊与长期护理有机地结合起来。社区医院及其他社区卫生服务机构形成连锁的组织，是近年来美国卫生组织变革的特点之一。管理化保健使社区卫生服务机构抗风险能力得到了加强，资源的使用效率得到了提高，卫生服务质量有明显效果，居民的满意度也得到了提高。同时，也使社区卫生服务系统性、组织性不强的状况得到了改善。

3. 日本社区卫生服务

日本是世界第一长寿国，人口高龄化是重视社区卫生服务的主要原因，重视老年人保健是日本社区卫生服务的主要特点。日本政府注重根据不同时期的卫生保健问题，提出不同的计划，促进卫生事业的发展。规划周密的卫生保健项目有利于引导、规范、促进整个卫生服务工作的组织和实施。1965 年，在慢性病问题突出的时候，其卫生主管部门不失时机地制订了慢性病防治计划，如其中的癌症控制计划，特别强调健康教育和社区筛查等工作。1982 年起，厚生省开始制订并推行《老年人保健法》的第 1 个 5 年计划，以配合“老年人保健福利 10 年战略”的实施。1989 年，日本开始实施卒中预防计划。1992 年，又将卒中预防计划和癌症控制计划结合起来。

第二节　社区护理

微课：社区护理概念、常规模式及工作范畴

一、社区护理概述

（一）概念及社区发展

1. 概念

社区护理（community health nursing）是社区卫生服务工作中必不可少的一部分。美国护士协会指出，社区护理是将护理学与公共卫生学理论相结合，用以促进和维护社区人群健康的一门综合学科。社区护理以健康为中心，以社区人群为对象，利用护理学和公共卫生学的诸多概念和技术，通过广泛的、持续性的护理活动，维持和促进社区健康、预防疾病、减少残障，以努力提高社区人群的生活质量为最终目的。

二、社区护士

根据 2002 年我国卫生部关于《社区护理管理的指导意见（试行）》精神，社区护士的定义和基本条件如下。

1. 定义

社区护士（community health nurse）指在社区卫生机构及其他有关医疗机构从事社区护理工作的护理专业技术人员。

2. 基本条件

（1）具有国家护士执业资格并经注册。

(2)通过地(市)级以上卫生行政部门规定的社区护士岗位培训。

(3)独立从事家庭访视护理工作的社区护士，应具有在医疗机构从事临床护理工作5年以上的工作经历。

(一)社区护士角色

社区护理工作范围和职责决定了社区护士在社区卫生服务中将扮演多种角色，其主要角色有以下几种。

1. 健康意识的唤醒者

健康咨询与教育者，使个人、群体、社区提高健康保健意识，提供合适的社会资源与信息，向社区居民提供各种卫生教育指导服务，包括患者教育、健康人群教育、患者家属的指导，以解决服务对象的问题和需要，做好健康教育。

2. 护理服务者

提供直接护理，包括一般护理、专科护理、康复护理，提高患者的生活质量。初级卫生保健者，做好三级预防，提高人群的自我保健及防护能力。

3. 咨询者

社区居民提供有关卫生保健及疾病防治咨询服务，解决较多居民的疑问和难题。

4. 管理者

根据社区的具体情况及居民的需求，设计、组织各种有益于健康促进和健康维护的活动，对社区卫生、环境、个人健康行为的评估及调查研究，提出建议、组织人员实施和评价。

5. 社区卫生代言人

了解社区人群的健康需求，对不利于社区人群健康的环境、制度和政策提出合理化建议。

6. 协调者与合作者

协调社区内各类人群，与社区其他医务工作者密切合作，加强与社团、家庭的联系和协调，包括社区卫生服务机构内各类卫生服务人员与居民或社区管理者的关系。

7. 研究者

社区护士不仅要向社区居民提供各种卫生保健服务，同时还要观察、探讨社区护理学，以及研究与社区护理相关的问题，观察、研究社区人群健康状况，与其他部门沟通合作，进行深入分析，通过试点总结经验，以点带面，进行推广，不断完善社区护理工作。

(二)全科护士

全科护士指通过省卫健委全科医学培训并考试合格取得省卫健委颁发的《社区护士岗位培训合格证书》的人员。全科护士是社区卫生服务迫切需要的护理多面手，需满足各种类型人群不同层次的健康需求，服务项目涉及预防、保健、医疗、康复、健康教育、计划生育技术服务等，同时涉及生物、心理、社会各个层面。综合性科室及社区均需要全科护士。在本书中全科护士主要指基层、社区的护理人才。

(三)社区护士的工作方式

社区护理工作方法是社区护士对社区中的个人、家庭和社区提供健康护理服务时使用的方法。常用的工作方法有护理程序、家庭访视、居家护理、社区流行病调查、健康教育、健康普查、保健指导和社区活动等(表1-1)。

表1-1　社区护理工作常用方法

方法与技术	对象	特点
社区健康护理程序	生活在社区中的个人、家庭和社区	应用护理程序对生活在社区中的存在或潜在健康问题的个人、危机家庭以及社区群体和组织进行健康护理
社区健康教育	社区中具有不同健康需求的个人、家庭和全体	以健康教育理论为框架，有目的、有计划地开展教育
家庭访视	存在或潜在健康问题的个人或家庭，如有孕产妇的家庭和存在或潜在健康问题的家庭	在家庭访视中社区护士的主要作用是协调、计划和指导家庭健康管理
居家护理	需要生活照顾的老年人、慢性病患者和需要特殊护理的患者等	以生活护理、护理技术操作及护理指导为主

三、社区护理国内外现状发展

加快社区护理的发展，解决社区居民基本医疗卫生服务需求，是当前我国卫生服务改革和发展的趋势。但由于我国社区护理起步较晚，尚未形成良好的运行机制。在探索我国社区护理发展的途径和措施中，应充分借鉴国外的成功经验。

(一)国外社区护理发展与现状

1. 欧、美等国家社区护理发展与现状

(1)英国社区护理　英国作为社区护理的发源地，其历史较长。在发展过程中相继出现了地段护士、全科护士、健康访视护士、学校保健护士、职业保健护士等不同分科护士。英国社区护士一般具有本科及以上学历，社区护士的培养比医院要求更高，一般为3年基础教育，毕业后还要进行1年社区护理技能培训，使之有较强的独立工作能力，以适应社区护理工作的需要。

英国的社区护理发展到今天，已经建立了一套组织健全、体制完善、人才齐备、经费充足、内涵丰富、服务到位的体系。英国社区护理服务形式主要有3种：①教区护理(district nursing)，是最重要的社区护理服务形式，主要护理服务内容有出院后护理、居家护理、保健中心护理及其他社区护理等；②健康访视(health - visiting)，主要护理服务

为家庭访视、儿童及老年人巡诊、产前保健、疾病预防和健康教育等，对于75岁以上老年人提供疾病筛检、卫生指导、心理劝慰及出院后的随访等；③学校护理服务，主要对学生进行健康筛检、卫生保健及健康促进等。英国社区护理的宗旨是以社区和居民为服务对象，关注生理、心理、社会及环境等因素对健康和疾病的影响，协同相关专业人员、社会团体等，根据社区的需求，开展一般性和特殊防治性服务，如家庭保健、妇幼保健、老年人保健、精神病保健、健康教育等。

(2)美国社区护理　美国的社区护理开展时间较长，体系完善。在20世纪70年代，随着美国公共卫生护理的不断扩大和迅速发展，社区护理发展成了独立的专业。目前，美国社区护士半数取得学士学位，部分护士取得硕士和博士学位。社区护理工作全部由具有临床经验丰富及本科以上学历的注册护士承担。调查显示，2010年美国有14.2%的注册护士从事家庭、学校和职业健康护理，53%的注册护士在养老院或其他相关护理服务机构工作。

美国的社区护理工作包括公共卫生护理和家庭护理。社区护理服务模式大致分为4种。①社区护理服务中心(community nursing center)：是美国社区护理的主要服务方式，主要以社区居民为服务对象，为居民提供有关健康促进和疾病预防的护理服务。服务内容包括预防保健、健康促进、家庭计划、妇幼保健、康复和常见疾病的基本治疗及护理。服务对象可以到社区护理服务中心来，社区护士也会定期家庭访视。这些服务中心隶属于医院或护理教育机构(学院式社区护理服务模式)，也有由私人企业家管理的。②老年服务中心(nursing home)：主要是为一些低收入、无力支付或只能够支付较低医疗保险的，病情较轻、生活可以自理的老年人提供的居家生活照顾。③临终关怀中心(hospice)：在临终关怀中心，医生、护士、营养师、心理工作者和社会工作者等共同组成健康团队，为临终患者提供关怀服务。④社区诊所(clinic)：一般规模较小，服务内容简单。

美国社区护理的特点如下。①美国有多种社区护理服务方式，但其共同目标是"健康促进和疾病预防"，注重群体健康，帮助人们建立健康意识和提高自我保健能力。②社区与医院有密切的联系和衔接，给予患者连续性照顾。患者要出院时，医院护士与患者所在社区护士联系，将患者出院的治疗护理方案传送给对方，目的是在患者出院的第一时间得到社区护士及时指导和帮助。医院也会在患者的康复阶段经常与社区联系，以随时处理患者可能出现的病情变化。③家庭访视是社区护理服务的重要组成部分。护士每周对所属服务对象及家庭进行定期的家庭评估，内容包括对患者生理和心理评估，也包括面向亲属的照护指导和紧急情况的应对。④社区卫生服务充分体现了团队的协作精神。社区服务以社区护士为主体，通过与医生、营养师、心理学家、社会工作者、志愿者的相互联系和协作，共同为居民的健康服务。⑤社区护士在社区居民中享有很高的信任度。

(3)德国社区护理　德国医疗卫生体系比较完善，有着较为健全的医疗护理网络。在社区护理服务中主要有家政人员(从事家政事务)、护理员(协助护士做好生活护理)、护士(主要从事护理专业工作)。20世纪60至70年代，社区护理在德国卫生行业有了较快的发展，约有50%的注册护士从事社区护理工作。德国社区护士必须完成3~4年的本专业课程学习，然后在临床学习1年的家庭护理，经国家资格考试合格后才能取得社区护士资格证书，还要具备2年以上的临床护理经验才能上岗。

德国社区护理服务机构有公立、教会、红十字等团体开办的，也有私人开设的。社区护理服务对象主要是社区老年人、儿童、术后恢复期患者、慢性病患者、残疾人等，服务内容为慢性病的预防、自我保健、康复护理工作。社区护士根据医院或家庭医生医嘱执行护理工作，因病情需要而调整输液或注射剂量时，需与家庭医生电话联系，并及时记录在社区护理病历上，记录单各州是统一的。社区护理服务的费用依据患者病情的不同分别由医疗保险公司、护理保险公司、社会局或个人支付。目前，德国已有较完善的社区护理管理机构和管理制度，并有整套的考核验收和准入制度，各州护理技术监测协会定期组织并对社区护理服务机构进行考核和验收。

(4)澳大利亚社区护理　澳大利亚社区卫生服务多以私人行医的方式为社区居民提供基本医疗服务，被称为初级保健或全科医学(general practice)。社区卫生服务机构可分为两类，其中有大约1/3是独立的社区卫生服务中心，其他的则隶属于较大的医疗机构管理。

澳大利亚社区护理模式包括：皇家社区护理、社区中心护理、私人护理、临终护理精神服务及老年护理等。社区护理服务内容主要包括：口腔卫生、烟酒及其他毒品戒除服务、家庭与社区保健、土著居民的医疗卫生服务、精神心理医疗卫生服务、公共卫生服务、性传播疾病的公共卫生、家庭重症患者的护理等。澳大利亚的社区护理是医院护理的一部分，或者说是医院护理服务的延续。当住院患者病情稳定但尚未完全康复时，医院会将患者转到社区。每个社区都有护理服务机构，机构的护士承担了为辖区患者换药、分发口服药、注射胰岛素、为癌症晚期患者提供镇痛药等医疗活动，同时还帮助不能自理的患者购物、清洁等。

2. 亚洲其他国家社区护理发展与现状

(1)日本社区护理　日本的社区护理随着日本经济的发展而发展，并发挥着重要的作用。日本的社区护士需要通过国家的社区护士职业资格考试，取得社区护士执照后方能从事社区护理工作。日本有一部分大学开设社区护理系列课程，在四年制本科教育的过程中，除学习临床护理具备的知识和技术外，如果选择了社区护理系列课程，毕业时在参加国家护士职业资格考试的同时，也可参加国家的社区护士职业资格考试，可以同时获得两个执照。在大学只取得护士执照或是专科学校毕业的护士，如果想从事社区护理工作，必须再去相应的教育机构学习1年社区护理系列课程，并参加国家考试取得社区护士执照后，方能从事社区护士工作。医院护士转岗为社区护士，也必须进行半年保健课程的学习和继续医学教育，取得社区护士执照后才行。此外，日本护理协会还规定访问护理站的访问护士(相当于居家护理的护士)必须具备5年以上护理工作经历。

日本的社区护理机构主要有政府提供的社区护理，医疗机构设立的社区护理，民间企业、财团法人资助的社区护理和由民间组织开设的护理机构等。社区护理服务的形式主要有两种：一是保健所和保健中心的公共卫生护理服务；二是访问护理中心的居家护理服务。①公共卫生护理服务：进行公共卫生服务的护士应当具有社区护士执照；其服务对象包括个人、家庭、群体和社区；在各都、道、府、县所属的保健所和保健所管辖的市街、村保健中心工作，属于国家公务员；工作内容主要有体检、健康咨询、健康教育、访问指导等成人保健工作，预防接种、育婴指导等妇幼保健工作，残疾人的福利服务、环境卫生、自来水的监测等。②居家护理服务：进行居家护理的访问护士要求具有护士执照，并具备5年以上护理工作经历；其服务对象为有护理需求的居家疗养者及其家庭成员；在隶属于医院、财团、企业、个人等开设的访问护理中心工作，由中心派遣护士到患者家中进行居家护理；服务内容包括疾病护理、康复指导、伙食供给、日常生活照顾、交谈、咨询、协调家庭成员之间的关系、帮助家庭利用社会资源等。

(2)韩国社区护理　韩国从20世纪60年代开始发展社区护理，社区护士包括精神保健护士、家庭护士、助产护士、职业护士、母子保健护士等。在全国的护士中，社区护士约占24%。韩国社区护士的条件是毕业于护理大学，并在临床上积累一定经验，在指定的机构经过6个月至1年的培训，考试合格后才可获得国家认可的资格。从事家庭护理的护士需从事临床护理工作10年以上，且专修家庭护理专业1年(600 h)后执业资格考试合格，以后每年还需要参加12 h继续教育。

韩国的社区护士主要工作在保健所和保健诊疗所、职业卫生护理机构以及家庭护理机构。韩国保健所按地方自治状况来分有大都市型保健所、中小都市型保健所和农村型郡保健所3种。其中农村型郡保健所占绝大多数，占全体保健所的60.5%，中小都市型保健所占23.3%，大都市型保健所占16.2%。大都市型保健所由保健行政科、保健指导(教育)科、医药科和社区保健科组成，其中社区保健科中的访问护理主要是为老年人而实施的健康增进和社区康复项目，保健教育科实施健康增进事务、母子保健和计划生育等项目，这两个科的事务主要由护士来承担。保健所护士分为全科护士(RN - generalist)和保健、家庭护理、精神护理领域的开业护士(RN - nurse practitioner)。

保健所提供护理服务的基本方法是服务对象直接到保健所寻求帮助，根据其特定的需求提供相应的服务，或者对社区居住的健康居民和居家患者提供家庭访视服务。保健所为辖区登记居民提供的服务主要包括婴幼儿的健康评估和咨询、预防接种、母亲的产前与产后保健，以及计划生育等，还有传染病管理、残疾人的康复、口腔保健及健康增进等。

韩国的家庭护理有两种方式，即以社区为中心的家庭护理和以医院为中心的家庭护理。以社区为中心的家庭护理是通过保健所而实施的家庭护理事务，以及通过非盈利的民间团体提供的家庭护理事务。韩国家庭护理服务内容主要有健康咨询、定期身体检查和化验、特殊护理操作、运动、心理护理、手术伤口护理、排泄护理以及给药等。家庭护理的对象包括慢性病患者、手术后早期出院患者、母子保健对象者、康复期患者、65岁以上的老年患者。

3. 世界社区护理的发展趋势

(1)社区护理管理的标准化、科学化、网络化　目前，社区护理已成为国家或地区卫生保健的重要组成部分。社区护理基本覆盖所有社会人群，一些发达国家及地区已经形成了完善的社区护理组织及管理体系，并制定了相应的护理法规、质量控制标准及管理要求，对社区护理服务费用制定了统一的收费标准及保险费用报销标准。这种完善的管理标准无疑对社区护理的组织、管理及协调起到了非常重要的作用，同时也有利于提高社区护理质量，使社区护士在有效的管理及组织下，能够团结一致，密切协作，相互交流以不断推广及完善社区护理工作。

(2)完善的社区护士培养及教育体系　社区护士的教育具有一定的标准。一般各大护理系或护理学院都设有社区护理专业，社区护士的培养形成了本科、硕士及博士教育系列完善的教育体系。从事社区护理的人员要具有社区护理专业毕业或其他护理专业毕后再经过社区护理的培训，且通过相关的考试。

(3)社区护士的专业化及角色分工越来越细　随着人们生活水平的不断提高，对健康的要求越来越高。因此，社区护士不仅需要在各种社区保健服务机构中从事护理服务，且需要对社区居民进行各种类型的护理保健服务。社区护士的角色功能范围不断扩大，专业化分工越来越细。现在西方不仅有普通的社区护士，而且有单独开业的社区临床护理专家、家庭开业护士、社区开业护士、社区保健护士、高级妇幼保健护士、社区治疗护士等。这些高级社区护士主要从事社区护理管理、临床护理实践、社区护理咨询、社区健康教育及护理研究等工作。

(二)我国社区护理发展与现状

近年来，我国的社区护理正在蓬勃发展，但与发达国家相比，尚处于初级阶段。2002年1月，卫生部《社区护理管理的指导意见》规定，社区护士必须具有国家护士执业资格并经注册，还要通过地(市)级以上卫生行政部门规定的社区护士岗位培训。独立从事家庭访视护理的护士，应具有在医疗机构从事临床护理5年以上的工作经历。调查数据显示：2005年我国社区护士人数占社区卫生技术人员总数的31.2%，医护比例为1.6:1，在岗的社区护士以中专学历为主，占社区护士总人数的76.9%。这表明，我国社区护理人力资源严重不足，不能满足社区护理工作发展的需求。

我国社区护理的服务对象既包括患者群，也包括健康人群。护理服务内容主要有建立居民健康档案，健康教育与咨询，免疫接种，对老年人、慢性病患者或伤残者的保健与护理，家庭访视，妇幼保健与护理，计划生育指导和咨询，临终护理等；同时，社区护士为所有不需要住院或出院后仍需继续治疗的患者，提供各种治疗及护理服务。我国社区护理服务虽然取得了较大的发展，但目前仍存在以下问题：社区护理服务普及率较低；社区居民对社区护理认识不足；社区护理服务范围局限；社区护理管理体制不健全，缺乏相应的质量控制标准和评价系统，社区护士素质较低等问题。

香港、澳门和中国台湾地区的社区护理服务发展较早、较快。目前，香港的社区护理是在社会服务联会和社区护理委员会的领导和支持下开展工作的。香港的医疗保健体系比较完善，除有政府的全民免费医院和私人开办的自费医院、诊所外，还有极具特色的老人院。香港社区护理工作服务范围主要包括两大类：一类是基础护理，包括体温、血压、脉搏的监测，伤口护理和拆线，服用和注射药物，导管、胃管护理，个人卫生及饮食指导，抽取血液标本，指导康复运动等；另一类是专科护理，包括各种造口的护理，产妇和婴儿的护理，连续性腹膜透析护理，糖尿病、肺结核患者护理，老年人专科护理，临终护理等。对于出院后的慢性病患者，如慢性心力衰竭、脑卒中康复期患者等，提供家庭访视护理服务。同时，社区护士还为辖区居民提供健康教育、心理护理、职业健康护

理等服务。

澳门地区的护士在社区除了向个人、家庭和社区提供直接的护理服务外，还承担着健康评估、引导健康行为、健康教育、健康组织管理及协调等多种角色。工作场所除社区卫生中心外，还涉及学校、幼儿园、工厂、老年人中心等。社区护士应对发生紧急或意外事件的患者提供必要的救护措施；转诊介绍需要医院护理的患者到有关医院接受治疗并追踪；为慢性病患者进行护理；执行免疫接种计划及确保提供必需的药物；对无法前来卫生中心接受护理的患者，护士将到家中提供所需服务。护士还需要对社区内的居民进行健康状况评估，通过收集社区内居民的健康资料，如生活习惯、环境卫生、人口状况、患病率等，正确评估社区内居民的健康状况，以了解个人、家庭及社区卫生问题和健康需求等。引导居民排除不良的健康行为，如协助吸烟者戒烟、酗酒者戒酒等，使居民主动追求健康的生活方式，并引导居民主动参与社区卫生保健活动。

中国台湾的社区护理工作是基层保健医疗服务工作的一个重要组成部分。卫生所为最基层的卫生单位，基层保健医疗服务主要由卫生所承担。卫生所的工作内容包括门诊医疗、预防接种、妇幼卫生、家庭计划、中老年病防治、传染病防治、卫生教育、学校卫生、环境卫生、食品卫生稽查管理及检验等。

（三）我国社区护理的发展趋势

珠海市香洲区翠香社区卫生服务中心

随着社会的进步、科学的发展及健康观念的更新，护理的重点将会逐步体现为自我护理和健康促进。更多的患者将向社区转移，要求有更多的护士在社区工作。因此，社区护士只有明确将来的社区护理发展趋势，才能为公众提供更好的社区护理服务。

1. 我国主要的健康问题及其特点

由于我国经济的快速发展、医疗水平的不断提高、老龄人口的增加、疾病谱的变化、医疗制度的改革及计划生育国策的实施，人们对社区保健的需求越来越迫切。主要具有以下特点。

（1）人口老龄化问题　随着全球化进程的加快，人口老龄化已成为一个不可回避的问题，为了应对人口老龄化的挑战，WHO 提出了“健康老龄化”的目标。预计到 2040 年我国将成为老年人口绝对数最多的国家。老年人是健康最脆弱的群体，而且老年患者有病程长、康复慢的特点，仅靠现有的医疗机构已不能满足老年人的需求。因此，针对老年人的特点开展社区预防保健、康复护理和慢性病的护理，加强社区老年人保健的研究，促进老年人的健康已成为社区护理工作的重要内容。

（2）疾病谱的变化　随着社会的发展，人们生活水平的提高，我国疾病谱发生了很大的变化。心脑血管疾病、恶性肿瘤等慢性病的发病率显著提高，而感染性疾病的发病率显著降低。2008 年，全国有明确诊断的慢性病病例数达到 2.6 亿，平均每年新增近 1000 万例。根据卫生部（2008）第三次全国居民死亡原因调查结果，在过去的 30 年中，我国多种恶性肿瘤的发病率和病死率呈直线上升趋势。近二十年来，我国城市和农村居民前十位的死因顺位中，恶性肿瘤每年均居于首位。因此可见，慢性病已成为威胁我国人民健康的最主要原因。由于慢性病患者需要携带疾病度过几年，甚至几十年，需要患者进行自我管理和社区医务人员的持续指导，其护理的场所由医院扩展到家庭和社区。

(3)计划生育国策的实施　自20世纪70年代中期以来，我国开始实施计划生育政策，独生子女的家庭增多；另外，随着社会的发展，家庭的结构逐渐趋向小型化，核心家庭和空巢老年家庭增多，老年人的照顾将成为严重的社会问题。因此，对社区护理服务的需要将日益增加。

(4)医疗费用的上涨及医疗制度的改革　随着我国市场经济体制的进一步完善，公众健康需求与卫生资源合理利用的矛盾日益突出，医疗费用的过快增长，使一部分人的医疗负担过重，不能及时寻求医疗保健服务。因此，群众迫切需要得到简单、快捷、经济的社区卫生服务

2. 我国社区护理的发展趋势

(1)社区护理不断推广、完善及发展　加强初级卫生保健及社区卫生服务已成为我国新时期卫生工作的重要内容之一。快捷、有效、方便、经济的社区卫生服务必然会受到社区居民的欢迎，而社区护理则成为社区卫生服务的一个重要组成部分。社区护理强调促进健康、预防疾病、自我保健及全社会的共同参与，并在此过程中不断地完善与发展。

(2)政府的宏观管理不断加强　自2006年以来，国家已经将社区卫生服务逐步纳入整个卫生服务统筹计划中，政府将对社区卫生进行统一的规划、组织及管理，并制定相应的政策、法规及制度，同时给予一定的政策及财政支持。

(3)社区护理服务网络逐步发展　应用计算机建立健康档案、存储和编辑医学资料，利用医学信息网络进行文献检索、信息交流、专题讨论等，为社区护理工作提供了极大的方便。社区护理网络实现家庭—社区—医院—社区—家庭的无缝式管理，护士能够及时得到或提供服务对象准确的信息，使护理工作更加迅速有效。同时，家庭远程医疗的实现提供了个人与医疗机构的信息通道，社区护士能够通过设备监测并评估患者，不需要到达现场就能实现与患者的接触，并提供频繁、迅速的支持和护理指导。虽然远程护理不能代替家庭访视，但它能减少对需要长期护理患者的入户访视次数，而不中断对他们的护理，使全程护理成为可能。

(4)社区护理管理的科学化、规范化、标准化　社区护理管理将逐步走上正轨，相应的政策、法规及管理标准将逐步形成及完善。社区护理质量监督及控制将会采取统一的标准，并逐步建立和健全社区护理质量管理及绩效考评制度。根据社区护理工作的特点，应充分考虑护理工作中的各种影响因素，加强社区护理工作量和工作效率的研究，综合确定适宜的质量评价标准，合理配置护理人力资源，建立切实可行的社区护士绩效考核评价制度。

(5)精神心理因素更加得到重视　在知识经济时代下，人们的生活节奏快，每个人都面临着巨大的生存竞争压力，心理负担加重。消除和减轻这些压力，密切关注人群的心理问题，大力开展，如戒烟、戒酒、心理咨询等一系列健康服务活动，使人们不断壮大自己的防御系统，以抵抗不良情绪的产生，这将成为社区护理工作中的重要内容。

(6)家庭及老年人的护理不断发展和完善　随着医疗保障制度改革的不断深化及完

善，卫生资源的重新配置及调整，许多慢性病患者、经医院紧急救治后需要康复护理的患者将回到家中进行康复，许多老年人的家庭护理也成为护理重点，这些使家庭护理得到不断的发展与完善。

（7）完善的社区护理教育体制　社区护士的培训及教育将采取多渠道、多形式、多层次的方式。一方面，对社区护士进行相应的系统培训，以适应目前社区护理发展的需要；另一方面，各护理院校将增设社区护理专业，以系统地培养社区护士，专业设置中将注意专科、本科及硕士社区护士的比例问题，以培养社区所需要的不同层次的护士。全国从事社区护理人员将会有统一的认证资格考试。

本章小结

社区：就卫生服务而言，指通常长期在同一地区居住和生活的整个人群构成的实体。社区的构成要素包括人群、地域、生活服务设施、文化背景及生活方式、生活制度及管理机构。

社区卫生服务：是以基层卫生机构为主体，全科医生为骨干，合理使用社区资源和适宜技术，以人的健康为中心、家庭为单位、社区为范围、需求为导向，以妇女、儿童、老年人、慢性病患者、残疾人为重点，以解决社区主要卫生问题、满足基本卫生服务需求为目的，融预防、保健、医疗、康复、健康教育和计划技术指导等服务为一体，为居民提供有效、经济、方便、综合、连续的基层卫生服务。其特点是公益性、主动性、综合性、连续性、可及性、协调性。

社区护理是将护理学与公共卫生学理论相结合，用以促进和维护社区人群健康的一门综合学科。

社区护士是指在社区卫生机构及其他有关医疗机构从事社区护理工作的护理专业技术人员。

全科护士是指通过省卫生厅全科医学培训并考试合格取得省卫生厅颁发的《社区护士岗位培训合格证书》的人员；其常用的工作方法有护理程序、家庭访视、居家护理、社区流行病调查、健康教育、健康普查、保健指导以及社区活动。

客观题测验

主观题测验

第二章

流行病学在社区护理中的运用

PPT：流行病学在社区护理中的运用

学习目标

1. 识记：流行病学基本研究方法的概念及特点；社区护理中常用生命统计指标的概念及意义。
2. 理解：流行病学的定义、发展历史、功能及应用。
3. 运用：掌握流行病学的相关概念及主要研究目的。

无论是在人类起源的远古时代，还是在现代社会，疾病和健康都是人类永恒的话题，而流行病学方法就像是破解这个谜题的密码。在社区护理当中，流行病学也是一种方法学，可以帮助社区护士收集社区卫生健康资料、了解和分析社区人群疾病和健康状况及其影响因素，并提出相关防治策略及评价，以此确保社区人群的健康。掌握流行病学方法是社区护士核心能力的重要体现。本章主要介绍流行病学的定义及其相关概念、功能及应用，基本流行病学方法和常用的生命统计指标。

第一节　流行病学的概述

预习案例

冠心病在美国和许多发达国家排在死亡原因的第一位。在美国，1960 年，冠心病的病死率达到了高峰；1968 年之后，该病病死率持续下降，而且种族和性别的病死率几乎保持在同一水平；截止到 1993 年，年龄调整的冠心病病死率与 1965 年相比，下降了 54%。这得益于 20 世纪 60 至 80 年代美国所进行的降低冠心病危险因素的努力，主要是控制危险因素，如高血压、吸烟、体育锻炼缺乏和营养状况差等，以及改进心肌梗死的治疗。大规模流行病学研究调查结果，如弗明汉研究等，以及之后开展的公共卫生项目获得的成功，如 1972 年开展的"国家高血压教育项目"，都可以帮助冠心病的诸多危险因素得到很好控制和促使其相关知识在医务界和公众中普及。加之医疗服务的进步，使得冠心病病死率明显下降，获得了巨大成功。

思考

1. 在上述案例中，流行病学在控制冠心病病死率中起到了什么作用？

2. 上述案例中"种族和性别的病死率几乎保持在同一水平"可以提示哪些重要的流行病学信息？

流行病学(epidemiology)是人类在与多种流行性疾病，特别是传染病做斗争的实践中逐渐形成和发展起来的。近年来，流行病学的作用已逐渐受到医学各界人士的认识和广泛关注。它既是一门实用、独立的学科，又被作为方法学而广泛应用于许多医学领域中，对现代医学的发展发挥着积极有效的作用。

一、流行病学的定义及其相关概念

流行病学概述拓展资料

(一)流行病学的定义

流行病学是研究人类疾病分布频率及其决定因素的科学。我国学者在多年实践的基础上，把流行病学定义为：流行病学是研究疾病和健康状态在人群中的分布及其影响因素，以及制定和评价预防、控制、消灭疾病及促进健康的策略与措施的科学。

该定义的基本内涵有 4 点：①研究对象是人群；②研究内容包括健康状态和各种疾

病状态；③研究重点是疾病和健康状态的分布及其影响因素；④最终目的是为控制和消灭疾病及促进健康提供科学的决策依据。

（二）流行病学的相关概念

流行病学对于疾病的描述主要包括4个方面：疾病的流行强度、地区分布、时间分布和人群分布。

1. 描述疾病流行强度的术语

疾病流行的强度是指某病在某地区某人群中一定时期内的发病数量多少，以及各病例之间的联系程度。描述疾病流行强度的术语有散发、流行和暴发。

（1）散发　指某病在某地区某人群中呈历年的一般发病率水平，病例在人群中散在出现，病例之间无明显联系。散发用于描述较大范围（如区、县以上）人群的某病流行程度。确定是否散发，一般与同一地区、同一疾病前三年的发病率进行比较，如当年的一般发病率未超过历年一般发病率时为散发。例如，散发性乳腺癌。

（2）流行　指某地区、某病在某时间的发病率显著超过该病的散发发病率水平。流行与散发是相对比较的强度指标，只能用于同一种疾病在同一个地区不同时间的历年发病率之间的比较。有时某病的流行在短期内会迅速越过省界，波及全国，甚至跨越国界、洲界而形成世界大流行，如流感、霍乱曾多次形成世界性大流行。

（3）暴发　指在一个局部地区或集体单位的人群中，短时间内突然出现许多临床症状相似的患者。暴发的原因主要是有共同的传播途径或者大传染源。大多数患者的症状出现在该病的最长潜伏期内，如集体食堂的食物中毒等。

2. 描述疾病地区分布的常用术语

（1）疾病的地方性　由于受自然环境和社会因素的影响，一些疾病包括传染病和非传染病常在某一地区呈现发病率增高或只在该地区存在，这种状况称为疾病的地方性。地方性疾病主要分为3类：与自然条件有关的自然地方性疾病、在某地长期存在的人兽共患传染病等自然疫源性疾病、与自然条件无关但与社会风俗习惯和卫生条件等有关的统计地方性疾病。例如，我国的血吸虫病只流行于长江流域及其以南钉螺分布的区域。

（2）地方病　也称地方性疾病，是指局限于某些特定地区发生或流行的疾病，或是在某些特定地区经常发生并长期相对稳定的疾病。例如，缺碘地区多出现甲状腺肿。

（3）外来性或输入性　凡本国或本地区不存在或已经消灭的疾病，从国外或外地传入时，称外来性或输入性疾病。例如，2016年2月9日我国大陆发现的第一例寨卡病毒感染是由国外传入的，属于输入性疾病。

3. 描述疾病时间分布的术语

（1）短期波动　又称暴发或时点流行，指在一个集体或固定人群中，短时间内某病发病数突然增多的现象。例如，托幼机构的麻疹暴发。

（2）季节性　指疾病在一定季节内发病频率升高的现象。不同的疾病可表现出不同的季节分布特点：严格的季节性、季节性升高或无季节性，与各种气象因素、媒介昆虫、动物的生长繁殖及风俗习惯、卫生条件等因素的影响有关。例如，流行性脑炎在我国北方8～10月份为发病高峰季节，在此前后很少发生。

(3)周期性　指疾病的流行具有规律性的时间间隔。在无有效疫苗使用之前，大多数呼吸道传染病均可表现出周期性流行的特点。例如，甲型流行性感冒每 2 ~3 年一次周期性流行。

(4)长期趋势　又称长期变异，指在一个相当长的时间内(通常为几年、十几年或几十年)，疾病的发病率、病死率、临床表现、病原体种类及宿主等随着人类生活条件的改变、医疗技术的进步、自然条件的变化而发生变化。例如，我国既往伤寒经常发生流行或大流行，但经过大力防治，发病率明显下降。

4. 描述疾病的人群分布的术语

人群分布是指疾病在人群上的地理流行特征，可以帮助了解疾病的发生与人群特征的关系。人群特征包括年龄、性别、民族、职业、生活习惯等。

5. 暴露

在流行病学研究中，人们把一切感兴趣的研究、可能与研究疾病有关的因素称为暴露(研究因素)。例如，如果研究年龄与疾病的关系，那么年龄就是暴露因素(简称暴露)；研究运动与冠心病的关系，不同的运动量就称为不同的暴露水平。

6. 病因

流行病学中的病因一般称为危险因素，是使疾病发生概率，即危险升高的因素。一般将其分为 3 大类：行为生活方式；环境因素；个体的先天因素。

二、流行病学的功能及应用

(一)流行病学的主要功能

(1)描述疾病等健康相关事件的频率在不同人群、不同地区及不同时间的分布特点。

(2)各种不同分布的原因，以探讨疾病的病因，提供有关因果关系的证据。

(3)根据当前掌握的病因学知识，提出有针对性的预防疾病发生的策略和措施，减少疾病的发生，促进人群的健康水平。

(4)通过疾病的监测，收集有关暴露与疾病的资料，预测疾病的发生情况，为预防疾病的发生和流行提供信息。

(二)流行病学的应用

由以上功能可以看出，流行病学研究的主要目的之一是为制定预防和控制疾病的措施提供科学的依据和方法。尽管制定和实施某些措施需要根据当地人力、物力及卫生保健设施的情况，并且要应用许多医学和非医学领域的知识和方法，但是流行病学在预防疾病的策略规划及防治效果评价上起主导作用。目前流行病学的应用主要体现在以下几个方面。

1. 研究人群健康、疾病消长以及疾病特征变化的规律

流行病学对于疾病或健康事件发生的描述有助于发现疾病的时间、地理和人群间的分布特点，为认识疾病提供基本的资料。另外，在制定相关的防治对策后，对疾病及干预措施进行监测也需要用到流行病学方法。

2. 对社区和人群健康的诊断

以发病率、患病率、病死率水平衡量当前疾病分布的状况，对社区和人群健康做出诊断。这种研究有助于社区护士发现需要采取社区干预的健康问题，通过分析这些健康问题的相对重要性，确定需要优先考虑的问题；同时有助于发现需要特殊保健的易感人群，提高干预的针对性。

3. 揭示疾病完整的自然史

流行病学研究可以获得疾病在社区进展的资料(疾病自然观)，如病程以及不同年龄、性别、地区、各种疾病结局(如痊愈、死亡、并发症)的概率等。在了解疾病的规律和转归后，疾病自然史的研究有助于早期预防和发现疾病，适时采取有效措施以促进康复。

4. 利用流行病学方法探讨原因不明疾病的病因

对于病因未明的疾病的病因学探讨是流行病学的主要研究内容。第二次世界大战以后，流行病学研究广泛应用于各类传染病与非传染病的病因学探讨。例如，我国的公共卫生专家苏德隆教授于1972年率队调查，随后证明了在上海发现的一起不明原因的皮炎大流行是由桑毛虫引起的。目前威胁人类健康的重大疾病，如心血管疾病、脑血管疾病、恶性肿瘤、糖尿病等大多数病因未明，但可以预测，流行病学研究将在其病因探索和疾病预防中发挥越来越重要的作用。

5. 疾病预防

疾病预防主要从两方面考虑。一是根除疾病或控制疾病发生；二是要控制疾病发生后的蔓延，减少并发症、后遗症，降低病死率。而科学的预防策略制定的前提必须是流行病学研究揭示的疾病病因知识和疾病与功能异常之间的关系，如自然灾害发生后开展的一系列卫生防疫工作就是建立在有关传染病的流行病学知识基础之上的，事实也证明，这是行之有效的措施。

6. 用于卫生决策和评价

流行病学研究可研究和促进卫生服务的实施和利用，用于卫生决策和评价。社区护士作为卫生行政及业务的管理者之一，应该了解流行病学的知识，从群体和社区的角度来考虑和处理所负责范围的疾病和健康问题。

掌握人群中疾病频率的知识有助于进行卫生管理。首先，有助于合理设计医疗护理的设施。例如，某些特定疾病(如慢性肾炎、精神疾病)的频率和自然史或特殊人群(如早产儿、残疾的老年人)中的所有疾病资料，有助于估计该类患者或特殊人群所需要的床位数。其次，疾病频率的知识有利于设计有效率的研究。不同人群疾病的相对频率的相对频数确定了疾病的高发人群，而这些资料对于合理分配筛检资源，确定防治的重点疾病和重点人群，制订防治工作规划及评价防治措施均具有指导作用。最后，卫生决策的正确与否及各种卫生服务的效益如何，也需要应用流行病学的方法进行评价。

三、疾病的自然史与三级预防

(一)疾病自然史

疾病在个体由临床前期(潜伏期、前驱期)、临床期(临床症状明显期)和临床后期

（转归期）自然发生发展的过程称为个体的疾病自然史。典型的分期在急性传染病中尤为明显，而在有些疾病（如某些恶性肿瘤）中则不明显。

1. 潜伏期

潜伏期主要指从病因入侵到该病症状出现的一段时间，潜伏期长短随病因的特异性、疾病的类型和机体本身的特征而不同。传染病的潜伏期比较明显，有一定的时间，但有些疾病无潜伏期，如创伤等。正确认识疾病的潜伏期有很重要的意义，如根据潜伏期的长短可判断患者受感染的时间，以进一步追查传染源，确定传播途径。

2. 前驱期

前驱期指潜伏期后到开始出现明显症状前的一段时期。在此期间疾病主要表现为一些非特异性症状，如全身不适、食欲减退、头痛、乏力等一般性临床表现。前驱期的及时发现有利于疾病的早期诊断和早期治疗。

3. 临床症状明显期

这是出现该病特征性临床表现的时期。这个时期的特殊症状和体征往往是疾病诊断的重要依据，此前长短不一，主要取决于疾病的特异性和机体的反应性，临床表现有轻有重，或时轻时重。

4. 转归期

疾病的转归有康复和死亡两种形式。疾病的转归如何，主要取决于致病因素作用于机体后发生的损失与抗损伤反应的力量对比。

（二）三级预防

三级预防是公共卫生领域普遍适应的工作框架，以疾病的自然史为依据和前提，在疾病发展的不同阶段采取相应的干预措施，以减少疾病发生或发展导致的不良后果，降低健康成本，提高生命质量。

1. 一级预防

一级预防又称病因预防，是在疾病或伤害未发生时针对病因（或危险因素）所采取的措施，包括健康促进和健康保护两方面内容。

（1）健康促进　其原理是通过创造促进健康的环境，使居民避免或减少对病因（或危险因素）的暴露，改变机体的易感性，使机体免于发病，进而降低发病率。包括健康教育、自我保健、环境保护与监测 3 个方面。

（2）健康保护　是对有明确病因（或危险因素）或具备特异预防手段的疾病所采取的措施，在预防及消除病因上起主要作用。例如，在冬春呼吸道疾病的高发季节，抵抗力相对较低的老年人、慢性病患者、儿童等应该注意防寒保暖，适当减少在户外的活动时间，室内经常保持通风，防止感染呼吸道疾病。

开展一级预防常采用双向策略，即把对整个人群的普遍预防和高危人群的重点预防结合起来。前者称为全人群策略，旨在降低整个人群暴露于危险因素的水平，可以通过健康促进实现；后者称为高危策略，旨在消除高危人群的特殊暴露，可以通过健康保护得以实现。

2. 二级预防

二级预防又称临床前期预防，即在疾病的临床前期做好早期发现、早期诊断、早期治疗的"三早"预防，以控制疾病的发展和恶化，防止疾病复发或转为慢性。

早期发现是指通过普查、筛检、定期健康检查等措施，尽早发现有疾病的患者。所采用的检查方法较为简单低廉，一般群众可以接受。例如，宫颈癌筛查。

早期诊断是二级预防的核心。早期诊断后可以开始早期治疗，从而改善预后。例如，食管癌的早期诊断和治疗。

3. 三级预防

三级预防，又称临床预防，指对已患病者采取及时有效的治疗措施，防止病情恶化，以预防并发症和伤残；对已丧失劳动力的患者或残疾者促进功能康复、心理康复，进行家庭护理指导，使患者尽量恢复生活和劳动能力，并能参加社会活动及延长寿命，达到残而不废。

三级预防干预最常应用于二级或三级的卫生机构，也可以在社区和一级保健机构实施，主要措施包括对症护理和康复治疗。例如，对肿瘤患者进行三阶梯止痛、临终关怀。

值得一提的是，人们在疾病预防与控制的长期实践中，认为三级预防并不完善，应在一级预防之前增加初始预防，也称零级预防，即公共卫生应该强调政府责任，而"初级预防"的责任主体就是各级政府。通过政策的干预、政府的行为等，减少或消除影响健康的危险因素。

课程思政

中国战"疫"大国担当

以史为鉴，人类曾因天花、鼠疫、霍乱等传染病而饱受伤痛。传染性疾病是人类共同的敌人，从不只针对某一个国家或民族，是对世界和平与发展的重大威胁。面对这次新型冠状病毒肺炎疫情，中国以世界上前所未有的速度、规模和效率，担起了阻断疫情的大国责任。世界卫生组织总干事谭德塞认为，"中方行动速度之快、规模之大，世所罕见，展现出中国速度、中国规模、中国效率，我们对此表示高度赞赏。"当今中国，以领世界之先、承世界之重战"疫"的卓绝行动，以积极开展国际协调和合作的开放互助态度，充分展现了"屹然砥柱中流"的大国担当。

第二节　流行病学方法在社区护理中的应用

流行病学方法在社区护理的应用

预习案例

某市为了解儿童蛲虫感染情况，在本市托幼机构及小学中随机抽取9个单位，对各单位全部儿童共1974人进行了检查，结果患病率为4%。

思考

1. 上述案例中的现况调查采用了哪种抽样方法？调查的目的是什么？

2. 为什么上述案例只能计算“患病率”，而不能计算“发病率”？

一、社区护理服务中常用流行病学方法

流行病学研究的基本内容由人群、暴露和疾病所组成。根据研究性质，社区常用的流行病学方法主要包括4大类：描述性研究、分析性研究、实验性研究和理论性研究。

(一)描述性研究

描述性研究(descriptive study)又称描述性流行病学，是流行病学研究中最基本最常见的一类研究方法。将已有资料或专项调查所得的资料，按照不同地区、时间及人群分布特征分组，对一个社区人群基本情况或健康状态分布情况进行简单的描述，发现病因线索，为下一步研究打下基础。描述性研究主要包括横断面研究和筛查两种。

(1)横断面研究(cross - sectional study)　又称现况研究，是在特定的时间内对确定人群中的所有个体或其代表性的样本进行调研。通常暴露信息和疾病信息同时确定，是一个时间点上人群疾病与暴露情况的“快照”，所使用的主要指标是患病率。横断面研究的优点是结合专题设计的调查资料丰富，可以描述疾病或健康状态在某一时间点上的流行病学分布特点，包括人群间分布和地点分布；缺点是无法判断因果的先后顺序，因为所调查的疾病或健康状况于某些特征和因素是同时存在的。因此，该类研究不能得出有关疾病和暴露因果关系的结论，只能进行相关性分析，为病因研究提供线索。横断面研

究主要包括普查和抽样调查。

①普查：指在一定时间内根据调查的目的对一定范围人群中的每个成员进行的调查。普查的优点是确定调查对象简单，缺点是不宜对患病率低、诊断技术复杂的疾病开展此项工作。例如，针对社区高发的心脑血管疾病（如高血压）开展相应的普查工作，以早期发现高危人群。

②抽样调查：指从调查的总体中抽取一定数量的观察单位组成样本，通过对样本的调查，用样本的信息来推论总体的特征。抽样调查应根据实际情况选择不同的抽样方法，一般来讲，应遵循“随机化”的原则。由于抽样调查所涉及的观察单位较少，便于执行，利于更加深入细致地开展调查工作，因此，在实际工作中被应用广泛。

（2）筛查（screening） 也是描述性研究的一种，是指通过快速的检验、检查或其他措施，将可能患病但表面健康的患者与可能无病的人进行区分。筛查有两个目的：①早期发现患者或高危人群，以便开展早期防治；②估计疾病流行情况并做描述性分析。需要注意的是，筛查试验仅是初步检查，对筛查试验阳性和可疑阳性的人，应进一步确诊检查。

（二）分析性研究

描述性研究提出病因假设后，需要应用分析性研究进一步验证假设。分析性研究（analytic study）是探索疾病或健康问题在人群中分布存在差异的原因或影响因素的方法。最常用的分析性研究有队列研究（cohort study）和病例对照研究。

（1）队列研究。

队列研究又称前瞻性研究（prospective study）或随访研究（follow - up study），是将研究对象按暴露因素的有无和暴露程度分为若干组，并追踪观察一定期限，比较各组研究对象某病发病率和病死率、有无差别以及差别的大小，从而判断暴露因素与疾病有无关联的一种研究方法。例如，对基线特征相似的人群按照不同的吸烟量分为多组，分别追踪观察 1 年、5 年、10 年后各组人群的肿瘤、呼吸道疾病的发病率或病死率的差异大小。

队列研究是从因到果的研究，由于原因发生在前，结局发生在后，在病因推断上合乎逻辑推理的顺序，其结果的可靠性强。

（2）病例对照研究。

病例对照研究是选定患有某病或未患某病的人群，分别调查其暴露（如环境因素、遗传因素、内分泌作用以及保护因子的缺乏等）于某个危险因子的情况及程度，以判断暴露危险因子与某病有无关联及关联程度大小的一种方法。基本设计型的病例对照研究是从研究的疾病病例出发，收集过去的暴露因素，从时间顺序上看是回顾性的，因此又称回顾性研究（retrospective study）。

病例对照研究具有以下特点：①在研究方法上，研究者只是客观地收集研究对象既往对研究因素的暴露情况，并不施加人为干预措施，属于观察性研究方法；②设计上要求设立对照组，与病例组做比较。研究的方向是由“果”至“因”，属回顾性研究；③在病因研究的价值上，可以探索疾病的病因，建立或初步检验病因假设，而一般不能确定证明暴露与疾病的因果关系，只能推断暴露与疾病是否有关联。

根据研究目的，研究开始时选择一定数量患某种疾病的患者作为病例组，同时选择一定数量未患该种疾病的人作为对照组。调查两组过去和最近研究因素的暴露情况，包括有无暴露、暴露的质和量，然后比较两组研究因素暴露的程度有无差异。假如病例组某研究因素的暴露比例和暴露程度显著高于对照组，则可认为该研究因素与某种疾病之间存在着联系。研究因素又称为暴露因素，凡接触过某种研究因素具备某种特征都可以成为暴露。如接触过某种物理因素和化学物质，吃过某食品等。病例对照研究中涉及的暴露不一定都是危险因素，也可能是保护因素。

（三）实验性研究

1. 实验性研究

实验性研究（experimental study）又称实验流行病学、流行病学实验或干预研究，是流行病学重要的研究方法。它指将来自统一总体的研究人群随机分成实验组和对照组，研究者向实验组人群施加某种干预措施，对照组人群不给予干预或给予标准化干预措施，然后随访比较人群的结局（疾病发生、发展、结局）有无差别及差别大小，以判断干预措施效果的一种前瞻性实验研究方法。流行病学实验的应用主要表现在4个方面：①验证病因假设；②评价疾病的预防效果；③评价保健措施和保健效果；④评价某种新的药物治疗、疗法或制剂的效果。与前瞻性队列研究相比，实验性研究的暴露（干预因素）是人为给予的，而队列研究中的暴露是自然的；实验室研究的人群分组是随机的，而队列研究的人群是依据其暴露状况分组的；实验性研究属于实验法，队列研究属于观察法。

2. 特点

流行病学实验必须具备以下4个特点：①前瞻，即必须随访观察研究对象，必须有明确的观察起止点；②干预，必须对至少一组研究对象施加由研究者所控制的干预措施；③随机，研究对象是来自同一个总体的随机抽样获得的人群，并在分组时采用严格的随机分配原则；④对照，必须有与实验组平行的对照组，且要求在实验开始时，两组在相关各方面必须相当或可比。

3. 类型

根据研究对象及设计特点可将其分为3大类。

（1）临床试验（clinical trial）　是以患者为研究对象，以个体单位进行随机分组的试验方法。其目的是评价某种药物和新疗法对某种疾病的疗效，包括是否能停止复发和延长寿命。评价的指标有治愈率、病死率、复发率和存活率等。

（2）现场试验（field trial）　是在社区的现场条件下以尚未患所研究疾病的人群作为研究对象，以个体为单位进行随机分组的试验方法。接受干预措施的基本单位是个体，其目的是评价在健康人群中进行预防接种、药物预防等效果。

（3）社区干预实验（community intervention trail）　或称以社区为基础的公共卫生试验，是以未患所研究疾病的人群为整体进行实验研究，以社区为单位进行分组，接受干预措施的基本单位是整个社区。社区也可以是某一人群的某个亚群。

（四）理论性研究

理论性研究又称理论流行病学（theoretical epidemiology）或数学流行病学（mathematical

epidemiology），是在流行病学调查、分析所得资料的基础上，用数学表达式定量地阐述流行过程的特征，模拟流行过程，并按实际的流行过程进行检验和修正，从而建立流行过程的理论；同时，以正确反映实际流行过程的数字模型在计算机上预测各种可能发生的流行趋势，提出各种防治措施并加以筛选，从而推进防治理论研究。

二、社区护理中常用的生命统计指标

微课：社区护理中常用的生命统计指标

掌握生命登记和统计，可以深入了解出生、婴儿死亡和各种疾病死亡，以及结婚、离婚、初婚年龄等有关情况，这对观察记录一代人的生命过程，预测未来人口发展趋势和计算预期寿命，具有重大意义。

（一）生命统计

1. 概念

生命统计是指应用卫生统计学的原理和方法，从卫生服务的角度研究人口的数量、结构和构成、变动及其相互关系，最终为医疗卫生工作计划和预防保健工作效果评价提供基础数据。

2. 意义

（1）生命统计以人为本，人是一切社会生活的基础和根本，人口的数量、质量、结构、分布、变动与社会、政治、经济、教育、卫生等有密切的关系。

（2）生命统计是卫生状况评价的基础，其目的是改善人们的劳动环境，增进健康，防止疾病，减少死亡，延长寿命。

（3）生命统计是计划生育工作重要的工具，可为卫生工作和相关卫生政策的制定提供基本的数据。

（二）生命统计常用指标

生命统计常用指标主要包括人口统计指标、生育统计指标、人群健康统计指标、疾病统计指标。

1. 人口统计常用指标

一个国家或地区的人口，随时受出生、死亡、迁出、迁入的影响而变动，因此，要确定某地的人口数量及各种构成，只能采用时点资料。即统计该地域内某一特定标准时间点上的瞬时人口总数，包括在标准时刻之前出生的人，但不包括在标准时刻前死亡的人；同理，在标准时刻以后出生者不应计入，在标准时刻后死亡者也不应扣除。

（1）人口数（population）　又称人口总量，指一定时间点，一定地域范围内的所有存活人口的总和。

$$\text{年平均人口数} = \frac{1}{2}(\text{年初人口数} + \text{年末人口数})$$

常采用时点资料，即统计该地域内某一特定标准时间点上的瞬时人口总数。

（2）人口构成　是指人口中不同年龄、性别、文化、职业等基本特征的构成情况，常通过计算其构成比表示。最基本的是人口的性别构成和年龄构成。人口构成常用指标包括性别比、老龄人口比重、抚养比等。

①性别比(sex ratio)：

$$性别比=\frac{男性人口数}{女性人口数}\times 100\%$$

②老年人口比重(proportion of old population)：

$$老年人口比重=\frac{65\ 岁以上的人口数}{人口总数}\times 100\%$$

③抚养比(dependency ratio)：抚养又称人口负担系数，是反映劳动人口负担程度的指标，此数值取决于人口年龄结构类型。

$$抚养比=\frac{0\sim14\ 岁人口数+65\ 岁及以上的人口数}{15\sim64\ 岁人口数}\times 100\%$$

2. 生育统计常用指标

(1)出生率(crude birth rate，CBR)，也称普通出生率或粗出生率，表示某地某年平均每千人口的活产数，是反映一个国家和地区的人口自然变动的基本指标，一般用千分率(‰)表示。

$$出生率=\frac{某地某年活产总数}{同期该地平均人口数}\times 1000‰$$

出生率的优点在于资料易获得，计算简单。主要缺点是受人口年龄与性别构成影响大，若人口中育龄女性多，或人口较年轻，则出生率会偏高；反之，在人口老龄化或女性较少的地区，出生率偏低，即出生率受总生育率和育龄妇女在总人口的比例两个因素的影响。

(2)生育率(general fertility rate，GFR)，也称育龄妇女生育率(15～49 岁)，反映育龄妇女总的生育水平，一般用千分率(‰)表示。

$$总生育率=\frac{某年活产总数}{同年平均育龄妇女数}\times 1000‰$$

$$年龄别生育率=\frac{某年龄组育龄妇女一年的活产数}{同期同年龄组妇女平均数}\times 1000‰$$

国际上多数国家以 15～49 岁作为育龄妇女的年龄界限，年龄别生育率由于消除了育龄妇女内部年龄构成对生育水平的影响，在实际卫生统计工作中较为常用。

①总和生育率(total fertility rate)：是一定时期(如某岁)每岁一组的年龄别生育的总和。反映调查时间横断面上的生育水平，不受性别、年龄构成对生育水平的影响，故不同地区、不同年度的总和生育率可以直接比较，因而应用甚广，也是最好的测量生育水平的指标。

②终生生育率(life－time fertility rate)：某一出生队列妇女 49 岁时累计生育率，即该出生队列 15～49 岁的年龄别生育率的总和，其意义是该出生队列妇女到育龄结束时平均每个妇女的活产数。

终生生育率和总和生育率是完全不同的两个概念。总和生育率通常用于同一地方的两个年份或同一年份的两个地方的生育水平比较，它是假定一批妇女按该年份年龄别妇女生育率生育，每个妇女的平均生育数，而不是实际生育数。终生生育率用于比较不同出生队列妇女的生育水平，是该队列妇女的实际生育数。

（3）自然增长率（natural increase rate，NIR），为粗出生率和粗死亡率之差。

$$自然增长率=粗出生率-粗死亡率$$

（4）粗再生育率（gross reproduction rate，GRR）。

$$粗再生育率=总和生育率\times 女婴占出生婴儿的比例$$

（5）净再生育率（net reproduction rate），从出生女婴中扣除0～49岁的死亡数，得到实际可能生育的女孩数，以此计算的再生育率即为净再生率，计算时要利用当地女性寿命表中的年龄别生存率指标。

（6）平均世代年数（mean length of generation，LG），指母亲一代所生的女孩取代母亲执行生育职能所需要的年数，即两代人的间隔年数。

$$平均世代年数=\frac{育龄妇女生存总人年数}{净再生育率}$$

3. 人群健康常用统计指标

社区人群健康的基本数字包括辖区内的基本人口学资料（出生人数、年平均人数、出生率、人口自然增长率及预期寿命）

（1）出生人数指活产数。

（2）年平均人数指年初和年底人口数的平均数，也可用年中人口数代替。

（3）出生率又称粗出生率，指年内一定地区出生人数与同期平均人数之比，一般用千分率（‰）表示。

（4）人口自然增长率指年内一定地区的人口自然增加数（出生人数－死亡人数）与同期平均人数之比（或者人口自然增长率＝出生率－死亡率），一般用千分率（‰）表示。

（5）预期寿命为某年某地区新出生的婴儿预期存活的平均年数，又称出去预期寿命或人均预期寿命，一般用“岁”表示。

4. 疾病频率常用统计指标

（1）发病指标。

①发病率（incidence rate）：指在一定时期内，特定人群中某病新病例出现的频率。

$$发病数=\frac{一定时期内人群中发生某病的新病例数}{同期暴露人数}\times k$$

k＝100%，1000‰或100000/10万

计算发病率时可根据研究的病种及研究问题的特点来选择时间单位，一般多以年为时间单位。

分子的确定：发病率的分子为新发病例数，而新病例的确定则依据发病时间。但对发病时间不易确定的一些疾病，如恶性肿瘤、高血压、糖尿病和精神病等，一般以初次诊断时间作为发病时间。若在观察期内某患者多次发病时，则应分别记为新发病例数，如流感、腹泻等。对发病时间难以确定的一些疾病可将初次诊断的时间作为发病时间，如恶性肿瘤、精神病等。

分母的确定：分母中所规定的暴露人口，是指在观察期间内，观察人群中所有可能

发生该病的人。对观察人群中不可能患该病的人(如研究传染病的发病率时)，对已获得特异性免疫者不应包括在分母之中。但是由于在实际工作中准确的暴露人数往往不易获得，因此，一般多使用年平均人口作为分母。

按疾病种类、年龄、性别、职业、地区等不同特征分别计算的发病率称为发病专率(specific incidence rate)。对有些主要在一定的年龄和性别等特征中发生的疾病，计算发病率时，常用发病专率更能反映实际情况。

发病率是一个重要的常用指标，对于描述致病死疾病或不致死的疾病尤为重要。常用来描述疾病的分布，探讨发病因素，提出病因假设和评价防治措施的效果等。

②罹患率(attack rate)：是测量新发病例的频率指标。

$$罹患率=\frac{观察期间某病新病例数}{同期暴露人口数}\times k$$

k＝100%，1000‰

罹患率与发病率相同之处是分子均是新发病例数，不同之处是罹患率一般多用于衡量小范围、短时间的发病频率，观察时间是以月、周、日或一个流行期为时间单位。罹患率的优点是可以根据暴露程度精确地测量发病概率，多用于描述食物中毒、职业中毒及传染病的暴发流行。

③患病率(prevalence rate)：亦称现患率或流行率，指在特定时期内，一定人群中某病新旧病例数所占的比例。

$$患病率=\frac{特定时间内某人群中发生某病新旧病例数}{同期观察人口数}\times k$$

k＝100%，1000‰，10000/万，100000/10 万

患病率与发病率是描述社区人群发生疾病状况最常采用的两个指标，其区别在于：患病率的分子为特定时间内所调查人群中某病新旧病例的总和，而发病率的分子则为一定时期内暴露人群中某病的新发病例数；患病率是由横断面调查获得的疾病频率，是衡量疾病的存在或流行情况的静态指标，而发病率是由发病报告和队列研究获得的疾病频率，是衡量疾病发生情况的动态指标。

患病率对于病程短的疾病价值不大，而对于病程长的一些慢性病的流行状况能提供有价值的信息，可反映某地区人群对某疾病的负担程度。可依据患病率来合理地规划卫生设施、人力、物力等卫生资源。研究疾病流行因素及监测慢性病的控制效果等。

在中国卫生年鉴中常用的患病率指标还包括两周患病率和慢性病患病率。两周患病率即调查前两周内患者数(或例数)/调查人数×1000‰。慢性病患病率有两种定义：按人数计算的慢性病患病率，是指调查前半年内慢性病患者数与调查人数之比；按例数计算的慢性病患病率，是指调查前半年内慢性病病例数(含一人多次患病)与调查人数之比。“慢性病患病率”是指：调查前半年内经过医生诊断明确有慢性病(包括慢性感染性疾病，如肺结核等；慢性非感染性疾病，如冠心病和高血压等)；在调查前半年内经医生诊断有慢性病，且在调查前半年内时有发作，并采取了治疗措施，如服药、理疗等，二者有其一者，即认为患慢性病。

④感染率：指在受检查的人群中某病现有感染的人数所占的比率，通常用百分率

(%)表示。

$$感染率=\frac{受检者中阳性人口数}{受检人口数}\times 100\%$$

感染率的性质与患病率相似。患病率的分子是病例，而感染率的分子是感染者。某些传染病感染后不一定发病，可以通过病原学、血清学及皮肤试验等检测方法获知是否感染。感染率用途广泛，特别是在具有较多隐性感染的传染病和寄生虫病等的调查中，常用其研究疾病的感染状况和防治工作的效果，估计某病的流行态势，也可为制定防治措施提供依据。

⑤续发率(secondary attack rate，SAR)：也称家庭二代发病率，指在一定观察期内某种传染病在家庭易感接触者中二代病例的百分率。家庭中第一例病例称为“原发病例”，不计算在续发率的分子和分母中。自原发病例出现后，在该病最短潜伏期至最长潜伏期之间发生的病例称为续发病例，即二代病例。

$$续发率=\frac{易感接触者中的续发病例数}{易感接触者总数}\times 100\%$$

计算续发率时要掌握的资料有原发病例的发病时间、接触者中易感者人数、观察期内发生的二代病例数。

续发率常用于家庭、集体单位或幼儿园等发生传染病时的流行病学调查。可分析比较不同传染病传染力的大小、流行因素，以及评价防疫措施等。

(2)死亡指标。

①死亡率(mortality rate)：指某人群在一定时期内死于所有原因的人数在该人群中所占的比例。是测量人群死亡危险最常用的指标，其分子为死亡人数，分母为该人群年平均人口数，常以年为单位。

$$死亡率=\frac{某人群某年总死亡人口数}{该人群同年平均人口数}\times k$$

k = 1000‰或 100000/10 万

粗死亡率(crude death rate)：指死于所有原因的死亡率，是一种未经过调整的死亡率。粗死亡率反映一个人群的总死亡水平，是衡量人群因病伤死亡危险大小的指标，是一个国家或地区文化、卫生水平的综合反映。它不仅反映一个国家或地区在不同时期居民健康状况和卫生保健水平，而且为当地卫生保健的需求和规划提供科学依据。

死亡专率(specific death rate)：指按疾病的种类、年龄、性别、职业、种族等分类计算的死亡率。疾病死亡专率可提供某病在时间、地区和人群上的死亡变化情况，常用于探讨疾病的病因和评价防治措施。

计算死亡专率时，分母必须是与分子相对应的人口数。例如，计算某地 40 岁以上女性心肌梗死的死亡专率，分母应是该地 40 岁以上的女性人口数，而不能用全人口数。比较不同地区、不同人群死亡率时，因人口的构成不同，故不可直接进行比较，而需对率进行标准化处理后再进行比较。

中国卫生统计年鉴中常用的死亡专率指标包括孕产妇死亡率、围产儿死亡率、新生儿死亡率、婴儿死亡率、5 岁以下儿童死亡率等，这些指标均是反映社会经济及卫生状况的敏感指标，不受人口构成的影响，不同的国家和地区可直接进行比较。

孕产妇死亡率：指年内每 10 万名孕产妇的死亡人数。孕产妇死亡指从妊娠期至产后 42 天内，由于任何妊娠或与妊娠处理有关的原因导致的死亡，但不包括意外原因死亡者。按国际通用计算方法，“孕产妇总数”以“活产数”代替计算。

围产儿死亡率：指孕满 28 周且出生体重≥1000 g 的胎儿(含死胎、死产)或至产后 7 天内新生儿死亡数与活产数(孕产妇)之比，一般以千分率(‰)表示。

新生儿死亡率：指年内新生儿死之数与活产数之比，一般以千分率(‰)表示。新生儿死亡指出生至 28 天以内(0～27 天)死亡人数。

婴儿死亡率：指年内一定地区未满 1 岁婴儿死亡人数与同年出生的活产数之比，一般用千分率(‰)表示。

5 岁以下儿童死亡率：指年内未满 5 岁儿童死亡人数与活产数之比，一般以千分率(‰)表示。

②病死率(fatality rate)：表示一定时期内，患某病的全部患者中因该病而死亡的病例。

$$病死率=\frac{一定时期内因某病死亡人口数}{同期确诊的某病病例数}\times 100\%$$

病死率通常用于病程短的急性病，如各种急性传染病、脑卒中、心肌梗死等，以衡量疾病对人类生命威胁的程度。在不同场合下，病死率的分母是不同的，如计算住院患者中某病的病死率，分母为该病患者的住院人数；如计算某种急性传染病的病死率，其分母为该病的所有发病人数。

③生存率(survival rate)：指患某种疾病的患者(或接受某种治疗措施的患者)经 n 年的随访，到随访结束时仍存活的病例数占观察病例总数的比例。

$$n\,年生存率=\frac{随访\,n\,年尚存活的病例数}{观察病例总数}\times 100\%$$

生存率常用于评价某些慢性病，如癌症、心血管疾病等的远期疗效。应用指标时，应确定随访开始日期和截止日期。开始日期一般为确诊日期、出院日期或手术日期，截止日期通常可为 1 年、3 年、5 年或 10 年，即可计算 1 年、3 年、5 年或 10 年的生存率。

三、流行病学在社区护理程序中的应用

微课：流行病方法在社区护理中的应用

(一)获取评估资料

对社区人群的健康状况、与健康相关的危险因素以及可利用资源的评估，都可以通过流行病学方法达到要求。如通过现况调查可以明确社区人群疾病与健康状况的“三间”分布：①从人间的分布特点可以发现与疾病有关的高危人群，明确社区的主要健康问题；②从时间的分布可以发现影响疾病与健康的主要因素，找出健康问题产生的原因；③从空间的分布可以初步判断可利用的资源，为预防和护理措施的制定提供依据。如要进一步探索导致疾病产生的原因，可以用病例对照研究的方法找出疾病的危险因素；如要求证某些因素与疾病之间的

关系，可借助队列研究的方法。另外，流行病学的筛查方法对社区护理工作中早期发现和诊断疾病发挥着重要的作用。在实际社区护理工作中，社区护士对评估资料的收集不但可以通过各种流行病学方法直接利用现有资料，也可主动获取一手资料。

1. 利用现有资料

通过查找现有资料获取符合社区评估目的的信息，是一种省时、省力、省钱的方法。因此，社区护士应充分利用这些资源。常用的现有资源来源有 3 个。①统计报表：是依照国家规定，将有关数据资料按照统一的表格形式填写，并定期逐级上报。我国的统计报表种类较多，常规报表是其中的一种，这类报表在全国各地都普遍使用，且在收集时不需要过多的人力、物力和财力，上报的数据又具有统一标准。因此，这类资料的来源广泛，数据相对可靠。②常规工作记录：在社区基本医疗卫生中心和医院的临床工作中，医务人员可通过问诊、查体、辅助检查等手段获得被检查者的一系列疾病与健康方面的信息，并将这些信息记录下来，形成门诊病历、住院病历、化验单等各种非常有价值的资料。在社区卫生保健中建立的社区人群健康档案，不仅记录了居民的基本健康状况，且周期性的记录还可反映社区居民健康状况的动态变化，可作为很好的社区诊断素材。③已做过的调查结果：可将以前在当地做过的一些流行病学调查，如疾病的普查和筛查、卫生服务调查、开展卫生保健前的基线调查等资料有效地利用起来，为社区护理诊断提供参考。但要注意以前的调查距现在时间不宜过长，且应对其合理性、标准的一致性、过去与现在数据的可比性仔细分析。

2. 主动获取一手资料

在社区护理工作中，获取评估资料采用更多的方法是调查研究，此方法虽然要求较高，过程复杂，但可以使研究者获得准确可靠的第一手资料。根据调查目的的不同可分别选用定性调查或定量调查。

收集社区护理评估资料要求在收集有关社区健康与疾病方面的评估资料时，为了获得准确可信、能全面反映被评估者实际情况的资料，应注意遵循一定的原则。①准确性，所收集资料应真实地反映个人或群体的健康水平，切忌任意取舍，先入为主；②及时性，所收集资料应能及时迅速地反映个人或群体的动态变化；③全面性，应通过各种方法全面细致地收集某一时点社区卫生状况的水平及变化情况；④科学性，贯穿于资料收集的整个过程，如指标的选择和计算方法要有科学依据，使用的仪器设备、实验方法、测量标准应科学规范，数据资料的应用应科学合理。

（二）有利于护理计划的制订

要制订切实可行的护理计划，采取有针对性的护理措施，社区护士必须了解疾病流行的原因或环节。流行病学的病因论认为，疾病的发生取决于病原、环境和人体抵抗力（宿主）3 个方面。病原能否侵袭宿主取决于多种环境因素，因此，导致疾病流行的原因和环节可因环境的影响而不同。明确了原因，就可采取针对性的预防措施防止疾病再流行。

（三）提供疾病预防和健康促进的方法

流行病学作为预防医学的一门分支学科，提出的一些预防控制疾病和促进健康的方法可作为社区护理的工作内容。如针对传染病所采取的疫情报告、改善环境、消毒杀虫、预防接种、个人防护等措施；对慢性病所提出的危险因素监控、初级卫生保健网络、健康教育、社区卫生规划等措施。

（四）有助于社区健康教育的实施

社区健康教育与流行病学密不可分。社区健康教育需要借助流行病学的方法调查社区人群的健康状况、影响健康状况的个人及环境因素，并根据流行病学的调查资料规划健康教育的内容、方法及手段，通过有针对性地健康教育来提高社区居民的保健意识和自我保护能力。例如，在寻求健康问题影响因素时会应用到分析性流行病学方法，如采用回顾性队列研究或病例对照研究的方法，找出某农村地区脑血管病高发的危险因素（过咸饮食习惯、动物脂肪摄入习惯等）。

（五）评价干预措施的效果

目前用于社区护理的各种干预措施层出不穷，但是否具有推广的价值，关键在于其使用的效果。要验证干预措施的使用效果，可以借助流行病学方法中的社区干预试验。

综上所述，流行病学方法不但可用于社区护理程序的各个阶段，而且可在社区护理的应用中充分体现其优点。具体表现为：①因社区的范围较小，使流行病学的调查更深入细致，获取的数据相对准确；②社区居民一般与社区卫生服务站的关系良好，使得调查容易开展，可行性较好；③社区人群一般相对固定，流行病学调查容易获得连续性资料，可准确及时反映居民疾病、健康及行为的动态变化；④容易解决失访的问题，容易控制偏倚。因此，在社区护理的过程中，如果能将流行病学的方法与护理程序恰当结合，就可以更全面、更科学地了解和解决社区人群的健康问题，进一步提高社区护理的质量。

课程思政

基层医护人员并肩“抗疫”

新型冠状病毒肺炎疫情来势汹汹，面对突如其来的疫情挑战，基层医务工作人员恪尽职守，当仁不让地站在了基层抗击疫情的最前线。福建省平和县坂仔镇中心卫生院副院长在第一时间成立新型冠状病毒医学观察人员监测群，方便镇干部、医院医护人员和村医们实时掌控医学观察人员的动态。还有成千上万的基层抗疫的医护人员，他们敢于担当、忠于职业、勇于奉献，不遗余力地守护着人民群众的健康安全，是最动人的“白衣战士”。

本章小结

流行病学主要研究疾病和健康状态在人群中的分布及其影响因素，制定和评价预防、控制和消灭疾病，促进健康。

流行病学对于疾病的描述主要包括4个方面：疾病的流行强度、地区分布、时间分布和人群分布。

流行病学研究的基本内容由人群、暴露和疾病所组成。根据研究性质，社区常用的流行病学方法主要包括4大类：描述性研究、分析性研究、实验性研究和理论性研究。

流行病学中常用的生命统计指标主要包括人口统计指标、生育统计指标、人群健康统计指标、疾病统计指标。

客观题测验

主观题测验

第三章

社区健康促进与健康教育

PPT：社区健康促进与健康教育

学习目标

1. 识记：社区健康促进与健康教育的概念；常用的健康促进和健康教育理论；社区健康教育评估的内容。

2. 理解：常用的健康促进理论的核心内容；常用的健康教育理论的核心内容。

3. 运用：能针对特定的社区人群，运用合理的健康教育理论开展健康教育；能针对特定的社区人群，运用合理的健康促进理论制订社区健康促进计划。

追求健康是人类的共同愿望，随着基本生存条件得到根本改善，人们对健康的需求日益增长。社区健康教育和健康促进作为促进居民健康、提高社区人群健康素养的重要手段，在今后一段时间内将是普及健康生活的主要策略，也将在“健康中国”的建设中发挥重要作用。本章主要介绍社区健康促进和健康教育相关的概念、理论及实施方法。

微课：社区健康促进与健康教育

第一节　社区健康促进

预习案例

据中国疾控中心公布的数字可知，到目前为止中国共有艾滋病感染者78万人，艾滋病在中国仍然处于0.058%的低流行态势，防控形势却很严峻，艾滋病正处于高发临界点。况且我国艾滋病高危人群逐渐发生着变化，农民工等流动人群、老年人、青少年等正成为艾滋病的高危人群。

思考

1. 哪些健康相关理论可以用于社区艾滋病的防控?
2. 选择其中一种理论制定相应的健康干预策略?

一、概念

(一)健康促进

1986年WHO在加拿大渥太华召开的第一届国际健康促进大会通过的《渥太华宣言》指出：健康促进(heath promotion)是促使人们提高、维护和改善他们自身健康的过程，是协调人类与他们所处环境之间的战略，规定个人与社会对健康各自所负的责任。这一概念提出了健康促进的内涵、行动领域和基本策略。

著名健康教育学家Green和Kreuter认为，健康促进是指一切能促使行为和生活条件向有益于健康改变的教育与环境支持的综合体。该观点将健康促进表达为一个指向行为和生活条件的“综合体”，即“健康教育+环境支持”。例如，降低人群吸烟率的健康促进活动，吸烟有害健康是人人皆知的常识，可如果没有强有力的管理和立法，不依靠社会力量进行综合管理，要降低人群的吸烟率很难收到理想的效果。如果一方面通过健康教育普及关于吸烟有害健康的知识和指导吸烟者戒烟，另一方面通过制定地方法规和加强管理，实现公共场所全面戒烟，并大力创建无烟家庭、无烟单位和无烟社区等活动，将上述活动综合起来，在各级政府和部门的领导下有计划地进行，就可以收到明显的戒烟效果。

课程思政

人人享有健康，一切为了健康

健康是人类全面发展、生活幸福的基石，也是国家繁荣昌盛、社会文明进步的重要标志。2016 年 11 月 21 日，第九届全球健康促进大会在上海国际会议中心开幕，来自全球 126 个国家和地区、19 个国际组织的 1180 位嘉宾齐聚充满活力和魅力的上海，围绕“可持续发展中的健康促进”这一主题，深入交流思想观点与经验，共享发展成果与实践。这次大会也把中国办法和中国数据推向全球。

（二）社区健康促进

社区健康促进（community heath promotion）指通过健康教育和环境支持改变个体和群体行为、生活方式与社会的影响，降低社区发病率和病死率，提高社区居民生活质量和文明素质。社区健康促进的构成要素包括健康教育，以及一切能够促使行为和环境朝益于健康改变的政策、组织、经济等支持系统。

社区健康促进的特点包括：①强调人们的主动参与意识和自我卫生保健；②强调自然和社会环境的综合治理；③强调政府立法、行政干预以及社会各方面的协调和共同努力。

二、健康促进的活动领域

《渥太华宣言》明确指出了健康促进涉及的 5 个主要活动领域。

1. 制定促进健康的公共政策

公共政策是指由政府制定且影响公众利益的政策。促进健康的公共政策有别于单纯的卫生政策，它是对健康有重要影响的、涉及多部门的政策，如环境保护、烟酒销售和税收政策、公共场所禁烟立法、福利基金和住房政策等。

2. 创造支持性环境

支持性环境是指对健康有影响的社会、经济、文化、政治和物质环境。建立健康的支持性环境是健康促进的重要目标之一，具体体现在以下几个方面。①社会环境，支持性社会网络，无迫害、无暴力、有安全感的环境，劳逸结合的工作制度，团结合作、愉快的工作环境；②经济环境，有满意的工作、充足的收入；③文化环境，可通过舞蹈、音乐、艺术自由表达、无种族主义、无色情等；④政治环境，社会公正的体制、人人能参与政策的制定；⑤物质环境，舒适的住房、无污染的环境、清洁的供水和食物、安全方便的道路和交通。

3. 加强社区行动

社区行动体现了自下而上的群众参与，指提高社区物质和社会环境能力的各种活动。如建立社区健康促进的组织结构、帮助社区领导和现有团体通过集体的组织和行动进行健康促进活动。社区行动过程中的核心问题是让社区拥有当家作主、积极参与和主宰自己命运的权力。

课程思政

预防艾滋病，你我共参与

2019 年 12 月 1 日是第 32 个“世界艾滋病日”。艾滋病防治工作的社会组织、基层医疗卫生机构、居民委员会、村民委员会等发挥社区的优势和作用，围绕“社区动员同防艾，健康中国我行动”的主题，强调个人健康责任意识，与政府部门和其他社会力量一起，共同防控艾滋病和推进“健康中国行动”，为遏制艾滋病流行和健康中国建设做出了贡献。“青春零艾滋”进校园，动员学生主动学习掌握艾滋病预防相关知识，并把知识用在预防性病、艾滋病的实际行动中，在校期间能够以预防艾滋病为契机，培养“健康第一、责任在已”的卫生意识，加强自身行为约束。

4. 发展个人技能

发展个人技能主要通过提供健康信息和教育来帮助人们提高对健康选择的能力，通过训练和帮助提高卫生专业人员和社区组织的健康促进技能。学校、家庭和工作场所均有责任在发展个人技能方面提供帮助。

5. 调整卫生服务方向

调整社区卫生服务方向的目的是更为合理地解决资源配置的问题，改进服务质量和服务内容，提高人们的健康水平。把以供给为导向的片段化模式改变为以人群和社区为中心的卫生服务，加强社区卫生服务、疾病预防和健康促进的服务体系建设；同时需要调整政府内部和政府之间的工作关系，以实现全民健康覆盖体系中的健康改善和公平性的最优化。

三、健康促进的基本策略

根据健康促进的概念和活动领域，可将健康促进策略分为以下 4 个方面：倡导、赋权、协调和社会动员。其中前三者是《渥太华宣言》明确指出的 3 大基本策略，最后一项是联合国儿童基金会（United Nations International Children's Emergency Fund，UNICEF）在开展致力于改善妇女、儿童群体健康的过程中提出的健康促进策略。

1. 倡导

倡导指提出有益的观点和主张，并尽力争取其他人给予支持的一种社会活动。健康促进通过倡导政策支持、社会各界对健康措施的认同和卫生部门调整服务方向，来激发社会关注和群众参与，从而创造有利于健康的社会经济、文化与环境条件。

2. 赋权

赋权指开展社区及其人群的能力建设，增强社区人群维护健康的意识，提高社区人群掌握科学知识和可行技术的能力，激发社区和个人的潜能，最终使个体、家庭与社区具备担负各自健康责任的能力，并付诸行动。

3. 协调

协调个人、社区、卫生机构、社会经济部门、政府和非政府组织等在健康促进中的利益和行动，组成强大的联盟与社会支持体系，共同努力实现健康目标。

4. 社会动员

社会动员的主要对象包括社区、个人和其他各方面的力量。有效的社会动员需要以远大目标感召人们，以各方利益得到最大满足来打动人们，促使各方积极行动，产生切实成效。

四、影响健康促进活动的主要因素

1. 社区参与

强化社区行动，开发领导是首要策略。社区组织动员的层次包括领导层、社区人群、宗教团体、专业技术群体、家庭及个人。要发动全社会共同参与，开发各级政府和有关部门，协调社区各部门及社会组织支持和参与，并形成支持性网络，共同对社区的健康承担责任，创造有益的健康促进环境。

2. 干预与支持

干预与支持是中心环节，健康促进从整体上对群众的健康相关行为和生活方式进行干预。既可促进群众对医疗保健资源的利用，又可督促医疗保健服务质量的提高，为群众创造健康的社区环境。

3. 信息传播

加强信息传播是重要手段，充分利用社区的传播渠道，采用多种传播手段相结合的方式，扩大健康信息的传播。

4. 资金投入

加大资金投入是保障，重视开发、挖掘和利用社区资源。

5. 人员培训

加强人员培训是基础，人才队伍建设是健康促进的重要环节之一。健康促进人员的专业水平高低直接影响健康促进工作的开展质量。

6. 计划与评价

注重计划设计和评价是关键。健康促进应以健康需求评估为基础，制订清晰的计划，包含明确的目标、任务、方法、所需资源、实施步骤和进度等，并加以实施。

五、健康促进相关理论

健康促进的相关理论，如格林模式（PRECEDE－PROCEED MODEL）和健康生态模型等广泛的应用，以指导和完善健康促进项目的设计、实施和评价，为保障健康促进活动有目标、系统地进行指明了方向。

美国健康教育学家劳伦斯. 格林（Lawrence W. Green）等提出的格林模式，综合运用多种行为改变理论，为健康教育计划设计、实施和评价提供了一个连续的步骤，是目前应用最广泛的健康促进诊断与评价模式，对健康教育与健康促进全程具有重要的指导意义。格林模式分为评估阶段（PRECEDE 阶段）、计划实施和评价阶段（PROCEED 阶段），

2个阶段共包含9个步骤。其中PRECEDE是由教育和环境的诊断和评价中使用倾向因素、促成因素和强化因素的英文首字母排列而成，而PROCEED是由教育和环境发展中使用政策、法规、组织手段的英文字母组成。格林模式是一种整合模式，为社区健康促进工作提供了思路和方法，不仅解释了个体的行为改变，还考虑了纳入周围环境，由个体健康扩展到群体健康。该模式强调健康促进的社区参与，并将社会环境与人群健康紧密联系在一起，最终目标是提高整体人群的健康水平和生活质量。

1. 评估阶段

格林模式在社区健康促进中的应用

评估阶段也称健康教育需求评估，包括社会诊断、流行病学诊断、行为与环境诊断、教育与组织诊断、管理与政策诊断5个步骤。面对人群的健康问题时，通过系统地调查、测量来收集各种相关事实和资料，并对这些资料进行分析、归纳、推理、判断，确定或推测与健康问题有关的行为和影响因素、健康教育资源获得情况，从而为确定健康教育与健康促进干预目标、策略和措施提供基本依据。

(1)社会诊断　对社区人群的特点(如人们的健康需求、社会人口学特征、经济、文化、人们的主观感受等)进行综合的分析，从而找出开展健康教育与健康促进活动或项目的必要性。包括生活质量和社会环境评价两方面。生活质量受社会政策、社会服务、卫生政策和社会经济水平的影响。社会环境评价包括对社会政策环境、社会经济环境、社会文化环境、卫生服务系统健康教育工作完善性、社会资源利用状况和对健康投入情况的评价。

(2)流行病学诊断　包括威胁社区人群生命与健康的主要问题及其危险因素；健康问题的易感人群及其分布特征；疾病或健康问题在地域、季节、持续时间上的分布规律；哪些干预措施最为敏感；可能获得的预期效果等，可以为确定干预重点和目标人群提供依据。

(3)行为与环境诊断　主要是找出导致健康问题的行为危险因素和影响人们行为改变的环境因素。

(4)教育与组织诊断　格林模式的核心。教育与组织诊断的目的为探讨影响人群健康行为的因素，找出引发行为改变的动机，以及使新行为得以维持的因素。影响人类健康行为的因素分为3类，包括倾向因素、促成因素和强化因素。①倾向因素：目标行为发生发展的内在基础，即发生某种行为的理由，包括个人知识、信念、态度、自我效能、现有技能等。②促成因素：有助于行为改变的因素，即实现或形成某行为所必需的技能、资源和社会条件。例如，提倡人们喝健康饮用水，就得提供水源及保持饮水清洁的技能。这些资源包括医疗卫生服务及有关信息、促使健康相关行为变化所需的新技术、行政部门的支持、立法等，也包括一些影响行为实现的物理条件，如交通运输等。③强化因素：指那些在行为发生之后提供持续的回报或重复提供的奖励。包括来自父母、同伴、亲属、病友以及医护人员的支持和肯定，也包括自身对行为结果的感受。这3类因素常共同作用，影响人们的健康行为。其中倾向因素是内在动力，促成因素和强化因素是外在条件。

以控烟项目教育与组织诊断为例，3 类因素要分别考虑以下内容。倾向因素：吸烟危害健康的知识；对戒烟的态度；对戒烟有益健康和戒烟能够成功的信念等。强化因素：家人及朋友对戒烟的认识和态度；家人及朋友是否支持戒烟；邻里中是否有人因戒烟而使呼吸循环系统疾病症状得到改善等。促成因素：烟草价格和销售政策；公共场所禁止吸烟的规定及执行情况；大众媒体对戒烟工作的参与程度等。

(5)管理与政策诊断　管理诊断的核心是组织评估和资源评估。组织评估包括两个方面：组织内分析，如有无健康教育机构，该机构有无实践经验和组织能力，现有资源状况如何等；组织间分析，如健康教育规划与本地卫生规划的关系，社区是否存在志愿者队伍等。政策诊断的主要内容是审视社区现有的政策状况，如有无与项目计划目标一致的支持性政策，该政策是否完善等；制订和执行计划的组织与其管理能力，支持健康促进计划的资源和条件(如人力、时间等)；有无进行健康促进的机构及其对健康促进的重视程度，政策和规章制度对健康促进项目开展的支持程度等。

2. 计划实施与评价阶段

该阶段包括实施计划、过程评价、效应评价和结局评价 4 个步骤。

(1)实施计划　即按照已制订的计划执行、实施健康促进各项活动。实施过程包括事先制定工作时间表，做好充分的准备，组建实施项目的组织机构，并组织和培训相关工作人员，实施过程进行质量控制，配置必要的健康教育设备和材料等。

(2)过程评价　在实施健康促进的过程中，不断进行评价。评价内容包括各项活动的执行情况，教育对象的参与情况及满意度，项目资源的消耗情况是否符合计划，相关组织间的沟通情况，项目档案、资料的记录和留存情况等。找出存在的问题，并及时对计划进行调整，促使健康促进项目的顺利完成。

(3)效应评价　对健康促进所产生的影响及短期效应进行及时的评价。主要评价指标有干预对象的知识、态度、信念等的变化。

(4)结局评价　当健康促进活动结束时，按照计划检查是否达到长、短期目标，重点是长期目标。评价健康促进是否促进了身心健康、提高了生活质量。常用评价指标有发病率、伤残率和死亡率等。

格林模式具有两个特点：一是从结果入手的程序，即用演绎的方法进行推理思考，从最终的结果追溯到最初的起因，先问“为什么”，再问“如何去进行”，避免以主观猜测代替一系列的需求诊断；二是考虑了影响健康的多重因素，显示出一切个人和群体行为与环境变革的努力必须是多元的，因此健康教育与健康促进计划的设计也应该是多层面的。目前，格林模式在健康促进中的应用十分广泛，促进对象涉及全人类，包括健康者和疾病患者，涉及疾病护理(高血压、冠心病、缺铁性贫血、乳腺癌等)、疾病预防、健康保健和健康需求评估等各个领域。

第二节　社区健康教育

预习案例

某市某社区居民总人口数为146 223，其中男性占45%，女性占55%，60岁以上人口达15%。经社区诊断发现该社区糖尿病患病率较高，请根据此情况，制订社区健康教育干预计划。

思考

1. 在进行社区干预计划的设计时应考虑哪些问题？
2. 请初步制订健康教育计划。

一、概述

（一）健康教育

1. 健康教育概念

健康教育(health education)是通过信息传播和行为干预，为个体或群体提供获取科学的健康知识、树立健康观念、掌握健康技能的机会，帮助他们自愿采纳有利于健康的行为和生活方式的教育活动与过程，其核心是健康行为的养成。

亚健康

2. 健康教育目的

健康教育的实质是一种有计划、有组织、有评价的教育活动和社会活动，其目的是教育个体和群体建立健康意识，促使人们自觉地采纳健康的行为和生活方式，消除或减轻影响健康的危险因素，预防疾病，促进健康和提高生活质量。

（二）健康素养

1. 健康素养概念

健康素养(health literacy)是在进行与医疗服务、疾病预防和健康促进有关的日常活动时，通过获取、理解、评价和应用健康信息来作出健康相关决定，以维持或提高生活质量的知识、动机和能力。健康素养是一种可由后天培养训练和实践而获得的技巧和能力。健康教育是提供健康素养的主要手段。

2. 健康素养作用

居民健康素养评价指标已被纳入到国家卫生事业发展规划中，作为综合反映国家卫生事业发展的评价指标，也是公众在医疗服务、疾病预防和健康促进环境中的一种健康

资产。公民健康素养包括了3方面内容：基本知识和理念、健康生活方式与行为、基本技能。

(三)社区健康教育

1. 社区健康教育概念

社区健康教育(community health education)是以社区为基本单位，以社区人群为教育对象，以促进居民健康为目标，有目的、有计划、有组织、有评价的系统健康教育活动。社区健康教育是社区护理工作的重要组成部分，也是社区护理工作重要方法之一，其核心是促使社区个体和群体树立健康意识，改变不利于健康的行为和生活方式。要实现改变行为的目标，首先要使个体与群体掌握健康相关知识，从而提高健康认知水平，建立追求健康的理念和以健康为中心的价值观。其中，健康知识的普及与健康信息的传播是基础。

2. 社区健康教育目的

开展社区健康教育的目的：①提高社区人群的健康意识，培养居民的健康责任感；②增进居民自我保健的知识和技能；③促使居民养成有利于健康的行为和生活方式；④合理利用社区的保健服务资源；⑤减小和消除健康危险因素。

3. 社区护士在健康教育中的角色

在社区健康教育中，护士需要扮演好社区教育活动的组织者，健康信息的传递者，健康行为的指导者、督促者、支持者和帮助者，以及健康效果的评价者等。社区护士应充分认识到在健康教育活动中所承担的责任，不断提升自我，保证健康教育可持续发展。

二、卫生宣传、健康教育与健康促进的关系

我国健康教育的发展过程经历了卫生宣传、健康教育和健康促进3个阶段，因而在实际应用中，常常有人将三者混淆，实际上这三者既有区别又有联系。卫生宣传是传播卫生知识和卫生政策法规信息，以受众接受信息为目标，具有单向传播、成本比较低、覆盖面较广等特点，是健康教育的手段之一。健康教育的工作目标是改善人们的健康相关行为，而行为改变是极其复杂的，受多方面因素的影响，仅靠卫生宣传不足以实现这一目标，行为的改变还需要一定的环境条件。健康教育不是简单的、单向的信息传播，而是既有调查研究，又有干预的、有计划的、有组织的、有评价的、涉及多层次多方面对象和内容的系统活动。健康促进是健康教育发展到一定阶段的产物，在概念上，健康促进包含了健康教育，而健康教育是健康促进策略中最活跃的一部分。健康促进实质上是政治和社会运动，通过制定并实施健康的公共政策，且通过动员全社会参与来营造支持性环境，使得健康教育成为人们既方便又实惠的选择(图3-1)。

三、健康教育相关理论

健康教育活动的核心是改善健康相关行为，包括终止危害健康的行为、采取有利于健康的行为及强化已有的健康行为等。在实际应用中，不是所有的健康教育活动都能取

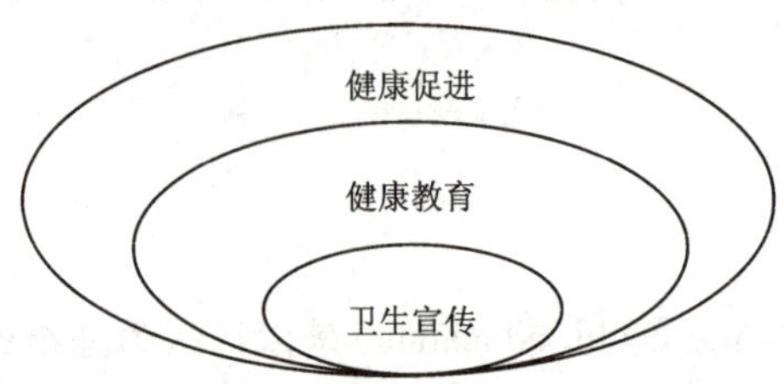

图 3-1 卫生宣传、健康教育、健康促进三者的关系

得成功，只有对目标行为和影响因素有明确的认识时，健康教育活动才能达到预期的效果。因此需要研究人们的健康相关行为，以及生活方式形成、发展和改变的规律，为采取有针对性的健康教育活动提供理论指导。下文将重点介绍 3 种理论模式：知信行模式、健康信念模式和行为转变阶段模式。

(一) 知信行模式(knowledge, attitude, practice, KAP)

知信行模式的社区应用

1. 知信行模式的基本内容

知信行模式很直观地将人们的行为改变分为获取知识、产生信念及形成改变 3 个连续过程。“知”是指知识和学习，是建立积极正确的信念与态度，进而改变健康相关行为的基础；“信”是指正确的信念和积极的态度，是行为改变的动力；“行”是指行动，是将已经掌握并且相信的知识付诸于行动，促成有利于健康的行为形成，行为改变是目标。知信行模式在我国基层健康教育工作中被应用广泛，如知信行模式在戒烟健康教育中的应用，健康教育工作者通过多种方法和途径把吸烟危害的相关知识传授给群众；群众接受知识，通过思考，加强了保护自己和他人健康的责任，形成吸烟有害健康的信念和戒烟有一定困难的心理，但是大部分人都能克服困难成功戒烟；在这样的信念支持下，逐步建立不吸烟的健康行为模式，增进个人和群体健康。

该模式认为行为改变有两个关键步骤：信念的确立和态度的转变。以预防艾滋病为例，健康教育工作者通过多种方法和途径帮助人们了解艾滋病在全球流行的趋势及其严重性、传播途径和预防方法等。人们接受了这些知识，通过思考加强了对保护自己和他人健康的责任感，确信只要杜绝与艾滋病传播途径相关的危险行为，就一定能预防艾滋病。在这样的信念支持下，人们通过对行为结果的评价等心理活动，形成愿意预防艾滋病行为的态度，最终可能摒弃艾滋病相关危险行为。但如果在信念确立以后，没有积极的态度转变，行为转变的目标就无法实现。因此，态度的转变是行为转变的前提和关键，要转变行为必须先转变态度。影响态度转变的因素有以下 4 个方面。

(1) 信息的权威性　信息的权威性越强，可靠性和说服力就越强，态度转变的可能性就越大。

(2) 传播的效能　传播的感染力越强，越能激发和唤起受教育者的情感，就越有利于态度的转变。

（3）恐惧因素　恐惧使人感到事态的严重性，但恐惧因素需要使用得当，否则会引起极端反应或逆反心理。

（4）行为效果和效益　这是很有吸引力的因素，不仅有利于强化自己的行为，还常常能促使信心不足者发生态度的转变。只有全面掌握知、信、行转变的复杂过程，才能及时、有效地减弱或消除不利的影响，促进有利环境的形成，进而达到转变行为的目的。

2. 知信行模式的局限性

人们从接受知识到改变行为是一个复杂的过程，知、信、行三者的联系并不一定导致必然的行为反应。人们掌握了某种知识，并不一定按其行动，则会出现知识与行为不一致的情况。例如，许多人明知吸烟有害健康且明确表示不希望自己的孩子吸烟，但自己仍坚持吸烟。知信行模式是在假定传播健康信息给对象，可以改变其信念和态度，并进而改变其行为的基础上进行的，缺乏对对象需求、行为条件和行为场景的考虑。实际工作中难以用知信行模式对对象的行为及其影响因素进行深入的分析。

（二）健康信念模式（health belief model，HBM）

健康信念模式的社区应用

健康信念模式是应用最广泛的个体行为改变理论，是20世纪50年代由社会心理学家Hochbaum提出，经Becker、Rosenstock等社会心理学家的逐步修订完善，是指导健康教育工作的主要理论之一。

健康信念模式以社会心理学为基础，由刺激理论和认知理论综合而成，基于信念可以改变行为的逻辑推理，阐述了人们采取健康行为的心理活动。该模式认为，健康信念是人们接受劝导、改变不良行为、采纳健康行为的关键。健康信念模式包括个人感知、修正因素和行动的可能性三部分，其核心为感知威胁、知觉益处与障碍，前者包括对疾病易感性和患病严重后果的认识，后者包括对健康行为有效性和采纳行为可能遇到障碍的认识。

健康信念模式认为，人们要接受医学建议而采取某种促进健康的行为或去除某种危害健康的行为必须具备以下认识。

（1）认识到某种疾病或危险因素的威胁级严重性对疾病或危险因素易感性、严重性的感知程度越高，促使人们产生行为动机的可能性就越大。知觉到易感性指个体对自身患某种疾病或出现某种健康问题可能性的判断。人们感到自己患某种疾病的可能性越大，越有可能采取行动避免疾病的发生。如疾病的发病率越高、流行范围越广，人们感知到的疾病易感性越大。知觉到严重性指个体对罹患某种疾病、暴露于某种健康危险因素或对已患疾病不进行治疗的严重性的看法。首先是对疾病的生物学后果的判断，如疾病会导致疼痛、伤残和死亡等；其次是对疾病引起的社会后果的判断，如经济负担、工作问题、家庭生活、人际关系等。人们感知到的后果越严重，越可能采纳健康行为。

（2）认识到采取某种行为或戒除某种行为的益处或障碍。个体对健康行为益处的感知越强，采纳健康行为的障碍越小，则采纳健康行为的可能性越大。知觉到益处指个体对采纳行为后可能产生益处的主观判断，包括对保护和改善健康状况的益处和其他收益。当人们认识到采纳健康行为的益处越多，则更有可能采纳健康行为。如通过健康教育，使个体充分认识到戒烟可以减少咳嗽，改善呼吸系统状态，降低卒中、冠心病、肺癌等的患病风险。知觉到障碍指个体对采纳健康行为将会面临的障碍的主观推断，包括行为的复杂性、花费的时间、经济负担的轻重等，感觉到的障碍越多，个体采纳健康行为的阻碍性越大。如戒烟初期，个体可能会出现烦躁易怒、坐立不安等尼古丁戒断症状，甚至影响工作效率。在健康教育过程中，需帮助个体选择恰当的戒烟方法，制订合理的戒烟计划，帮助个体克服在戒烟过程中出现的各种障碍。

(3)自我效能指个体对自己实施或放弃某行为能力的自信，即个体对自己有能力控制内、外因素而成功采纳健康行为并取得预期结果的自信心。自我效能是人类创造行为动机、健康和个体成就的基础，是决定人们能否产生行为动机，进而产生行为的重要因素。自我效能高的人，更有可能采纳所建议的有益于健康的行为。决定自我效能的因素不仅来自行动者的内心和能力，有时也来自其客观条件，如经济地位和社会支持等。

除以上3个方面之外，还有一些因素会对个体是否采取某种有益健康的行为或放弃某种有害健康的行为产生影响。

(4)提示因素指诱发健康行为产生的因素。例如，大众媒介对疾病预防与控制的宣传，医师建议采纳健康行为，家人、同事或朋友患有此种疾病的经历等都有可能作为提示因素诱发个体采纳健康行为。提示因素越多，个体采纳健康行为的可能性也就越大。

(5)其他因素。人口学因素(个人特征，如年龄、性别、民族、人种等)；社会心理因素(如人格特点、社会阶层、社会压力、同伴影响等)；结构性因素(关于疾病的知识、既往疾病的接触等)。

(三)行为转变阶段模式(stages of behavior change model)

行为转变阶段模式的社区应用

行为转变阶段模式是由美国心理学家 James Prochaskah 和 Carlos Diclimente 博士在1983年提出的，已被广泛用于健康教育领域。该模型的理论依据：认为行为变化是一个过程而不是一个事件，而且每个做出行为改变的个人都有不同的需求和动机。该模式主要适用于戒烟、酒精及物质的滥用、慢性非传染性疾病的人群干预工作(饮食失调及肥胖、高脂肪饮食)、艾滋病的预防。

行为转变阶段模式由4部分构成：变化阶段、变化过程、决策平衡及自我效能。通过变化阶段反映了人们应在何时产生行为改变；通过变化过程体现了人们的行为改变过程；通过贯穿于变化阶段和变化过程中的自我效能和决策平衡反映影响人们行为改变的因素。

(1)行为变化阶段　变化阶段作为该理论最主要的核心组成部分，打破了传统上从做/不做二分化结果的层面上看待问题的局限，而是用动态的眼光，通过不同速率、螺旋形升降的变化阶段及影响阶段变化的心理因素，对整个行为改变的动态过程进行解释和说明。按照时间顺序，行为转变可划分为5个阶段：无意识阶段、有意识阶段、准备阶段、行动阶段、维持阶段。每个阶段各有其特点，分述如下(表3-1)。

①无意识阶段：处于这一阶段的人们在未来6个月中没有进行行为改变的计划，或不知道，甚至未意识到自己存在不健康的行为，或曾多次尝试改变行为但最终失败而丧

失信心。这类人群常会避免阅读、谈论和思考有关自身的高危行为。针对此阶段的转变策略：协助提高认识，唤起情感，消除负面情绪；推荐有关读物和提供建议；在有需要时再次提供具体帮助。

②有意识阶段：处于这一阶段的人们打算在未来（6个月内）采取行动来改变疾病危险行为，开始意识到问题的存在及其严重性，也已经意识到改变行为的益处、困难与障碍。在好处与困难之间权衡而处于一种矛盾心态，常常停留在这一阶段，不再继续前进。针对此阶段的转变策略：需要帮助他们促进行为转变，协助他们拟定行为转变计划；通过提供专题文章或邀请参加专题讲座等途径帮助其获取必要的信息；提供转变该行为的技能，指导行为转变的具体方法和步骤。

③准备阶段：处于这一阶段的人们将在未来1个月内采取行动，且过去1年内也曾采取过零星的行动，并对所采取的行为已有计划（如参加健康教育课程、接受咨询等）。针对此阶段的转变策略：提供规范性行为转变指南，确定切实可行的目标；采取逐步转变行为的步骤，寻求社会支持，包括同事、朋友、家属和社区的支持；确定倾向因素和促成因素；尽可能克服在行为转变过程中将会出现的困难。

④行动阶段：处于这一阶段的人们通常在过去6个月内（未超过6个月）已经开始采取行动。行动往往被视为行为改变，但在行为阶段变化模式中，不是所有的行动都可以看成行为改变。以吸烟为例，减少吸烟并非处于行为转变阶段，完全不吸烟才是处于此阶段。针对此阶段的转变策略：争取社会的支持和环境的支持（如从家里和办公室移走烟灰缸、不购买高脂食品、张贴警示标语等）；替代方法（如用饭后百步走替代饭后一支烟）；邀请行为转变成功者进行同伴教育；争取家属与同事的理解、帮助和支持；给予相关激励等。

⑤维持阶段：处于这一阶段的人们已坚持健康行为6个月以上，已经取得行为转变的成果，对避免诱惑防止旧行为复发有足够的信心。一些人在取得了行为转变成功之后，由于放松警戒而造成旧行为复发。常见的复发原因有过度自信、难以抵制引诱、精神或情绪困扰、自暴自弃等。针对此阶段的转变策略：这一阶段需要做能取得行为转变成功的一切工作，包括创造支持性环境和建立互助组等。

处于行为转变不同阶段的对象有不同的需要，因此要根据他们的需要和特点，采取不同的措施，这也是行为改变阶段模式的基本原则和精华所在。

表3-1　以吸烟为例，应用行为改变阶段模式来解释人的行为变化阶段

变化阶段	行为表现
无意识阶段	不打算戒烟
有意识阶段	打算戒烟
准备阶段	准备戒烟
行动阶段	戒烟
维持阶段	维持不吸烟

(2)行为变化过程　指个体随着行动变化而产生的行为的、认知的和情绪上的反应，包括认知层面的6种行为和行为层面的4种行为(表3－2)。其中针对认知层面变化过程中的干预策略被认为更有利于无意识阶段和有意识阶段的向前发展，而针对行为层面变化过程中的干预策略被认为在准备阶段和行动阶段应用更有效。对这10个心理活动的认知有助于在工作中帮助对象从一个阶段过渡到另一个阶段，最终成功改善健康相关行为。

表3－2　各行为改变阶段中的心理活动

<table>
<tr><th></th><th></th><th colspan="5">改变的阶段</th></tr>
<tr><th></th><th></th><th>无意识阶段</th><th>有意识阶段</th><th>准备阶段</th><th>行动阶段</th><th>维持阶段</th></tr>
<tr><td rowspan="4">变化过程</td><td rowspan="3">认知层面</td><td colspan="2">提高认识
情感唤起
自我再评价</td><td></td><td></td><td></td></tr>
<tr><td></td><td colspan="2">环境再评价</td><td></td><td></td></tr>
<tr><td></td><td></td><td colspan="2">自我解放
社会解放</td><td></td></tr>
<tr><td>行为层面</td><td></td><td></td><td></td><td colspan="2">反思习惯
增强管理
情景替代
刺激控制</td></tr>
</table>

(3)决策平衡　指个人对改变行为的利益和代价的权衡。在阶段变化模型中，收益和弊端权衡的结果取决于个体处在哪一个阶段。在行为变化的早期，人们更倾向于考虑付出的代价而不是对获得利益的考虑；在行为变化的后期，人们更倾向于考虑获得的利益而不是付出的代价。比如，当个体认为锻炼可能给自身带来的弊端(占用了工作或休息时间)大于收益(增进身体和心理健康)时，想要改变行为(由惯于久坐改变为开始锻炼)的动机水平就会比较低，反之则动机水平比较高。

(4)自我效能　是反映一个人对自己执行新行为的信心，或者不会恢复旧行为的自信。每一个变化阶段的自我效能感水平都会有所不同，当个体成功实现由低级阶段向上一级阶段转换的时候，就会因此获得效能感；反之，当个体在原变化阶段徘徊或跌落回前期阶段的时候，效能感会因此而下降。自我效能的重要作用在于，当认识到采取某种行动会面临困难的时候，需要有克服障碍的信心和意志，才能完成这种行动。自我效能可以借助经验积累、观摩学习、他人劝说等途径得到增强。

四、社区健康教育的对象、内容、形式及方法

(一)社区健康教育的对象

社区健康教育的对象是社区中的个体和群体。针对群体的健康教育是社区最常用的

方式，其对象是社区中有共同健康问题或某一特定团体中的人群，主要包括以下几类人群。

1. 健康人群

健康人群在社区中的比重最大，由各年龄段的人群构成。针对这类人群的健康教育主要侧重于卫生保健知识的介绍，以提高他们防病保健的意识，从而增进健康，远离疾病。

2. 高危人群

高危人群指目前虽然健康，但存在着罹患某种疾病的危险因素或有不良行为习惯和生活习惯的人群。对于这类人群的健康教育主要侧重于预防性卫生教育，使其了解疾病的相关知识，认识到疾病的危害，自觉纠正不良的行为和生活习惯，从而消除疾病的隐患。

3. 患者群

患者群主要包括社区中的各种恢复期患者、慢性期患者和临终患者。对于恢复期的患者，应侧重于疾病康复知识的教育；对于慢性期患者，应针对急需解决的问题进行教育；对于临终患者，则侧重于帮助其如何正确面对死亡，并使其安详地度过人生的最后时光。

4. 患者家属及照顾者

针对这类人群，应侧重于疾病相关知识及家庭护理技能的教育，使其掌握科学的居家护理技能，并提高其对居家护理重要性的认识。

（二）社区健康教育内容

健康教育的内容应根据教育对象的需求确定，根据教育对象的健康状态可将健康教育内容划分为 3 大类。

1. 一般性健康教育

一般性健康教育包括常见病的防治知识，饮食与营养，活动与安全，环境保护，计划生育，心理健康维护与情绪调节，药物的储存、使用和管理等。

2. 特殊性健康教育

特殊性健康教育包括特定群体（如老年人、儿童、青少年、妇女、残疾人等）的健康问题与特定疾病的治疗、护理、康复知识等。

3. 卫生管理法规的教育

卫生管理法规的教育主要包括相关卫生法规与政策，目的是促使社区居民树立良好的健康观和道德观，提高其责任心，促使其自觉遵守与维护卫生管理法规，进而维护社区健康水平。

（三）社区健康教育形式

1. 提供健康教育资料

（1）发放印刷资料　在乡镇卫生院、村卫生室、社区卫生服务中心（站）的候诊区、诊室、咨询台等处，发放健康教育折页、健康教育处方和健康教育手册等的印刷资料；

也可建立社区居民阅览室，并提供健康资料与健康科普读物。每个机构每年提供不少于12种内容的印刷资料，并及时更新补充，保障社区居民的使用。

(2)播放音像材料　于机构正常应诊的时间内，在乡镇卫生院、社区卫生服务中心门诊候诊区、观察室、健教室等场所或宣传活动现场播放，如VCD、DVD等各种影音视频资料。每个机构每年播放音像资料不少于6种。

2. 设置健康教育宣传栏

乡镇卫生院和社区卫生服务中心宣传栏不少于2个，村卫生室和社区卫生服务站宣传栏不少于1个，每个宣传栏的面积不少于2 m^2。宣传栏一般设置在机构的户外、健康教育室、候诊室、输液室或收费大厅的明显位置，宣传栏中心位置距地面1.5～1.6 m。每个机构最少每2个月更换1次健康教育宣传栏内容。

3. 开展公众健康咨询活动

利用各种健康主题日或针对辖区重点健康问题，开展健康咨询活动并发放宣传材料。每个乡镇卫生院、社区卫生服务中心每年至少开展9次公众健康咨询活动。

4. 举办健康知识讲座

定期举办健康知识讲座，引导居民学习和掌握健康知识与必备的健康技能，促进社区居民的身心健康。每个乡镇卫生院和社区卫生服务中心每月至少举办1次健康知识讲座，村卫生室和社区卫生服务站至少每两个月举办1次健康知识讲座。

5. 开展个体化健康教育

社区卫生服务团队在提供家庭访视、公众健康咨询活动时，及时发现社区居民的个性化需求，开展个体化健康知识与技能的教育。

（四）社区健康教育方法

"互联网+"时代的健康教育方法

在实施健康教育时，应根据任务内容和形式要求，因地制宜、因人制宜，正确选择最有效的信息传播方法，以不断提高健康教育实施效果，根据信息传播方式特点，健康教育方法可分为以下几类。

1. 语言教育法

语言教育法又称口头教育，即通过语言的沟通与交流，讲解、宣传健康护理知识的方法。实施形式包括演讲、专题讲座、座谈、咨询、广播等。此种方法的特点是简便易行，不受客观条件限制，不需要特殊设备，随时随地即可开展，具有较大的灵活性。例如，开展糖尿病患者饮食指导等讲座。

2. 文字教育法

文字教育法是指将健康知识通过阅读向社区人群宣传教育，促进卫生行为的养成和实行。具体形式为读书指导法、作业法，标语法、传单法、墙报法等。该法的特点是不受时间、空间条件的制约，既可针对大众进行广泛宣传，又可针对个体进行个别教育，同时，学习者可以对宣传内容进行反复学习，经济便捷。

3. 形象教育法

形象教育法是指利用实物、标本、模型、美术图画、照片等形象化的方式，将生活现实中的卫生科学知识准确地表达出来，其形式可为图片摄影法、标准模型法、演示法等，此法要求制作者具有较高的绘画、摄影、制作等技能，否则粗糙的形象会影响健康教育的效果。例如，向幼儿园的小朋友显示正确的洗手方法。

4. 实践教育法

实践教育法是指通过指导学习者的实践操作，达到掌握一定健康护理技能，并应用于自我或家庭护理的一种教育方法。例如，指导糖尿病患者掌握血糖自测法，指导高血压患者掌握自测血压。

5. 电化教育法

电化教育法是指用现代化的声、光设备，向学习者传递信息的教育方法，如广播录音法、幻灯投影法、电影电视法等。电化教育的特点是形象地将文字、语言、艺术、音乐等有机结合在一起，形式新颖、形象逼真，为学习者喜闻乐见。但是，运用电化教育方法需要具备一定的物资设备与专业技术人员。

6. 民间传统教育法

利用民间传统艺术形式(快板、相声、小品、歌谣等)和民间体育资源(用自然材料制作健康教育教具，传统游戏形式等)为载体传播健康知识，提高被教育者对知识的理解度和社区人群的参与度。此种方法适用于特定地区或特定人群的健康教育活动。

7. 综合教育方法

综合教育方法是指将口头、文字、形象、电化、实践、民间传统等多种教育方法适当结合，综合应用的一种健康教育方法。例如，举办健康教育展览、知识竞赛或健康游园会等，综合方法具有广泛的宣传性，适合大型的宣传活动。

8. 健康教育处方

健康教育处方是用医嘱或护嘱形式提供的健康文字材料，供医护人员在随诊时发放。健康教育处方是针对某种疾病的特点，对患者进行防治知识、用药及生活方式指导，使患者在药物治疗的同时多注重预防保健和自我护理。使用健康教育处方是口头教育内容的补充，便于患者保存阅读，是指导患者进行自我保健和家庭保健护理的有效辅助手段之一。例如，高血压患者用药指导。

课程思政

中国之诺

新型冠状病毒肺炎从武汉登陆，短短2个月席卷全球。病毒是无国界的，是人类共同的敌人。广大医务工作者告诉我们“什么是救死扶伤、医者仁心”，人民解放军指战员告诉我们“什么是忠于党、忠于人民”，广大人民群众告诉我们“什么是守望相助、坚忍不拔”“科学防疫、人人有责”“少聚集、戴口罩、勤洗手、常通风……”的宣教视频在各大网站和平台播放。今天，中国正与病毒展开生死搏斗，我们用中国力量为世界筑造一道坚实的生命线。

五、社区健康教育程序

社区健康教育是有目的、有计划、有组织、系统的教育活动，其实施质量取决于合理的计划、科学的组织与管理。健康教育程序的理论基础是护理程序，其步骤分为健康教育的评估、诊断、计划、实施和评价5个部分。在健康教育程序的实际使用过程中，还需利用健康教育与健康促进相关理论作为指导。以下内容将在案例信息的基础上介绍社区健康教育程序在社区护理工作中的应用。

案例3－1　某街道有常住人口4.8万，冠心病、脑卒中已成为该社区老年人的多发疾病。该街道社区卫生服务中心针对这些心脑血管病的共同危险因素——高血压病，拟开展健康教育干预活动。

（一）社区健康教育评估

社区健康教育评估是指通过收集健康教育对象与环境的相关信息，并对资料进行分析，来了解健康教育对象的健康教育需求的过程。收集的资料包括以下4个方面的内容。

1. 教育对象

首先应明确教育对象的健康教育需求。健康教育需求由多种因素决定，护士应重点收集的资料有：①一般资料，包括性别、年龄、健康状况、生物遗传因素等；②生活方式，主要有吸烟、酗酒、饮食、睡眠、性生活形态、活动与锻炼等；③学习能力，主要包括文化程度、学习经历、认知与学习特点、学习方式、学习兴趣、态度及心理压力等；④对健康知识的认知与掌握情况，包括常见病相关知识，疾病预防、急危重症突发应对、并发症识别的方法，用药的注意事项，不健康生活方式和生活习惯对疾病的影响等。

2. 教育环境

教育环境包括生态环境、学习环境和社会环境。需要收集职业、经济收入、住房状况、交通工具、学习条件等信息。

3. 医疗卫生服务资源

医疗卫生服务资源包括医疗卫生机构的数量与分布状况，社区居民享受基本医疗卫生服务的状况、卫生立法与卫生政策、社会与经济状况等。

4. 教育者

教育者包括教育者的能力、教育水平和经验，以及对健康教育工作的投入热情等。

社区健康教育评估可通过直接评估方法和间接评估方法进行。直接评估法包括观察法、焦点人物访谈法、问卷调查法、座谈会法等；间接评估法有文献分析法，查阅资料法、流行病学调查法等。

案例3－1在制定社区高血压干预方案前，进行了健康教育项目的需求评估。在收集了与高血压病社区规范化管理相关指标的同时还收集了社区基本情况、社区卫生服务相关资料、当地相关卫生政策、卫生资源现状及社会经济发展水平等。调查结果显示，该社区18岁以上居民高血压患病率为19.2%，脑卒中患病率为4.5%，知晓率为34%，规范管理率为22%，控制率为11%，排名第一的死亡原因是心脑血管疾病。

（二）社区健康教育诊断

对健康教育评估收集的资料进行整理与分析，针对社区群体共同的健康教育需求，确定健康教育问题并明确健康教育诊断，具体步骤如下。

（1）分析资料，列出现存的或潜在的健康问题。

（2）分析健康问题对教育对象的健康构成威胁的程度。

（3）分析开展健康教育可利用的资源。

（4）挑选出能够通过健康教育改善或解决的问题。

（5）找出与健康问题相关的行为和环境，以及促进行为改变的因素。

（6）确定健康教育的优先项目。优先项目是指能够反映人群迫切需要，或各种特殊群体具有的特殊需求、通过健康教育干预能够获得最佳效果的项目。社区护士应在尊重教育对象意愿的基础上，根据其健康教育需求的紧迫性、重要性、可行性、有效性及现在可利用的健康教育资源排列并确定优先项目。

（三）社区健康教育计划

社区健康教育计划是基于社区健康教育诊断的基础上，通过分析健康问题和影响因素以及可获得的资源等情况形成理论假设，提出解决问题的目标和实现该目标所采取的策略、方法、步骤，为计划实施奠定基础，为科学评价提供量化指标。社区健康教育计划是实现健康教育目标的行动纲领，也是检查和监督计划进行过程、开展质量控制的标尺和效果评价的依据。

1. 制订健康教育计划的原则

（1）目标指向原则　始终坚持以正确的目标为指向，做到目标明确、重点突出，干预活动应围绕目标开展。

微课：社区健康教育与促进计划的设计、执行与评价

（2）整体发展原则　计划要体现整体性和全局性，目标要体现长远性和先进性。社区健康教育是社区卫生服务工作的一个组成部分，不能脱离社区卫生服务而独立存在，所制订的健康教育计划应符合社区卫生发展的整体目标。

（3）灵活性原则　在制订健康教育计划时，应尽可能考虑到实施过程中遇到的问题，留有余地，并制定应变对策，以确保计划的顺利实施。

（4）可行性原则　任何一个项目都是从解决社区实际问题出发，尽可能地预见到在实施计划过程中可能发生的情况，因地制宜地进行计划设计。因此，制订社区健康计划一定要清晰掌握目标人群的健康问题、知识水平、经济状况、生活习惯等，提出符合社区要求、易于为社区居民所接受、切实可行的干预计划。

（5）参与性原则　社区居民积极参与健康教育的各项活动是健康教育成功的基础。制订计划要做到让社区居民早期参与健康需求分析、确定优先项目和制定项目目标，鼓励社区居民参与计划设计和实施的整个过程。

2. 制订社区健康教育计划的基本步骤

健康教育计划制订是在健康教育诊断的基础上，对计划干预活动本身的具体内容、干预方式和步骤进行研究设计的过程，核心是确立干预目标与对策。

(1)确定计划目标　确定计划目标就是将健康教育诊断结果转换成具体目标的过程，包括总体目标和具体目标。计划总体目标是指计划理想的最终结果，具有宏观性、远期性，给计划提供一个总体上的努力方向。具体目标是为实现总体目标设计的具体可量化的结果指标。具体目标根据目标的时效性可分为近期目标和远期目标；根据任务内容可分为教育目标、行为目标、健康目标和政策/环境目标 4 个方面，每个方面的目标数量根据实际情况而定。

例如，降低农村孕产妇死亡率的健康教育项目。

教育目标：提高农村和家庭成员对住院分娩意义的认识。

行为目标：改善农村孕产妇遵医行为，提高住院分娩率。

健康目标：改善农村孕产妇的健康状况，降低孕产妇死亡率。

政策/环境目标：改善支持性环境，落实免费政策或平产限价的政策，提高乡镇卫生院的服务质量。

(2)确定目标人群　即健康教育干预的对象或特定人群。目标人群一般分为 3 类：一级目标人群指计划直接干预的即将实施健康行为的人群，是项目的直接受益者。如青少年控烟项目中，青少年为一级目标人群；二级目标人群即对一级目标人群的健康知识、态度、行为可产生重要影响的人群，如卫生保健工作人员、亲属、朋友、同事或单位领导；三级目标人群即对项目有支持作用或重大影响的人群，如行政决策者、项目资助者等。

(3)确定干预内容　根据评估中影响干预对象的健康相关行为的影响因素和不同的目标人群明确相应的干预措施，并根据目标选择干预内容。

(4)选择合适的教育方法　健康教育的实施方法应根据教育内容、教育对象的文化水平、认知特点、学习能力进行确定。同时应考虑不同信息传播方法的适用范围及其优缺点，注重多种方法联合使用、优势互补。

(5)明确健康教育实施时间和地点　根据健康教育项目的目的、教育对象和教育内容、教育方法，健康教育地点可为社区卫生服务中心、学校、社区、企业或机构、居民家中、公共场所等。如青少年生殖健康教育项目，一般以学校作为主要的干预场所；社区高血压干预项目，一般在社区卫生服务中心开展。

案例 3－1 中社区高血压干预的 3 年总体目标初步定位：通过健康教育和社区干预等措施，减少高血压的危险因素，高血压和脑卒中患病率无上升或有所降低，高血压患者生活质量显著提高。具体目标：在 3 年内将本社区内高血压患者的管理率提高到 85%，使高血压病的知晓率、规范服药率、空置率分别达到 90%、70%、50%。

一级目标人群是已经确诊的高血压患者、高血压的高危人群，二级目标人群是社区医务人员、高血压患者的家庭成员和朋友等，三级目标人群是卫生行政部门领导、社区领导、资金提供者等。

干预的具体举措包括：在政府层面，提高高血压普查与社区干预的资金支持，制定优惠的高血压医药费用报销政策并成立监督与考核小组；在社区卫生服务机构层面，在社区健康教育室、居民聚集场所针对目标人群开展知识讲座或在广场、公园、社区活动场所开展咨询、展板、散发宣传资料等，以向社区普通人群宣传高血压相关知识。

（四）社区健康教育实施

健康教育的实施是将计划付诸行动的过程，包括组织、准备、实施和质量控制 4 个环节。

1. 组织

建立一个精干、高效、权威的组织机构，获取必要的政策和环境支持，并动员社区积极参与。

2. 准备

制订实施计划的具体时间，教育者的培训、教育材料及配套设施的准备，教育对象的组织等。

（1）制定项目实施进度表　实施进度表是实现具体目标的详细步骤，包括每一项活动的具体内容、工作范围、活动应达到的指标、具体负责人员，以及所需经费、设备和资源等。

（2）健康教育实施人员培训　项目正式实施前，应开展对项目实施人员的技术培训，使教育实施人员明确项目的目的、意义、内容、方法及要求等，建立一支能胜任项目实施的专业技术队伍。开展培训前应做好充分准备，包括受训人员的参与时间和地点，培训的内容及各部分时间的分配、培训方法等。培训通常以参与式培训教学方法为主，如头脑风暴、角色扮演、案例分析及小组讨论等。

（3）准备必要的物资　包括健康教育人员培训所需的教学设备、教学道具等；学习的手册、展板宣传页、游园会活动用品等；活动质量监督与评价所需的印制问卷等。

3. 实施

在实施过程中要注意以下内容，包括营造一个良好的学习环境，并获取社区领导的支持；采用灵活多样的教育形式与方法，并不断改进；重视正面典型的培养，并积极推广。

4. 质量控制

质量控制的目的是确保各项活动都按照目标完成并符合质量要求，主要内容包括监测活动的进度、内容、数量、范围是否与计划一致，经费使用是否规范，以及目标人群的参与度、满意度和认知、行为变化等。通常采用的方法有记录和报告、现场考察与观察、座谈反馈、参与及调查等。

（五）社区健康教育评价

根据社区健康教育评价的阶段不同，可将其分为以下 3 种。

1. 过程评价

过程评价指在健康教育实施过程中的评价，着重关注项目活动是否按照计划实施，同时担负着修正与优化计划、使之更符合实际情况的责任。评价内容包括：对健康教育执行者、健康教育组织、政策与环境的评价。常用的评价指标包括：项目活动执行率、干预活动覆盖率、有效指数、目标人群满意度（内容、形式、组织、人际关系等）、资源使用进度(活动费用使用率、年度费用使用率、费用进度比)等。评价方法包括：查阅档案资料、目标人群调查、现场观察等。如项目活动进度、目标人群参与情况等可以通过查阅资料获得；目标人群参与情况、满意度等可以通过目标人群调查获得；干预活动执行情况、满意度等可以通过现场观察来了解。

2. 近期效果评价

近期效果评价指评价健康教育项目使目标人群所产生的健康相关行为及其影响因素的变化。评价的内容包括：倾向因素、促成因素、强化因素及健康相关行为等。常用的评价指标包括：健康知识合格率、健康知识知晓率、健康信念持有率、行为改变率等。

3. 远期效果评价

远期效果评价指评价健康教育实施对目标人群健康状况、生活质量的影响情况。评价内容包括健康状况和生活质量等。常用的评价指标包括：生理健康指标(身高、体重、血压等)、心理健康指标(人格、抑郁等)、疾病与死亡指标(发病率、患病率、病死率等)、生活质量的测量(生活质量指数、日常生活量表及生活满意度指数等)。评价方法包括人口学调查、问卷调查等。

六、社区不同人群健康教育特点

社区健康教育对象的特点决定健康教育的侧重点。应充分考虑受教育者的认知水平与学习能力的特点，使用正确的信息传播手段对其实施健康教育。以下针对社区卫生服务重点人群的健康教育内容和方法进行分析。

(一)儿童、青少年健康教育特点

儿童、青少年处于生长发育的快速变化过程中，健康教育需求评估应首先考虑该群体在该时期的生理、心理和社会角色发展特点，以健康保健指导为主，如合理膳食、个人卫生、预防接种、作息指导等；还应兼顾该群体常见的健康问题辨别、应对知识和技能的传授，如坠床、误吸、近视、龋齿等的预防，注意力缺陷症、肥胖、食物中毒等的辨识和预防，发热、烫伤、外伤的应对和处理技能。在实施健康教育时，应充分考虑该群体的认知水平与学习能力，以形象化教育法为主，结合语言教育法、电化教育法和实践教育法等多种健康教育方法相结合的模式，设计并实施主题突出、趣味性、互动性的健康教育活动。

(二)老年人健康教育特点

由于衰老引发的老年人生理、心理和社会环境的改变会影响其学习新知识、新技能的能力，从而影响老年人的健康信念和行为选择。因此，对老年人的健康教育方法应适应其认知特点，建议采用群体健康教育和个体健康教育相结合的方式。例如，采用大众传播媒介(如报纸、标语、宣传栏、传单、广播、电视、健康教育讲座等)开展适合老年群体的饮食、运动、心理和慢性病管理等方面的群体健康教育，采用深入交谈、个别咨询、小组座谈等方法对有特殊需求或特定健康问题的老年人进行个体健康教育。

（三）慢性病患者健康教育特点

以“三级预防”的理论为指导，健康教育的内容既要关注到疾病现有症状的控制，也要关注疾病并发症、复发症和后遗症的预防。该群体的健康教育内容应包括疾病相关健康指标的自我监测、合理用药、疾病危险因素及其预防、疾病危象的认识及其应对、日常生活能力锻炼等。此外，社区还应对慢性病患者的家庭成员进行有关疾病知识、照顾技能等内容的教育。在健康教育的实施中，采取常规教育与重点教育相结合的模式，前者如设立健康教育宣传栏并定期更换内容、发放健康教育手册、提供科普读物、开展社区健康教育专题讲座、提供健康教育处方、播放健康教育视频等，后者如“一对一”交谈、家庭访视教育、同伴教育、个案管理等。

本章小结

健康教育作为社区护理工作的重要组成部分，是帮助社区群体和个体改变行为的最佳手段。健康促进是促进人们控制影响健康的因素，维护和提高自身健康能力的过程，是协调人类与环境之间的战略。

本章在介绍社区健康促进和社区健康教育的相关概念、方法策略的基础上，结合社区人群案例，运用合适的健康相关理论，分析不同人群的特点，按照护理程序的5个步骤，在社区实施健康教育和健康促进活动，为建设“健康中国”发挥较大的作用。

客观题测验

主观题测验

第四章

以社区为中心的护理

PPT：以社区为中心的护理

学习目标

1. 识记：能阐述社区护理评估的内容、方法；能陈述社区护理诊断的概念，社区护理诊断优先顺序的原则；能简述健康档案的概念、建立社区健康档案的意义和内容。

2. 理解：能陈述奥马哈的问题分类、干预分类和结果评定系统；能陈述健康档案的管理内容。

3. 运用：能运用护理程序对社区进行评估，提出护理诊断，拟订护理计划；能应用 Muecke 法和 Stanhope & Lancaster 法进行社区护理诊断的优先顺序评分；能建立社区、家庭和个人健康档案；能做好社区环境、饮食卫生管理。

社区护理对象包括个人、家庭和社区，不同的护理对象在护理上各有其特点。以社区为中心的护理是以社区为护理对象，运用护理程序，为增进和恢复社区健康而进行的一系列有目的、有计划的护理活动。

第一节　社区健康护理概述

预习案例

某社区护士计划以社区整体为服务对象，运用社区护理程序开展社区护理。

该社区是位于城乡结合部的一个新型居民住宅小区，与一所医学院相邻。居民大多为农民，目前已不耕种土地，改以经营餐饮等小本生意为主，文化程度低，经济收入少，喜欢咸食；居住的小区楼道拥挤，堆积大量杂物，安全通道不畅，消防设备缺少；周围配套设施不完备，多散乱存在且无统一管理；该小区有一个社区卫生站，以白天门诊服务为主，无夜间就医条件，且以医疗服务为主，缺少老年人医疗保健服务，居民的医疗保障为新型农村合作医疗；居民健康观念陈旧，认为“无病就是健康”，保健意识淡薄，不愿意浪费时间接受健康指导；高血压发病率高于全国平均水平，呈逐年增高趋势，社区居民对高血压疾病相关知识了解不够，缺乏自我保护意识和自我保健知识。

思考

1. 请提出社区护理诊断。
2. 请制定短期和长期护理目标。
3. 请建立社区、家庭和个人健康档案。

一、影响社区健康的因素

人们生活在自然和社会环境中，其健康状态受诸多因素影响，其中有些因素可以控制，有些因素难以控制。影响社区健康的主要因素包括：生物因素、心理因素、环境因素、行为与生活方式、医疗卫生服务体系。

（一）生物因素(biological factors)

人的生物学属性决定了生物因素是影响人类健康的最主要因素，包括以下几个方面。

1. 生物性致病因素

生物性致病因素指由病原微生物引起的传染病、寄生虫病和感染性疾病。20 世纪中期以前，人类疾病和死亡的主要原因之一是病原微生物引起的各种传染病。目前，尽管现代医学已经找到了控制此类疾病的方法，如预防接种、合理使用抗生素等，但病原微生物的危害依然存在，结核、肝炎、艾滋病等传染性疾病依然是危害我国人民健康的主要因素。

2. 遗传因素

遗传因素指由某些遗传因素导致的人体发育畸形、代谢障碍、内分泌失调和免疫功能异常等。目前已知的人类遗传性疾病约有 3000 种，全世界每年大约有 500 万出生缺陷婴儿诞生，我国婴儿出生缺陷发生率为 4% ~6%。此外，血友病、白化病、糖尿病、高血压等疾病都与遗传有关。

3. 个体生物学特征

个体生物学特征指某些特定的人群特征，如年龄、种族、性别、对某疾病的易感性等，也是影响健康的因素。

(二)心理因素(psychological factors)

人的心理活动是在生理活动基础上产生的，而人的情绪和情感又对神经系统产生影响，进而对人体组织器官产生影响。在心理刺激或情绪活动时，机体会出现或伴有一些生理反应，如血压升高、心率和呼吸加快、消化停滞等。良好的情绪有助于保持心态平衡、提高机体免疫力、促进健康；而长期的不良情绪会引发机体内激素分泌失调、免疫系统功能下降、各器官和组织代谢功能降低，导致疾病或增加疾病发生的概率。

(三)环境因素(environmental factors)

环境是人类赖以生存和发展的重要条件和基础。环境对人类健康至关重要，很多人类健康问题都与自然和社会环境中的某些因素密切相关。

1. 自然环境

自然环境包括阳光、空气、水、气候、地理等，是人类赖以生存和发展的重要物质基础。水污染、食品污染、大气污染等自然环境中的危险因素都会直接或间接地造成自然环境污染和恶化，威胁人类健康。

2. 社会环境

社会环境包括政治制度、法律、经济、文化、教育、人口状况、风俗习惯等诸多因素。社会环境与健康呈正相关，良好社会环境对人类健康起到积极和维护的作用。

(四)行为与生活方式(behavior and lifestyles)

行为与生活方式是指人们受一定文化因素、社会经济、社会规范及家庭的影响，为满足生存和发展需要而形成的生活意识和生活习惯的统称。研究表明，良好行为与生活方式，如适量运动、科学饮食、规律生活等，可使人处于良好的健康状态，而吸烟、酗酒、吸毒、不合理饮食习惯、缺乏体育锻炼、生活节奏紧张等不良行为或生活方式，已成为危害人们健康的主要因素。WHO 指出，影响人类健康的因素，行为与生活方式占 60%，遗传占 15%，社会因素占 10%，医学因素占 8%，气候因素占 7%，这表明行为与生活方式已成为影响人们健康的重要因素。

（五）医疗卫生服务体系（medical and health service system）

医疗卫生服务体系是指社会医疗卫生机构和专业人员为达到防治疾病、促进健康的目的，运用卫生资源和采用医疗技术手段向个体、群体和社会提供医疗卫生服务的有机整体。医疗卫生服务的内容、范围和质量与人的健康密切相关。医疗卫生服务系统中若存在不利于健康的因素，如医疗资源布局不合理、初级卫生保健网络不健全、城乡卫生人力资源配置悬殊、重治疗轻预防的倾向、医疗保健制度不完善等，都会直接危害人们的健康。因此，深化医疗卫生体系改革、合理配置医疗卫生资源、健全医疗卫生服务体系、提升医疗卫生服务能力，是保障人们健康的根本性措施。

上述各影响因素之间相互关联，共同影响着人们健康。要提高人们健康水平，就必须全面、系统、科学地分析这些因素的综合影响，认识到健康的整体性，以及人的健康与自然和社会环境统一的重要性。

二、社区健康护理特点

（一）社区健康护理的概念

社区健康护理也称“以社区为单位的护理”或“以社区为中心的护理”，相当于全科医学中的“以社区为基础的健康照顾”。社区健康护理是以社区为单位，以社会学、管理学、预防医学、人际交流与沟通等知识为基础，运用护理程序的方法，对社区的自然环境、社会环境及社区人群的健康进行管理的过程。这个概念在日本、美国已流行多年，在我国则是在 20 世纪 90 年代中期才出现。

（二）社区健康护理的特点

社区健康护理侧重于社区环境和群体的健康，需要政府相关部门的参与，运用护理程序的 5 个步骤：找出社区健康问题，做出社区健康诊断，充分利用社区资源和依靠政府的力量制订社区健康护理计划，实施护理计划，按年度评价。

三、社区健康护理的原则

（一）社区护理工作应遵循 3 大原则

WHO 曾经提出社区护理工作必须遵循下列 3 大原则。

1. 社区护士必须要有满足社区内卫生服务需求的责任感

社区护士应运用社区内可利用资源，发挥护理功能，以满足社区内居民健康需求。例如，学校护士应协调并整合学校、家庭、社区组织、政府机构等相关资源，共同努力推进学校卫生计划，维护及促进师生员工健康，并将触角延伸到社区中。

2. 社区内弱势团体应列为优先服务对象

社区护理关心全人类的幸福，其对象不分种族、宗教、年龄、性别或其他任何特征。但是传统上妇幼健康应得到特别注意和照顾，其原因是妇女健康直接影响到孩子，母亲健康一旦遭到永久性伤害，不仅造成母子二人健康损害，且影响到整个家庭生活，间接造成社会经济损失，甚至影响到整个国家的强盛。我国已进入老龄化社会，老年人在健康、心理、社会、经济等许多方面都存在问题，他们将逐渐从社区生活中退出，照顾自己的能力也会随年龄增长而减退，因此老年人的健康照顾非常重要。故在社区护理中应重点维护妇幼健康及老年人健康。

3. 社区护理服务对象必须参与卫生服务的计划与评估

评估指对个体及其家属在心理、生理、社会和环境方面的评价，了解每个个体、家庭、团体及整个社区的健康需求，以保证社区护理计划的落实。

(二)社区护理的基本原则

1. 持续性服务

建立居民持久服务关系，不因单一疾病治愈或转移而终止，良好和亲密的情谊是提高医疗保健服务依从性的保证。

2. 全面性服务

全面性服务包括预防、医疗、保健、康复、健康教育和计划生育技术指导，并以预防为主导向整个社区护理服务，使三级预防得以全面实施。

3. 协调性服务

运用社会、社区、家庭各种资源为居民进行医疗护理保健服务，提供医疗护理、精神和经济支持，并协助开展转诊和会诊，完成对居民的完整系统医疗保健服务。

4. 可及性服务

保证居民可以随时而方便地得到医疗护理、保健服务和各种咨询，做到地域上、时间上、心理上和经济上的实惠。

5. 负责性服务

对服务对象有高度责任感，表现在为居民服务的相关知识与技能的提高、护患关系的亲密程度、对居民健康和疾病关怀的自我牺牲和奉献精神、对居民整体利害权衡和维护上。

四、社区健康干预内容

根据社区护理特点，社区健康护理干预的重点是社区人群不良行为的消除和健康行为的建立，主要干预内容有控制吸烟和酗酒、维持平衡膳食及营养、控制高血压病和糖尿病、促进心理卫生、加强体育锻炼、安全性行为和意外损伤防范等。根据服务对象的不同需要采取相应护理干预措施和活动，包括社区人群健康教育、传染病防治、预防免疫接种、社区人员健康培训、社区家庭护理、心理健康咨询等。

确定社区护理干预重点的基本原则有：严重性，指所选择的干预因素是否对本地区人群有较大危害；可预防性，指对护理干预的对象或危险因素存在有效的控制手段；有效性，指通过护理干预能对不良健康状况或危险因素起到良好效果；可行性，指采取的护理干预是在资源允许、政府或管理机构关注和支持的情况下进行的。

社区护士在实施前应充分了解社区内外可利用资源、可合作的组织和健康保健人员，如当地卫健委、红十字会、肿瘤协会、健康教育机构、疾病预防控制中心、社区服务站及社区志愿者协会等；同时邀请有关专业人员帮助或参与社区健康计划的实施，如心理医生、营养师、物理治疗师等，最终达到帮助社区人群在疾病预防、健康促进、健康维持和疾病康复等方面取得实效。

课程思政

社区健康护理服务中的社会主义核心价值观体现

在国家大力提倡发展社区卫生服务和中国老龄化社会快速发展的背景下，大力发展社区健康护理是顺应国家卫生事业发展的趋势和时代的要求，也是实现“健康中国2020”战略目标的重要举措之一。老年社区健康护理服务是社区健康护理的组成部分，只有健全老年社区健康护理服务，才能使全社会的老年人做到老有所养，老有所医，老有所乐，老有所安，让我国的老年人幸福、健康地安度晚年。

第二节　社区健康护理程序

社区健康护理程序包括社区护理评估、社区护理诊断、社区护理计划、社区护理实施和社区护理评价5个步骤。

一、社区护理评估

微课：社区护理评估与诊断

社区护理评估（community nursing assessment）是社区护理程序的第一步，通过客观科学的方法收集与社区健康状况相关的资料，并对资料进行整理和分析，确定社区的健康问题及健康需求，同时找出导致这些问题的相关因素，以及与这些问题有关的社区内组织机构、政策、资源现状，为社区护理诊断和计划提供参考。

（一）社区护理评估内容

研究问题往往来源于护理实践或查阅文献等，而研究者的实践经验、细心观察和评判性思维能力等是提出研究问题的基本要素。例如，从对住院患者安全问题考虑，跌倒预防是护理的重点，因此跌倒风险评估工具的研制和应用、跌倒预防措施的设计和应用可成为重要的研究课题。

1. 社区人群

（1）人口数量、密度及人口动态变化　人口数量的多少和密度的高低直接影响人群所需的卫生保健资源及其分配。高密度生活区将增加人群的压力及环境污染的可能性，低密度生活区则会增加提供社区卫生保健资源的难度。人口的动态变化资料包括人口在一定时间内的增减状况及趋势、人口流动速度和状态、人口就业与失业比例等。人口数量增减影响对卫生保健资源的需求，人口就业与失业比例反映经济水平且影响对卫生服务资源的利用。

(2)人口构成　不同年龄段有不同的健康需求，根据人群的年龄构成可以确定社区主要需求；根据婚姻构成可了解社区的主要家庭类型及判断有无潜在影响家庭健康的因素存在；根据职业构成可间接反映社区居民的收入水平及判断职业是否会对健康产生危害；根据文化程度构成可了解社区居民接受健康信息的能力，以及遵循卫生工作人员劝导养成良好行为与生活方式的能力，可供制订健康教育方案时参考。

(3)重点人群分布　目前社区关注的重点人群包括0～6岁儿童、孕产妇、老年人、慢性病患者(高血压、2型糖尿病)、重性精神疾病患者及结核病患者。儿童、孕产妇和老年人因处于特殊生理阶段，导致其生理、心理、社会特点不同于一般人群，需要社区护士给予针对性的保健与护理；慢性病患者病情的发展与其行为生活方式密切相关，应开展慢性病患者的自我管理，做好随访。结核病因其具有传染性，须做好疫情管理，包括疫病出现前后的预防与控制，如结核病可疑者的排查、管理结核病传染源、切断传播途径、保护易感人群等。总之，社区护士应根据重点人群的分布情况来决定工作的重点，保护不同人群的健康。

2. 社区地理环境

(1)社区基本情况　社区所处地理位置、界线、面积、与整个大环境的关系等，是社区护士要了解一个社区时须掌握的最基本资料。

(2)自然环境　社区自然环境可影响社区健康。评估时须注意有无特殊的自然环境，如是否有河流、山川，这些自然环境是否会引起洪水、泥石流，对健康或生命有无威胁；同时还应了解社区居民能否有效利用这些自然资源。

(3)气候　无常的气候变化会影响居民生活和工作，进而影响居民健康，特别是对于社区重点人群，如儿童、孕产妇、老年人、慢性病患者等。因此，既要评估社区的常年气候特征，还要特别注意温度、湿度的骤然变化，居民健康有无受到影响，有无应对气候骤变的能力。

(4)动植物分布情况　了解社区内有无有毒、有害的动物或植物，有无外来物种，宠物有无接种疫苗，社区绿化情况；社区居民对动植物存在的利与弊的理解，居民是否知道如何防范等。

(5)人为环境　评估社区人为环境对社区自然环境的影响。如工厂排放的废气、废水对空气、水资源的污染；加油站、化工厂存在的安全隐患；生活设施分布及其便利情况；居民居住条件，如房子面积、朝向、是否通风，供水、取暖、照明设备是否齐全，以及周边绿化情况。

3. 社会系统

(1)卫生保健系统　在社会系统中，对卫生保健系统的评估是最重要的。需要评估社区内提供健康服务的机构种类、功能、地理位置，所能提供的服务范围、服务时间，卫生经费来源，收费情况，技术水平，就诊人员特征等，以及卫生服务资源利用率、居民接受度和满意度。社区护士还要判断这些保健机构能否为社区中所有居民(包括患者、高危人群、健康人群和特殊人群)提供全面持续的健康服务。同时，评估社区转诊程序，以及保健机构与其他机构配合情况。

(2)经济系统　政府经济状况决定了可能投入到社区卫生服务福利事业中的经费和资源数量；社区居民经济水平与他们是否会积极寻求健康服务有很大关系，经济越发达，居民越注重健康。因此，社区护士评估时需了解居民经济状况，如职业、收入、社区中贫困户分布等。

(3)交通与安全系统　评估居民生活中交通便利情况，尤其要评估前往医疗保健机构是否方便，社区有无道路标志不清、交通混乱、人车混杂情况，是否为残障者创建了无障碍通道等。评估社区治安现状、居民安全感、社区内消防设备(如消防通道、灭火器等)、附近有无消防队或公安局等。

(4)通讯系统　社区通讯功能是否完善直接影响到能否顺利向社区大部分居民提供健康相关知识。社区通讯功能越畅通提示该社区越成熟，社区发展和进步越快。评估时主要了解社区居民最易接受的信息获取途径，如电视、报纸、杂志、网络、电话、公告栏、收音机、信件等，为将来制订计划时选择合适的沟通途径提供依据。

(5)社会服务及福利系统　社会服务机构包括商店、饭店、超市及满足特殊需要的机构(如幼儿园、家政服务公司)等，这些机构可以让居民生活便利。社区护士要了解这些机构的分布和利用度，还要了解政府所提供的福利政策及申请条件，福利政策覆盖率及民众的接受度、满意度等。

(6)娱乐系统　成熟社区应该提供娱乐和休闲活动场所，以提高居民生活质量。评估时注意目前娱乐场所类型、数量、分布及利用度、居民的满意度等情况，如评估有无居民健身场所、公园、儿童活动场所，以及这些场所对大众的开放程度、费用、管理机构；评估时还需注意社区中有无潜在威胁健康的娱乐场所，如KTV、棋牌室和网吧等，判断其对社区居民健康的影响。

(7)教育系统　需要评估社区中居民文化程度，包括文盲、小学、中学、大学人员占社区人口的比例；社区中正式与非正式的教育机构情况，包括机构类型、数量、地理分布、师资、教育经费投入、学校健康保健系统及利用情况、居民接受度和满意度；适龄人口入学率，如社区中的家庭是否都有能力供孩子上学，社区内学龄儿童能否都可以完成义务教育。

(8)政治系统　政治系统的安定及支持与否关系到社区发展和健康计划执行的可能性。需要评估社区人群健康保健相关政策、政府官员对大众健康关心程度，以及用于卫生服务的经费等。因为政府对民众健康的态度和相关政策关系到健康计划能否顺利执行。还需了解社区主要管理机构(如居委会、民政局等)的分布情况、工作时间和社区管理者的联系方式，以便在计划实施时能够得到他们的帮助和支持。

(9)宗教系统　宗教信仰可影响到社区居民的生活方式、价值观和健康行为。社区护士要评估社区中有无宗教组织、宗教类型、信徒人数、有无领导人、有无活动场地，以及对居民健康影响等情况。

4. 社区健康状况

(1)疾病指标　主要包括疾病发病率、患病率，社区疾病谱变化及影响因素等。

(2)死亡指标　主要包括死亡率、年龄别死亡率、疾病别死亡率、死因构成比及死因顺位等。常用的有婴儿死亡率、孕产妇死亡率等。

(3)人类生物与遗传因素　评估生物学特征与遗传因素对健康的影响。人类基本生物学特征决定着人的健康，性别、遗传素质对疾病发生和健康状态有着密切关系。

(4)行为与生活方式　指人们为满足生存和发展而形成的生活意识和生活行为习惯。国内外大量研究表明，在现代社会里，不良生活方式和有害健康行为已成为危害人们健康、导致疾病发生的主要健康危险因素。评估内容包括吸烟、酗酒、不合理饮食习惯、缺乏体育锻炼、滥用药物、不良性行为、精神紧张等不良生活方式和习惯。

(5)医疗卫生服务　包括有无医疗保障(如城镇职工基本医疗保险、城镇居民基本医疗保险或新型农村合作医疗、大病统筹、商业医疗保险等)、就医状况(如是否方便、有无三级保健网等)、人们对医疗卫生服务的利用情况。

5. 社区资源

(1)社区政策资源　包括卫生投入力度、卫生资源配置及分布是否合理、相关医疗保障政策等。

(2)社区人力资源　包括社区医护人员的数量、素质，建立健康档案，提供医疗、预防、保健、康复、健康教育和计划生育技术指导服务等。

(3)社区经济资源　包括居民人均年收入，政府投入卫生经费数量、比例，医疗设备与人口比例等。

(4)社区机构资源　社区居民可利用的所有与健康有关的机构是开展社区护理的重要资源。护士应该关注社区中有哪些机构或团体，它们在社区中的作用和对社区健康的关心程度等。社区护士必须与社区内医疗机构及非医疗机构建立牢固的、有效的合作机制，以确保社区护理工作需要。

社区护理评估表

(二)社区护理评估方法

一个完整的社区健康评估必须包括主观资料和客观资料，既要进行定性评估，又要进行定量评估。在过去的工作中，人们多重视定量评估，如流行病学数据、人口学调查和对服务设施数量的调查；而对于定性评估，如服务对象的主观情感、愿望和需求往往没有受到应有的重视。实际上在社区需求评估中更多的是依据群众主观感受和社区需要，居民有权自己决定是否要改变生活方式和接受卫生服务或接受哪一种服务。因此，除评估客观数据外，还应兼顾居民的主观意愿和情感，两者是相辅相成、不可或缺的。社区护理评估通常采用以下方法。

1. 社区实地考察

社区实地考察又称挡风玻璃式调查(wind shield survey)或周游社区调查法，护士通过自己的观察主动收集社区的资料，如人群的一般特性、住宅的一般形态及结构、社区居民聚集场所情况、各种服务机构种类及位置、垃圾处理情况等。具体做法是在社区范围内步行或坐在车上(透过挡风玻璃)，观察社区人群的生活形态、互动方式，了解不同地理、人文、社会、环境、经济发展等情况。

在进行挡风玻璃式调查之前要决定调查的范围，准备一份调查表和社区街道平面图协助评估和记录资料。挡风玻璃式调查需要调查员具有敏锐的观察力，并经过特别训练。

2. 重点人物访谈

重点人物访谈是通过对社区中重点人物进行访谈，了解社区发展过程、社区特性，以及社区主要健康问题和需求等。社区中重点人物包括各阶层非常了解社区的人，可以是社区居民、社区工作人员或在社区中非常具有影响力的人。

3. 问卷调查

问卷调查包括信访法和访谈法。一般来说，在设计问卷之前调查者应该决定是采用信访法让被调查者自己填写问卷，还是使用访谈法收集资料。问卷质量是调查成功和有效的基础，问卷条目可以是开放式的，也可以是闭合式的。信访法一般通过邮寄问卷给被调查者，由他们填写后寄回，具有调查范围广泛、高效、经济等优点，但是回收率低，并且要求被调查者有一定的文化水平，能自行完成问卷。访谈法是指经过统一培训的调查员，对调查对象进行访谈以收集资料，优点是回收率高、灵活性强、可以询问比较复杂的问题，缺点是费时、费钱、需要培训调查员、可能存在调查员的偏倚。从调查质量的角度来看，访谈法的优点多于信访法。当样本量较大、调查对象较集中时，一般采用访谈法。

4. 查阅文献

可以通过全国性或地方性的调查、其他机构的卫生统计报告来判断社区整体状况，还可通过社区组织机构种类、数量、居委会数量、负责人、社区人口特征、人员流动等情况了解社区活动安排及居民参与情况。

5. 参与式观察

社区护士以社区成员的角色直接参与社区活动，通过观察了解居民目前的健康状况。

6. 社区讨论

由社区护士把社区居民召集起来共同讨论，给社区居民提供发表意见和建议的机会，了解居民对社区健康问题的看法和态度，共同商讨并确认社区最主要的健康需求，最终以投票方式达成共识。

二、社区护理诊断

社区护理诊断（community nursing diagnosis）是指对个人、家庭、群体或社区现存或潜在健康问题，以及与其相关原因的陈述。这些问题可通过护理干预措施改变或给予支持。社区护理诊断一般需要通过几个阶段：整理和分析社区评估资料，形成社区健康问题和健康需求的诊断，并确定优先顺序。社区护理诊断的重点是某一个群体的健康问题和健康需求的诊断，而不仅是个人的诊断。因此，社区护理诊断必须能反映这一群体目前的健康状况。

（一）社区护理诊断的确定

北美护理诊断协会（North American Nursing Diagnoses Association，NANDA）公布的护

理诊断名称多以个人患病时的问题为主，面对社区和人群的护理诊断则较少；从社区角度来看，现有的护理诊断名称缺乏社会、经济和环境方面的问题。

以 Martin 女士为首的内布拉斯加州（Nebraska）奥马哈（OMAHA）访视护士协会于 20 世纪 70 年代中期开始发展适用于社区卫生服务的 OMAHA 系统。OMAHA 系统源自社区护理实践，其设计以改善护理实务和护理文书质量、强化信息管理系统为目的，设计的理念强调以服务对象为中心的整体护理，不但给护士提供了一个收集、整理、记录和分析患者资料的有效工具，而且引导护士对患者进行全面评估，准确诊断患者的健康问题，针对问题实施护理干预，并在干预前后进行效果评价。

1. 确定社区护理诊断

对社区中个人及家庭的护理诊断可参考 NANDA 公布的护理诊断名称，根据具体情况提出有针对性的社区护理诊断。在实践中，可从以下几个方面考虑：公共设施，死亡率、发病率和传染病感染率，身体和感情上的危险问题，健康需要，社区功能，环境危险。

（1）社区护理诊断标准

社区护理诊断的确定须根据以下标准来判断：①诊断反映出社区目前的健康状况；②与社区健康需要有关的各种因素均应考虑在内；③每个诊断合乎逻辑且确切；④诊断必须以现在取得的各项资料为根据。

（2）社区护理诊断形成

①得出结论：通过分析资料得出结论。例如，对某社区妇女乳腺癌筛查的现状调查显示，曾做过乳腺自我检查的妇女占 49.56%，曾做过乳腺临床检查的妇女占 46.21%，曾做过乳腺 X 线片检查的妇女占 28.65%，通过资料分析比较可以得出“妇女乳腺癌筛查率低”的结论。

②核实：进一步对相关资料分析，核实上述结论的有关因素。如上述例子，护士调查发现，该社区居民文化程度较低、经济状况较差，社区卫生服务中心并未开展妇女乳腺癌筛查相关健康教育活动，也未开展妇女乳腺癌免费筛查活动，妇女对乳腺癌筛查重要性不了解，加之经济状况较差，即便知道筛查的重要性也舍不得花钱去体检。通过对这些情况进行核实，可以确定上述结论。

2. 社区护理诊断的陈述

社区护理诊断的陈述，可采用 PES 或 PE 公式，即健康问题（problem，P）、原因（etiology，E）、症状和体征（sign & symptoms，S）。有些专家主张对原因用“有关”二字来形容，有些专家主张用“由于”，两者无原则区别，均可使用。例如，上述例子中，社区妇女乳腺癌疾病及筛查知识缺乏，筛查率低。因此，其社区护理诊断可表示为社区应对无效，妇女乳腺癌筛查率低（P）与妇女乳房保健知识缺乏/经济状况较差有关（E）；也可表示为社区应对无效，妇女乳腺癌筛查率低（P），由于妇女乳房保健知识缺乏/经济状况较差（E）。

（二）优先顺序的确定

形成社区护理诊断后可能会发现，社区往往有很多的健康问题和健康需求。由于卫

生服务资源有限，需要对多个健康问题和健康需求确定解决问题的优先顺序。确定优先项目在于真实地反映社会存在的、群众关心的健康问题，以及反映重点人群存在的特殊健康问题。确定优先顺序的原则如下。

1. 重要性

根据社区存在的最重要健康问题和群众最关心的健康需求排序。

2. 可预防性

可预防性指已有效控制干预对象或危险因素的方法。

社区护理诊断决定优先顺序的常用方法

3. 有效性

有效性指通过护理干预能改善健康状况或控制危险因素，如降低发病率、死亡率；还包括社会效益，直接或间接地增加收益。

4. 可行性

可行性指所需采取的措施有可供人利用的人力和物力资源。

当存在多个社区护理诊断时，护士需要判断哪个问题最重要、最需要优先处理。

三、社区护理计划、实施与评价

微课：社区护理计划实施与评价

（一）社区护理计划

社区护理计划（community nursing planning）是一种由多方合作、合理利用资源、体现优先顺序的行动方案，是社区护士帮助护理对象达到预定目标所采取的具体方法。社区护士经过合理评估、资料整理和分析、确立健康问题和健康需求，以及解决问题的优先顺序后，需要制订社区护理计划。制订社区护理计划既要反映群体的健康问题和健康需求，又要利用可及的社区资源，还要鼓励社区居民积极参与，从而为社区居民提供连续的高质量护理服务。

1. 社区护理目标的分类

护理目标是期望被服务对象在接受护理干预后所能达到的结果，包括功能、认知、情感及行为等方面的改变。

护理目标可分为短期目标和长期目标，短期目标是指在相对较短的时间内要达到的目标，长期目标是指需要相对较长时间才能实现的目标，这需要根据具体社区护理计划完成的时间而确定是长期还是短期。有时长期目标中期望的结果往往需要一系列短期目标才能更好地实现，一系列的短期目标不仅可以使社区护士分清各阶段的工作任务，也可以因短期目标的逐步实现而增加患者达到长期目标的信心。长期目标和短期目标在时间上没有明显分界，有些计划可能只有短期目标或长期目标，有些则同时具有长期目标和短期目标。

2. 制定社区护理目标的原则

（1）可实现的　制定的目标是利用可及的资源能够解决的健康问题。例如，开展“关注妇女乳腺健康，重视乳腺癌筛查”健康工作，提高妇女乳腺癌筛查率可以作为一个护理的目标。因为目前在疾病的二级预防中，通过筛查可以有效地发现早期疾病（包括乳腺癌)，早发现、早诊断、早治疗可以有效降低乳腺癌的病死率，这是可以实现的。但是，通过一级预防以降低乳腺癌的发病率可能是一个不易实现的目标，因为乳腺癌的病因未明，难以进行病因学预防。

(2)可观察的　制定的目标是可观察到的。例如，提高妇女乳腺癌的筛查行为是可以观察到的。

(3)可测量的　制定的目标是可量化的。例如，提高妇女乳腺癌筛查率，可测量的指标就是妇女乳腺癌筛查率的改变。

(4)有期限的　制定的目标是有时间限制的。例如，提高妇女乳腺癌筛查率的健康活动，时间限制为1年，目标设定为1年内乳腺癌筛查参与率达到50%以上。

3.社区护理目标的陈述

(1)目标内容　包括4W1H，即Who—参与者、What—参与者的任务、When—执行时间、Where—地点及How—执行的方法。

(2)目标陈述　应针对提出的护理诊断(问题)，使用可测量或可观察到的词汇，简单明了，可以使用长期目标与短期目标相结合的方法，实施起来更有针对性；一个护理诊断可制定多个目标，但是一个目标只针对一个护理诊断。以“关注妇女乳腺健康，重视乳腺癌筛查”项目在某区实施1年为例。短期目标：①1个月内90%的妇女知道乳腺癌筛查的方法；②3~6个月70%的妇女相信乳腺癌筛查可以早发现、早诊断、早治疗，以降低乳腺癌的病死率；60%的妇女表示愿意参与乳腺癌筛查。长期目标：通过健康教育与健康促进项目，1年内40岁以上妇女乳腺癌筛查参与率达到50%以上。这一计划的具体目标回答了“参与者为40岁以上妇女；参与者的任务为乳腺癌筛查知信行改变；执行时间为1个月、3~6个月、1年；地点为××区；执行的方法为健康教育与健康促进。”

4.社区护理计划的制订

(1)社区护理计划的内容制订　社区护理实施计划时应首先确定目标人群、社区护理计划实施领导小组和工作小组、达到目标的干预策略和措施、可利用的资源等，然后在反复评价和修改的基础上制订。以“关注妇女乳腺健康，重视乳腺癌筛查”健康活动为例。

①目标人群：40岁以上妇女。

②领导小组和工作小组：领导小组组长为区长，副组长为区卫健委主任，工作小组成员包括社区医护专业技术人员、医学院校教师及护理专业学生。

③干预策略：乳腺癌疾病及筛查知识的系统教育；树立乳腺癌筛查的健康信念；加强社会支持，强化筛查行为；充分利用卫生资源，改善资源可及性。

④干预措施：社区动员，与区政府、区妇联、街道、居委会联系；通过张贴标语、布置展板、发放自行编制的宣传手册进行社区宣传；专家讲座，采用多媒体集体授课；本科护理专业学生进行一对一的个体化干预；播放录像、乳房硅胶模型示范；提供信息，电话提醒；第3、5个月再次发放宣传资料。

⑤可利用的资源：充分利用有限的卫生资源，开展“医学院校—社区”合作，医学院校的护理教师对高年级本科护理专业学生进行培训，利用护理专业学生开展个体化护理

干预。

(2)社区护理计划实施措施　社区护理计划实施措施的制定需要社区护士与个人、家庭或群体协商，选择合适的、具体的实施措施。

乳腺癌社区护理计划表

①选择合适的社区护理措施：目标确定后，社区护士要与护理对象进行充分协商，共同选取适当措施，使护理对象能积极参与、为自己健康负责。制定的措施可以是一级预防、二级预防和三级预防或综合性的措施，以真正实现群体健康水平的提高。

②为社区护理措施排序：可以参照社区护理诊断的排序标准或马斯洛的需要层次论对社区护理措施进行排序。通过排序可以及早执行有效且重要的措施，尽早控制社区健康问题。

③确定所需的资源及其来源：对每项社区护理措施都要确定实施者及合作者，需要的场所、设备、经费，以及分析相关资源的可能来源与获取途径。

④记录社区护理计划：当社区护理措施确定后，将确定的社区护理诊断、目标、具体措施等完整记录下来。

⑤修改和评价社区护理计划：记录成书面形式后，要和护理对象共同探讨，及时发现问题并修改，使实施更顺利。评价社区护理计划时可参照目标内容 4W1H 和目标原则。

(二)社区护理实施

社区护理实施(community nursing implementation)指建立社区护理计划以后，社区护士根据计划的要求和具体措施开展护理实践活动。社区居民不仅是护理服务的被动接受者，还是护理计划实施过程中的主动参与者。

实施工作应具备 5 大要素：建立组织团队、制定实施进度表、人员培训、质量监控、设备物件与宣传材料。

1. 建立组织团队

成立多部门领导小组和工作小组。社区护理项目有时只涉及一个社区，但有时涉及很大的地域。实施项目的领导小组须根据工作所及的范围和部门来确定。一般来说，领导小组成员应包括计划实施有关部门直接领导和主持实施工作的业务负责人。工作小组成员为社区医护专业技术人员等。在领导小组领导下，卫生、宣传、妇联、街道、居委会等部门，积极协调，相互支持。任何一项社区健康工作都不是哪一个部门能够单独完成的，护士与其他部门卫生人员及非卫生人员协作，共同完成护理计划。

2. 制定实施进度表

实施进度表是项目管理的有力工具。在社区护理干预工作启动以后，各项措施和任务都应以进度表为指导有条不紊地进行，逐步实现工作目标。

进度表每一项具体工作包括：工作内容、工作地点、负责人、经费预算、所需传播材料、所需设备物件、备注等。

3. 人员培训

人员培训除了对社区医护人员及相关人员进行系统的培训外，更多的是针对解决特定的社区健康问题的人员进行培训，即根据特定项目的目的、实施策略、干预措施和其他要求对项目有关人员所进行的一种培训。培训准备工作通常包括：制订培训计划、确定学员、落实师资、准备教材、设计培训方法、落实教学场所和设施。

4. 质量监控

质量监控是指利用一系列方法来保证实施过程的质量。内容包括工作进度监测、干预活动质量监测、项目工作人员能力监测、经费使用监测。方法包括记录与报告、召开例会、现场督导、审计等。

5. 设备物件与宣传材料

实施工作需要有一定的物质条件支持，如多媒体教室、投影仪、检查设备、演示模型等。这些设备可以来源于多种渠道，有些直接来源于执行机构，有些则需要用项目经费购置，还有些可以从有关单位借用、租用。总之，为了实施计划，所需设备应满足工作的需要，同时尽量节约开支。宣传材料有印刷材料和视听材料两种，根据目标人群的特点有针对性地制作、发放，用以传递健康信息。

（三）社区护理评价

社区护理评价（community nursing evaluation）是护理程序的最后一个步骤，也是下一个护理程序的开始。社区护理评价要对整个护理过程进行评价，尤其要对实施护理活动后的效果作出评价，将护理对象的实际状态与护理目标作比较，确定达标的程度。评价并不意味着护理程序的终止，如果目标达到，说明通过护理措施解决了护理问题；如果目标未达到，则要对其原因进行分析，并重新评估，从而形成护理程序新循环。因此，社区护理干预的有效性依赖于对社区健康的连续性评估，以及根据实际情况的变化对护理计划的不断修改和实施。

1. 社区护理评价分类

社区护理评价分为过程评价和结果评价。

（1）过程评价（process evaluation）　是按护理程序中各个阶段的质量标准加以评价，贯穿于社区护理的全过程。在评估阶段，是否及时、准确、全面地收集社区资料；在确定健康问题阶段，问题是否反映了居民的健康需求，是否明确地提出了问题的原因和相关因素等；在计划、实施阶段，评价是否充分考虑居民的主观能动性和参与意识，是否有效利用社区资源，是否按计划进行等，通过评价不断发现问题并解决问题，指导护理活动的不断完善。

（2）结果评价（effectiveness evaluation）　是针对实施护理活动后的近期和远期效果进行的评价，即评价护理干预是否达到了预期目标。

2. 社区护理评价内容

Stanhope & Lancaster（2004）提出了 7 个方面的评价内容。

（1）干预计划的整体　要评价护理计划的合理性，重新考虑干预计划各阶段的适合性，评价整个干预计划的实施缓解或解决了多少相关问题。

(2)干预活动的力度　评价干预活动的力度能否缓解或解决对象群体的健康需求，能否改善对象群体的健康状况。

(3)干预活动的进展　查看干预活动的进展记录，包括活动的种类、举办次数、参与者数量、举办地点。

(4)费用开支　计算每次活动的开支，思考是否存在既能减少开支又能达到预期效果的其他方法。

(5)干预计划的效果　从资源开支角度思考是否有其他较节俭的干预方法；从生产成本的角度思考，如每例患者的费用；从患者所得利益角度思考，如护理干预行动对患者的真实益处；从患者角度思考，如患者对服务的满意度。

(6)干预计划对有关群体的长远影响　在干预计划实施期间不断评估有关群体的健康状况，如发病率、死亡率和其他健康指标。

(7)干预计划的持久性　监测干预计划的财政状况和人员的流动情况。

3. 社区护理评价指标

(1)社区卫生资源的评价指标　卫生资源包括提供卫生服务的人力、物力、财力，具体分为卫生机构资源、卫生人力资源、病床资源和卫生费用资源。卫生机构资源的评价指标有机构数量和等级；卫生人力资源的评价指标有每千人口的医生、护士、药剂师、技师、营养师数量，医护比例，卫生技术人员职称、学历构成等；病床资源包括卫生机构病床数、每千人口床位数；卫生费用资源的评价指标包括卫生经费占国民总收入的比例、人均公共卫生费用投入等。

(2)社区卫生服务的评价指标　社区卫生服务包括公共卫生服务、医疗服务、中医药服务。公共卫生服务评价指标有居民健康档案建档率、预防接种证建证率、新生儿访视率、儿童健康管理率、婴儿母乳喂养率、孕期健康管理率、产后访视率、老年人健康管理率、老年人年体检率、慢性病患者健康管理率、重性精神疾病患者管理率、公共卫生事件信息报告率、人工流产率、节育率等；医疗服务评价指标有诊疗人次数、入院人次数、床位使用率、平均住院日；社区康复评价指标包括残疾人普查、功能训练、残疾人建档率等；中医药服务评价指标有老年人中医体质辨识、儿童中医调养开展情况等。

(3)社区卫生服务费用的评价指标　投入的费用一般包括直接费用和间接费用。直接费用包括社区卫生服务中心医疗费和设备费等实际消耗的费用；间接费用包括因疾病造成劳动能力丧失等理论消耗费用。常用的评价方法有成本—效果分析、成本—效益分析。

(4)社区卫生服务满意度的评价指标　服务满意度评价包括社区居民对社区护理服务技术的满意度、服务态度的满意度及对社区护理服务价格的满意度等，同时也包括社区护士对本人工作内容的满意度、对本人业务能力的满意度等。

4. 影响社区护理评价的因素

社区护理评价过程中社区护士需要有观察力、发现问题与分析问题的能力，而且社区护士解决问题的能力也会直接影响到评价的结果。因此，要求护士在工作过程中应用评判性思维对护理过程和结果进行评价。

社区护理模式

社区护理评价是社区护士对整个社区护理计划实施完成情况的回顾和总结，是社区护理程序的最后一个步骤，也是下一个护理程序的开始或制订下一步社区护理计划的基础。社区护士在护理实践中要重视社区护理评价的作用。

第三节　社区居民健康档案的建立与管理

一、建立健康档案的方法与意义

社区健康档案(community health record)是记录与社区居民健康有关信息的系统性文件，是社区卫生保健服务中有效的健康信息收集工具。社区健康档案是居民享有均等化公共卫生服务的体现，是医疗卫生机构为居民提供高质量医疗卫生服务的有效工具，是各级政府及卫生行政部门制定卫生政策的重要参考依据。

(一)方法

(1)辖区居民到乡镇卫生院、村卫生室、社区卫生服务中心(站)接受服务，由医护人员为其建立居民健康档案，并根据其主要健康问题和服务提供情况填写相应记录。同时，医护人员为服务对象填写并发放居民健康档案信息卡。

(2)通过入户服务(调查)、疾病筛查、健康体检等多种方式，由乡镇卫生院、村卫生室、社区卫生服务中心(站)组织医护人员为居民建立健康档案，并根据其主要健康问题和服务提供情况填写相应记录。

(3)已建立居民电子健康档案信息系统的地区应由乡镇卫生院、村卫生室、社区卫生服务中心(站)通过上述方式为个人建立居民电子健康档案，并发放国家统一标准的医疗保健卡。

(4)将医疗卫生服务过程中填写的健康档案相关记录表单装入居民健康档案袋统一存放。农村地区可以家庭为单位集中存放保管。居民电子健康档案的数据存放在电子健康档案数据中心。

(二)意义

微课：社区居民健康档案的建立与管理

(1)为解决社区居民健康问题和健康需求提供依据。

(2)为全科医疗和社区护理教学、科研提供重要资料。

(3)为卫生行政部门决策提供依据。

(4)为社区卫生服务质量和技术水平提供评价依据。

(5)为处理法律纠纷提供重要依据。

总之，社区健康档案体现了“以人为本，以健康为中心”的特色。健康档案的原始记录具有公正、客观的特点，成为基层卫生服务领域内重要的医疗法律文书，可为司法工作提供参考依据。

二、健康档案的种类与内容

（一）种类

根据档案主体，健康档案可分为个人健康档案、家庭健康档案和社区健康档案 3 个类型。个人健康档案包括以问题为导向的健康记录（problem oriented medical record，POMR）和以预防为导向的健康记录。家庭健康档案通过家庭各成员健康资料的总体分析得以建立。社区健康档案通过社区健康调查，了解社区卫生服务状况、卫生服务资源利用情况及居民健康状况进行统计分析后得以建立。经过多年的工作实践，很多地区把家庭健康档案的部分内容纳入到个人健康档案进行记录。

根据记录材料，健康档案可分为纸质健康档案和电子健康档案。电子健康档案与新型农村合作医疗、城镇基本医疗保险等医疗保障系统衔接，并可实现各医疗卫生服务机构间的数据互通互联，为社区居民跨医疗机构、跨地区就医行为的信息共享提供了保证。

（二）内容

1. 个人健康档案的内容

（1）以问题为导向的健康记录　个人健康档案除了记录社区居民生理疾病外，对影响居民健康的各种相关问题或因素均要记录。通常把影响居民健康的任何问题称为健康问题，包括明确诊断的疾病、尚未明确鉴别的躯体症状及居民自我感觉的不适等。以问题为导向的健康记录包括患者一般资料、健康问题目录、健康问题描述、健康体检表、重点人群健康管理记录表、接诊记录表、会诊记录表、双向转诊单等内容。

①患者一般资料：人口学资料，如性别、年龄、文化程度（教育年限）、职业、医疗费用支付方式、社会经济状况等；健康行为资料，如饮食习惯、运动、饮酒、运动方式、就医行为等；既往史和家庭史，如既往所患疾病及治疗情况、外伤史、手术史、输血史及家庭成员主要疾病史、遗传病史等；生物学基础资料，如身高、体重、腰围、臀围、血压等；生活环境，农村地区在建立居民健康档案时需要根据实际情况，对厨房排风设施、饮水、厕所、禽畜栏等生活环境情况进行记录。

②健康问题目录：记录过去影响、现在正在影响或将来会影响患者健康的异常情况。健康问题目录的问题可以是已经确诊的疾病名称，也可以是患者出现的某些异常症状、体征或实验室检查结果、家庭问题、行为问题等。

健康问题目录常置于健康档案首页，便于全科医生和社区护士短时间内迅速了解患者过去的和现在的健康问题，全面知晓患者健康状况。健康问题目录常分为主要问题目录和暂时（临时）性问题目录。

主要问题目录（master problem list）：主要记录慢性健康问题、健康危险因素及尚未解决的健康问题。

暂时（临时）性问题目录（temporary problem list）：主要记录急性、短期或自限性健康问题。暂时性健康问题的记录有助于全科医生和社区护士及时发现可能的重要线索。

③健康问题描述（health problem statements）：指对健康问题目录中所列的问题依据问题编号采用“SOAP”形式逐一进行描述。SOAP是以问题为导向的健康档案的核心部分，主要包括主观资料（subjective data）、客观资料（objective data）、对健康问题的评估（assessment）及健康问题的处理计划（plan）。

主观资料：由患者或其家属提供的症状、患病史、社会生活史及患者对不适的主观感觉等内容。对于主观资料的描述要求尽量按患者的陈述来记录，避免将医疗卫生人员的主观看法加入其中。

POMR健康问题记录方式SOAP书写范例

客观资料：指用各种检查、测量方法获得的有关患者健康问题的真实资料，主要包括患者体格检查、实验室检查、心理测量、行为测量结果及观察到的患者行为和态度等。

对所评估的问题要按统一分类的分类系统进行命名，常利用的分类系统，如国际疾病分类（international classification of diseases，ICD）、基层医疗国际分类（international classification of primary care，ICPC）等。

健康问题的处理计划不是以疾病为中心的一维计划，而应体现以患者为中心，以预后为导向，涉及医疗诊断计划、治疗计划、保健指导、康复及健康教育等多方面内容的多维计划。

④重点人群健康管理记录表：重点人群主要包括0～6岁儿童、孕产妇、慢性病患者、严重精神疾病患者、老年人等。

0～6岁儿童的健康管理记录表可具体分为新生儿家庭访视记录表、1岁以内儿童健康检查记录表、1～2岁儿童健康检查记录表及3～6岁儿童健康检查记录表。不同年龄阶段健康检查记录表要针对儿童生长发育特点设计。新生儿家庭访视记录表包括新生儿出生情况、听力筛查、疾病筛查、喂养方式、脐带脱落、黄疸部位等内容。1岁以内儿童健康检查记录表包括前囟闭合情况、服用维生素D情况、发育评估等内容。

孕产妇健康管理记录表包括孕早期、孕中期、孕晚期访视记录及产后访视、产后42天访视记录。通常在孕12周前由孕妇居住地的乡镇卫生院或社区卫生服务中心建立《孕产妇保健手册》。健康管理记录根据孕产妇各期临床诊疗及护理特点确定，如产后访视记录应包括恶露、会阴或腹部伤口恢复、产褥感染、子宫复旧等内容。

慢性病患者健康管理记录表常见的有高血压患者随访服务记录表、2型糖尿病患者随访服务记录表等。高血压患者随访服务记录表应包括患者是否出现头痛、头晕、心悸、胸闷、四肢发麻、下肢水肿等症状；血压、体重、体质量指数等体征；日吸烟量、日饮酒量、运动、摄盐等生活方式；遵医行为、服药依从性、药物不良反应及患者用药情况等内容。2型糖尿病患者随访服务记录表则应包括视力模糊、手脚麻木、体重明显下降等症状；血压、体重、足背动脉搏动体征；生活方式、空腹血糖、服药依从性、低血糖反应情况、药物不良反应等。

严重精神疾病患者健康管理记录表主要针对辖区内诊断明确且在家居住的严重精神疾病患者，对严重精神疾病患者的感觉、知觉、思维、情感、意志行为、自制力等精神状况，以及社会功能情况、患者对家庭社会的影响、关锁和服药情况、危险性评估进行记录。

老年人健康管理记录表包括辖区内≥60岁常住居民的基本健康状况；体育锻炼、生活自理能力、饮食、吸烟、饮酒情况；慢性疾病常见症状、既往所患疾病情况；体格检查情况、辅助检查等内容。体格检查包括脉搏、呼吸、血压、身高、体重、腰围、皮肤、浅表淋巴结、心脏、肺部、腹部等常规体格检查，以及对口腔、视力、听力和运动功能等进行的初步判断。

⑤接诊记录表、会诊记录表、双向转诊单：在社区卫生服务中，有的患者需要进行会诊、转诊治疗。接诊记录表和会诊记录表与医院现行的记录方式基本相同。社区卫生服务中的转诊是双向的，患者在上级医院的治疗、护理、检查情况都应记录在健康档案中。

(2)以预防为导向的健康记录　主要包括周期性健康检查记录表和免疫接种记录表。以预防为导向的健康记录体现了社区护理以健康为中心，从生物—心理—社会医学模式全方位考虑的工作特点，达到早发现病患及危险因素、及时干预的目的。

①周期性健康检查记录表：周期性健康检查是根据社区主要健康问题的流行状况及社区居民年龄、性别、健康状况等因素而设计的终身性健康检查计划。周期性健康检查的目的是为了早发现健康相关问题，并能早诊断、早治疗。一份完整的周期性健康检查记录表应包括一级预防中的生长发育评估、健康教育，以及根据社区居民具体情况而确定的定期检查项目和周期，并根据检查结果进行追踪管理。

②免疫接种记录表：根据我国卫生法规对某些特定人群实行的初级卫生保健记录，目前主要为针对儿童的计划性或非计划性免疫接种。免疫接种记录表应包括免疫接种疫苗的名称、应接种时间、实际接种时间等内容。

2. 家庭健康档案的内容

家庭健康档案是以家庭为单位，对患者家庭相关资料、家庭主要健康问题进行记录而形成的系统资料。家庭健康档案可单独记录家庭健康信息，也可将家庭相关资料归记到个人健康档案中。家庭健康档案通常包括家庭基本资料、家庭评估资料、家庭主要健康问题目录及健康问题描述、家庭成员健康记录等。

(1)家庭基本资料　家庭基本资料通常置于家庭健康档案首页。其主要包括家庭地址、家庭成员人数；家庭各成员姓名、年龄、性别、职业、教育程度、联系电话等一般资料；还包括居住环境、厨房及卫生设施、家用设施等物理环境资料。

(2)家庭评估资料　包括家庭结构、家庭功能、家庭生活周期、家庭内外资源等内容。目前应用较广泛的家庭评估方法和工具有家系图、家庭生活周期及家庭关怀度指数测评量表等。

家庭基本情况简表

(3)家庭主要健康问题目录及健康问题描述　家庭主要健康问题目录记录家庭生活周期各阶段的重大生活事件及家庭功能评价结果。对家庭问题的记录通常无法利用国际疾病分类来命名，可参照世界家庭医生组织于1997年修订的基层医疗国际分类“ICPC－2”中关于社会问题的分类标准。

(4)家庭成员健康记录　在家庭健康档案中，每一个家庭成员都应有一份个人健康档案，其内容也参考上文个人健康档案部分。

3. 社区健康档案的内容

完整的社区健康档案应包括社区基本资料、社区卫生服务资源、社区卫生服务状况及社区居民健康状况 4 个部分。

(1)社区基本资料　主要包括社区自然环境和人口资料、社区经济和组织状况、社区动员潜力。

①社区自然环境和人口资料：社区自然环境主要包括社区的地理位置、辖区范围、饮用水状况、垃圾处理设备等卫生状况及卫生设施。社区人口资料主要包括社区总人数、社区居民生育观念、人口自然增长率等。

②社区经济和组织状况：社区经济状况主要指标包括社区居民人均收入、消费水平等，常与社会总产值、人均国民生产总值等进行对比。社区组织状况主要指与社区居民健康相关的社区内组织和机构，如居委会、志愿者协会、疾病康复中心等，了解这些社区组织提供社区医疗协调性服务的态度和水平。

③社区动员潜力：指可动员起来为居民健康服务的社区人力、财力、物力资源等。通常这些潜力需要全科医生和社区护士主动发现或开发。

(2)社区卫生服务资源　指社区卫生服务机构及社区卫生人力资源状况。

①社区卫生服务机构：指社区内现有的、直接或间接服务于社区居民的专业卫生机构，如医院、社区卫生服务中心、门诊部、妇幼保健院、福利院等。这些社区卫生服务机构的服务范围、优势服务项目、交通情况都应记录在社区健康档案中，这对于患者的双向转诊、会诊等具有重要意义。

②社区卫生人力资源状况：指社区各类医护人员及卫生相关人员的数量、年龄结构、职称结构及专业结构等。

(3)社区卫生服务状况　主要包括以下几个方面。

①门诊利用情况：包括一定时期内(通常为 1 年)门诊量、患者就诊原因分类、门诊疾病种类及构成情况。

②转会诊情况：包括转会诊率、转会诊病种构成、转会诊适宜程度分析及转至单位和科室情况。

③家庭访视情况：包括一定时期内(通常为 1 年)家庭访视人次、家庭访视原因、家庭问题分类及处理情况、家庭病床数等。

④住院情况：包括一定时期内(通常为 1 年)住院率、平均住院时间、住院患者患病种类及构成等。

(4)社区居民健康状况　主要包括社区人口数量及构成、社区居民患病资料、社区死亡资料、社区居民健康危险因素评估。

①社区人口数量及构成：社区人口数量是社区卫生服务规划及确定卫生政策的重要依据。全科医生和社区护士可到当地派出所、居委会、村委会获得辖区内的人口数量。人口构成中最基本的是人口性别、年龄构成，通常利用人口金字塔的形式表示。人口构成还包括家庭构成、职业构成、文化程度构成、负担人口数等。

②社区居民患病资料：包括一定期间内(一般为 1 年)的发病率、患病率、社区疾病

谱、社区疾病的年龄和性别分布、职业分布等。对于社区疾病谱的掌握，可为病程较长的慢性病的医疗质量评价、医疗设施规划及医疗经费的投入提供科学依据。

③社区死亡资料：包括死亡率、死因顺位、死因构成、死因别死亡率、社区死因谱等。死因顺位是按各种死因死亡数占总死亡数的比重由高到低排出的位次，反映社区居民的主要死亡原因。死因别死亡率指某种疾病所致的死亡率，能够反映各类病伤死亡对社区居民生命的危害程度。社区死因谱是根据社区居民死因构成情况排列出的顺位。

④社区居民健康危险因素评估：常利用表格的形式，对社区居民生活压力事件、不良饮食习惯、获得医疗卫生服务的障碍因素等进行评估，也可专门针对社区某部分群体，如冠心病患者进行健康危险因素评估。

健康档案案例

三、健康档案的管理

《国务院关于印发医药卫生体制改革近期重点实施方案(2009—2011 年)》(国发〔2009〕12 号)提出，“逐步在全国统一建立居民健康档案，并实施规范管理”，由此可见国家对居民健康档案的重视程度及健康档案的重要作用。在进行健康档案管理过程中应注意逐步完善健康档案，前瞻性地收集资料，基础资料要保持连续性和动态性，并加快推进以电子健康档案为基础的卫生信息化平台建设，推动电子化健康档案工作，实现与基本医疗、公共卫生、医疗保险等居民健康和医疗服务信息的衔接，通过互联网方便居民查询，提高医疗卫生机构的工作效率。

(1)建立健全居民健康档案管理的相关政策　采用健康档案的建立、管理和使用一条龙的管理办法，在基础建档、更新和补充、信息利用 3 个重要环节上制定、补充、完善和强化各项制度与措施，加强对健康档案的管理，保障信息安全，提高健康档案使用率。

(2)逐步实现健康档案的信息化　健康档案通过信息化手段，可实现不同医疗卫生机构之间健康信息资源共享，促进公立医院与基层医疗卫生机构的双向转诊和分工协作，有利于提高卫生服务效率，改善服务质量，节约医药费用等，对于最大限度地发挥健康档案的作用具有十分重要的意义。

(3)加强督导考核力度　卫生部门应定期对各地建档工作情况进行监督，对工作的完成度、档案的完整度和准确度进行评价，将健康档案建立的数量、质量和居民满意度纳入考核范围，科学制定建立健康档案经费补助标准等。

(4)完善相应的设备，配备专职人员，妥善保管健康档案。

课程思政

电子健康档案的信息安全和隐私保护

"互联网+医疗"的变革促进了电子健康档案的大力发展。电子健康档案的建设为全民健康提供了良好平台，是"健康中国2020"战略的重要组成部分。但随着医疗健康进入大数据时代，电子健康档案的信息安全和隐私保护也面临极大的挑战。医疗机构应定期对医务人员进行信息安全和隐私保护相关的知识培训，提高医务人员和公民对电子健康档案隐私保护的参与度。

第四节　社区环境卫生管理

社区是人们生活和工作的主要场所。社区的环境因素，如居住环境、工作学习环境、饮水、食品、垃圾和粪便等都可能直接或间接地影响社区居民健康，导致各种疾病的发生。因此，改善社区环境质量，创造清洁舒适的生活、学习和劳动环境，对预防疾病、增进健康、提高社区居民生活质量具有重要意义。

一、环境与健康

微课：社区环境健康

居住环境是人们起居、作息及活动的生活空间，人们每天约有一半以上的时间是在室内度过的。由于许多人工合成的化学物质进入家庭，居室内污染物的来源和种类越来越多，同时由于建筑物密度的增加，使室内污染物不易扩散，居室内环境的污染有时比室外更严重。因此，居住环境的营造应以健康和安全为中心，控制和消除影响人体健康的危险因素，使居住环境更有利于居住者的身心健康。

(一)居室的微小气候及其基本卫生要求

1. 居室的微小气候及其对健康的影响

居室内部由墙壁、屋顶、地面的铺设及门窗等围护结构形成的与居室外不同的气候，称为居室的微小气候，主要由气温、湿度、气流和热辐射4个要素组成。如室温过高、湿度小，且与室外温差较大，则容易患呼吸系统的疾病；长期居住在寒冷潮湿环境中，易患风湿病等。

2. 居室微小气候的基本卫生要求

居室内微小气候受室外温度、墙壁的隔热性能及室内通风情况等因素的影响。夏季室内温度21℃～32℃，相对湿度30%～65%，气流速度0.2 m/s～0.5 m/s较适宜；冬季室内温度18℃～20℃（最低不低于13℃），相对湿度为30%～40%，气流速度0.1 m/s～0.15 m/s。在冬季，人们因对居住地、生活习惯、耐寒的程度等不同，对室温的要求也有所差异。

（二）室内污染与健康

1. 室内空气污染物的来源

（1）人体排出的代谢产物　人体代谢废弃物通过呼吸、大小便、汗液等排出体外。呼出气体主要是二氧化碳、氨类等，空气中这些物质增多了，氧气的含量就会减少。人体皮肤脱落的碎屑、排汗，亦可散发出各种不良气味。

（2）室内燃料燃烧和烹调油烟　各种炉具所用燃料，如煤、煤气、石油液化气、天然气、木炭等，在燃烧过程中均可产生有害物质一氧化碳、二氧化碳、二氧化硫、氮氧化物、烃类及悬浮颗粒等；香烟烟雾中含有数百种有害物质，主要有芳香烃类化合物、一氧化碳、焦油、尼古丁等；炸、煎等高温烹调易形成油烟污染。

（3）建筑材料及装饰材料　建筑材料和装饰材料有的是再生材料或化工合成产品，在其生产加工过程中加入了某些挥发性有机物，使生产出来的成品中含有害物质。这些产品进入室内后可释放出有害物质，如人造板、化纤地毯、油漆、涂料等会有甲醛释放；天然大理石中有氡释放等。

（4）室外污染物进入　工业生产、交通运输产生和排放到大气中的污染物，以及植物花粉、孢子、动物毛屑等都可通过门窗、孔隙或其他缝隙进入室内。

（5）其他　杀虫剂、清洁剂、化妆品等家用化学品，可造成苯、酚、醛等挥发性有机物的污染；电视、电脑、电冰箱、洗衣机、电热毯、电磁灶、微波炉等可造成电磁波污染；猫、狗、鸟类等宠物可传播某些病原微生物，造成室内生物性污染；噪音、光亦可造成室内污染。

2. 室内空气污染对人体健康的影响

（1）甲醛及其有机溶剂对人体的危害　居室装修及新制家具使用的黏合剂、涂料、胶合板等材料可释放甲醛、丙酮、三氯乙烯、苯及二甲苯等有害物质，刺激眼黏膜及上呼吸道黏膜，引起流泪、咳嗽、黏膜充血、头痛、目眩、恶心等反应。甲醛不仅是致敏物质，长期反复接触可引发皮炎、呼吸道变态反应性疾病，而且已证实其具有致癌性。

（2）致病微生物、致敏物质及尘埃对人体的危害　患呼吸道传染病的患者在室内活动，可使室内空气含致病微生物，造成呼吸道传染病的传播。尘埃、衣服和被褥的纤维，动物的皮毛及地毯等含有的致敏物，可使过敏体质的人出现哮喘、打喷嚏等过敏症状。家庭炉灶燃料，尤其是煤的燃烧，扫地、灰尘及室外飘尘的进入等均可使室内空气含尘量增高。吸尘器内的过滤绒垫或集尘袋对细小尘粒的阻留能力低，可造成二次污染应引起重视。空气中的尘埃不仅可对呼吸道黏膜产生物理、化学性刺激，而且尘埃微粒中还含有尘螨和飞蛾排出的粪球、蟑螂的分泌物、细菌和霉菌等，可诱发过敏或呼吸道感染。猫、狗、鸟类等宠物可传播狂犬病、支原体病、巴斯德菌病等。

（3）空调综合征　装有空调的居室，由于室内空气的循环使用，新风量不足、容易导致细菌、病毒和霉菌等微生物的大量繁殖；同时室内二氧化碳等有害气体含量增加，氧气含量下降。长期在这种环境中工作与生活，会感到呼吸道干燥、鼻塞、头痛、易感冒、关节酸痛、易疲劳、精力不集中、恶心、胸闷、憋气等症状，称为“空调综合征”。

(4)军团菌病　由嗜肺军团菌引起的疾病。存在于天然淡水和人工管道水中，可通过沐浴喷头、各种喷雾设备、空调装置等途径，随水雾进入室内空气中。这类菌株在一定条件下对人有致病性，症状似肺炎，潜伏期一般 2 ~ 10 日，最短 36 h。开始时出现发热、头痛、肌肉痛、不适等，一天后出现高烧、寒战、咳嗽、胸痛，一周内则出现肺炎症状和体征，可出现肝脏、肾脏、心脏、胃肠道、神经系统受损的症状，病死率可达15% ~ 20%。军团菌病全年均可发生，夏秋季节为发病高峰季，这可能与空调的使用有关。

(5)氡及其子体　室内氡主要有两个来源，一是房屋地基土壤里含镭，二是建筑材料中含有镭，镭一旦衰变成氡即可挥发到室内。氡及其子体对人体的主要危害是引起肺癌，潜伏期为 15 ~40 年。

3. 电磁辐射、噪音及光污染对健康的影响

(1)电磁辐射　电视、电脑、电冰箱及微波炉等家用电器都可造成室内电磁波污染。接触过量的电磁波会引起头痛、头昏、耳鸣、疲劳、情绪不稳、食欲下降、记忆力减退等症状。长期接触过量的微波辐射可导致机体免疫力下降、白内障、神经行为功能改变及妇女不孕、孕妇流产等。

(2)噪音　室内噪音主要来自于居住区附近商业、娱乐及邻里人为产生的声音，邻近道路的车辆可产生交通噪音。30 ~ 40 dB(A)的声音是比较安静的；超过 50 dB(A)的声音就会影响睡眠和休息；70 dB(A)以上即可干扰谈话，造成精神不集中，心烦意乱；长期暴露于90 dB(A)以上的声音环境下，可导致神经衰弱等疾病的发生，甚至影响听力。

(3)光污染　对于生活在城市的人来说，光污染已经成为一种新的环境污染。城市里众多建筑物的墙玻璃、釉面砖墙、磨光大理石和各种涂料等装饰，以及在室外安装的金属晒衣架于阳光照射下明晃白亮，特别是夏季，这种白色光亮污染可使人头昏心烦，光反射作用还可导致附近居室内温度升高。夜幕降临后，街道、商场、酒店上的广告灯、霓虹灯等也会把附近的居室照得很亮，使人难以入睡，心烦意乱，白天工作效率低下。长期在室内照明下学习、工作及活动，无形中就会扰乱人体的生物钟，使人生理节奏失调，进而出现心悸、胸闷及精神萎靡不振等现象。此外，长时间在灯光下工作还易造成眼睛疲劳。

(三)居室空气清洁度的评价指标

1. 二氧化碳

当室内二氧化碳浓度达到 0.07% 时，少数敏感个体开始有不适的感觉；当室内二氧化碳的浓度达到 0.1% 时，空气的其他性状开始恶化，出现显著的不良气味，多数人普遍感觉不适。因此，室内空气中二氧化碳的浓度最好保持在 0.07% 以下，最高不超过 0.1%。

2. 室内空气细菌总数

夏季清洁室内细菌总数应≤1500 CFU/m^3(CFU 为菌落形成单位)，冬季清洁室内细菌总数应≤4500 CFU/m^3。

3. 甲醛

甲醛是挥发性有机污染物的代表物之一，目前我国室内甲醛浓度的卫生标准(试行)

为 0.1 mg/m³。

(四)保证居室空气清洁的措施

1. 减少污染源

(1)选择良好的居住环境　应选择日照良好、空气新鲜、环境宁静和清洁的居住环境。住宅朝向、结构及面积要合理。居住区内无污染源，有足够的居住区绿地，利用绿色植物过滤和吸附灰尘，吸收空气中的有害气体，净化空气。

(2)建筑材料和室内装饰材料无害化　应选择不散发或少量散发有害物质的建筑材料和居室装修材料，居室装饰最好采用天然材料，如用棉制品制作窗帘，用木、竹制作地板。建筑材料和装修用的建材，如水泥、瓷砖、大理石、花岗岩等要进行放射性检测，要达到安全水平。减少烹调油烟，改变烹调习惯，防止因油温过高而逸出大量的油烟，同时注意防止厨房产生的煤烟和烹调油烟进入居室。有条件者，可安装抽油烟机或排风扇等进行机械通风。抽油烟机的室外排风口不应对着卧室的窗户，以免排除的油烟再随风进入室内。

(3)改革燃料，提高气化水平　用燃煤取暖或供炊的住宅由于燃料的燃烧可造成室内空气的严重污染。因此，应该用气体燃料，如天然气、液化石油气及沼气(农村地区)代替煤；也可使用电等清洁能源，以减轻室内污染。

2. 加强室内通风

应强调定时通风换气，保证居室内有一定的新鲜空气，同时还可降低居室内有害气体的浓度。迁居新房、添置新家具及装修时，应自然通风 1～3 个月后再搬进居住。

3. 保持居室环境清洁

应经常打扫室内卫生，保持良好的个人卫生习惯，经常更换、清洗衣服和被褥。不在居室内吸烟，对地毯等易引起二次污染的物品要定期清洗或消毒。使用空调装置，应保证进入一定的新风量，空气过滤装置应定期清洗或更换，保证室内的空气接近室外正常大气。传染病患者要隔离，必要时进行室内消毒。同时注意对猫、狗等宠物的清洁，保持良好的居室环境。

二、饮食与健康

(一)饮食与健康的关系

1. 饮食与生长发育

人体生长发育与饮食密切相关。在我国，由于城市居民饮食营养优于农村，城市居民平均身高、体重均高于农村。如果一个国家或地区食物短缺，营养不良普遍，儿童的生长发育就会受到严重影响。膳食中能量、脂肪过多，可造成肥胖。

2. 饮食与智力发育

人的智力发育离不开营养这一物质基础。在胎儿脑发育期，如孕妇营养不良、蛋白质摄入不足，可使胎儿脑细胞的数目、大小等受影响，有可能导致胎儿智力低下，甚至终身残疾。所以，对孕妇、乳母、2 岁前的婴幼儿应补充足够的营养，这对促进婴幼儿的大脑健康和智力发育是极为重要的。

3. 饮食与免疫机能

蛋白质－热能营养不良，缺乏维生素 A、维生素 C、锌、铁、硒等微量元素，可影响免疫器官的生长发育，主要表现为胸腺萎缩、脾脏重量减轻、血淋巴细胞总数减少等，造成的免疫机能损害主要是细胞免疫和补体合成，这使得患有营养不良的婴幼儿极易被病菌感染。如已出现感染，除积极治疗外，还应补充营养，如供给充足的蛋白质、维生素和热能等。

4. 饮食与肿瘤

饮食习惯不良，营养素摄入不足、摄入过多或营养不平衡等均可导致肿瘤的发生。与这些因素有关的肿瘤有食道癌、胃癌、结肠癌、乳腺癌等。

（二）食品污染和腐败变质的预防

1. 食品污染及其主要危害

（1）食品污染物的种类和来源。

食品污染是指人们不经意地将食品中混入各种有害物质，造成食品原有的营养价值和卫生质量发生改变或降低，对机体产生危害的过程。食品污染物来源广泛而复杂，按其性质常分为以下几类。

①生物性污染：可以是各种细菌与细菌毒素、霉菌与霉菌毒素的微生物污染，也可以是蛔虫、绦虫、中华枝睾吸虫等通过食品传播的寄生虫和虫卵的污染，以及毁损食品的螨等污染。

②化学性污染：包括各种有毒金属和非金属、有机和无机化合物。其主要来自生产、生活中排放的废物及各种金属毒物；各种农药、化肥等使用后在食物中的残留物；食品容器、包装材料中的有害单体及助剂；食品中使用不符合要求的食品添加剂；食品储存不当、烹调不合理产生的有害物质。

③放射性污染：主要来自放射物质的开采和冶炼、生产、生活中的应用和排放；核试验和核反应堆事故等污染环境，导致直接或间接污染食品。值得注意的是，环境污染决定食品污染的种类和严重程度。在环境污染物沿着食物链移动的过程中，常伴有生物富集作用，使污染物在生物体内的浓度逐级增高，造成有害物质浓度高出环境数千倍乃至数万倍，即环境的轻度污染可引起食品的严重污染。

（2）食品污染的主要危害。

①肠道传染病：如霍乱、伤寒、痢疾、肝炎等。其中人畜共患传染病，如布氏菌病、牛型结核病等。

痛痛病

②寄生虫病：如蛔虫病、绦虫病、囊虫病、肝吸虫病、旋毛虫病等。

③食物中毒：细菌及细菌毒素、霉菌及霉菌毒素和各种化学毒物污染食品均可引起食物中毒。

④慢性中毒：如水俣病、骨痛病（又叫痛痛病）、慢性砷中毒等。

此外，某些食品污染物对人体有致癌、致畸、致突变的作用，如多环芳烃、N－亚硝基化合物、黄曲霉毒素、砷等可致癌，甲基汞等可致畸形。

2. 食品腐败变质及其主要危害

食品腐败变质指食品在以微生物为主的各种因素的共同作用下，发生的使食品降低或失去食用价值的一切变化。如肉、鱼、蛋等食物的腐臭，粮食的霉变，蔬菜和水果的腐烂，油脂酸腐等。

(1)腐败变质的原因及条件。

食品腐败变质是以微生物作用为主，食品本身和环境因素这三者互为条件，相互影响及综合作用的结果。

①微生物污染：引起食品腐败变质的微生物主要是细菌，大多为需氧的非致病菌，还有真菌和酵母菌。

②食品本身的化学组成和性质：大多数食品是动植物组织的一部分，在植物收获或动物被宰杀一定时间后，其中的酶仍在活动，能引起食品组成成分的分解。食品中的水分、营养物及 pH、渗透压等，为微生物生长繁殖提供了必要条件。新鲜的肉、鱼、蛋、奶、蔬菜、水果等因营养成分丰富、水分含量多、pH 及渗透压适宜，易发生腐败变质。食品组织溃破、细碎或细胞壁破坏(如肉馅、缺损的粮豆、破溃的水果等)有利于微生物生长繁殖，也易腐败变质。

③环境因素：温度、湿度、阳光、氧气等是微生物生长和酶作用的重要条件。正常大气的温度和湿度利于微生物生长，而低温干燥条件则不利于微生物生长，故食品宜储存在低温干燥环境中。

(2)腐败变质食品对人体的主要危害。

腐败变质食品感官性状恶化(如有刺激性气味、色泽异常、味道酸臭、组织溃烂或有黏液、污秽感等)，使人难以接受。食品成分的分解，降低或失去了食品原有的营养价值。腐败变质食品中常含有致病菌和霉菌毒素，食用后可引起食物中毒或各类疾病。因此腐败变质食品不能使用。

3. 食品污染和腐败变质的预防

(1)食品防腐与合理储藏。

防止微生物对食品的污染是预防食品腐败变质的关键环节。主要措施有食品生产加工或烹饪用原料要新鲜无污染；生产加工和烹调场所清洁卫生，且能防蝇、防鼠、防尘。加强从业人员的健康管理和健康教育；防止通过从业人员的手、上呼吸道等途径造成食品污染。合理储藏是防止食品腐败变质、延长食品的有效期的重要措施，常用方法有 4 种。①低温储存：适于保存肉类、乳类、水产品和果蔬类食品。②高温灭菌：包括高温灭菌和巴氏消毒。高温灭菌是将食品装在密闭容器内加热 100℃ ~120℃，多用于罐头食品。巴氏消毒多用于牛奶、果汁、啤酒、酱油等食品，消毒后食品不能久存。③脱水保藏：将食品含水量降至一定限度，使微生物不能繁殖。常采用晒干法、阴干法、喷雾蒸干法、烘烤法。④提高渗透压保藏：主要有糖渍和盐渍。

(2)预防黄曲霉毒素对食品的污染。

黄曲霉毒素是目前为止所发现的毒性最大的真菌毒素，产生毒素的最适温度是 25℃ ~32℃，相对湿度在 85% 以上。黄曲霉毒素在紫外光下产生荧光，难溶于水，耐热，加热至230℃才能被完全破坏，易溶于油和一些有机溶剂，能在碱性溶液中被分解破坏。目前已分离鉴定出黄曲霉毒素有20余种，在天然污染的食品中以黄曲霉毒素B_1的毒性和致癌性最强，主要污染粮油及其制品，如玉米、花生及其制品，以及稻米、小麦、大麦、高粱、芝麻等，大豆是污染最轻的农作物之一。黄曲霉毒素主要危害为具有极强的毒性（主要是发生急性中毒性肝炎）和致癌性（主要是肝癌等），其预防措施主要有以下几点。

①防霉：食品的低温、干燥、去除氧气等保藏是预防食品被黄曲霉毒素及其他霉菌毒素污染的最根本的措施。

②去毒：挑选霉粒法，用于花生仁及玉米粒，去毒效果较好；碾轧加工法，一般适用于受污染的大米；加水搓洗、加碱或用高压锅煮饭，适用于家庭中大米的去毒；植物油加碱去毒。

③执行食品中黄曲霉毒素最高允许量标准：限制食品中黄曲霉毒素的含量。我国食品中黄曲霉毒素B_1允许量标准为玉米、花生油、花生仁及其制品不得超过20 μg/kg，大米及其他食用油不得超过10 μg/kg，其他粮食、豆类和发酵食品不得超过5 μg/kg，婴儿代乳品中不得检出。

（3）预防N－亚硝基化合物对食品的污染。

食品中天然存在的N－亚硝基化合物含量极微，但它的前体物（胺类、亚硝酸盐及硝酸盐）却广泛存在于食品和环境中，在酸性条件下可合成亚硝胺或亚硝酸胺，人体胃部可合成亚硝胺。在腌制蔬菜的过程中，亚硝酸盐的含量增高。鱼、肉类制品的腌制和烘烤加工处理，能分解出胺类化合物。N－亚硝基化合物为动物强致癌物，可诱发不同动物、不同组织器官的肿瘤，其主要预防措施如下。

①保证食品新鲜，防止食品霉变，以及其他微生物污染。因某些细菌和霉菌可还原硝酸盐为亚硝酸盐，又可分解蛋白质产生胺类，这对降低食物中亚硝基化合物含量至关重要。

②改进食品加工工艺，限制、减少硝酸盐及亚硝酸盐的使用量，提倡使用无害的代用品。

③阻断亚硝胺的合成，多食富含维生素C、维生素E及类胡萝卜素的蔬菜和水果，可阻断体内亚硝基化合物的形成。维生素C在体内、体外都能有效抑制前体物形成亚硝胺。大蒜和大蒜素可抑制胃内硝酸盐还原菌，使胃内亚硝酸盐含量明显降低。

④提倡农业使用钼肥，降低粮食、蔬菜中亚硝酸盐的含量。

（4）预防农药残留对食品的污染。

①科学合理使用农药，严格遵守农药安全使用规定，严格禁止对茶叶、烟叶、蔬菜、瓜果等使用高残留农药；②发展高效、低毒、低残留新药，开发生物性农药及植物性无污染农药；③加强农药的安全运输和保管工作，农药不得与粮食、蔬菜、水果、饲料混放，防止误食误用，被农药污染的工具和包装容器等应及时清理；④普及预防中毒的知识，蔬菜水果食用前应认真反复清洗，如浸泡、去皮等；⑤执行食品中农药残留允许量标准，加强食品卫生监测。

（5）预防苯并（a）芘对食品的污染。

①防止污染，改进食品加工烹调方法。熏制、烘干粮食应改进燃烧过程，改良食品烟熏剂，食品不得直接接触炭火，控制温度与时间，减轻食品的焦化与热解程度。②加强环境污染的管理与监测，减少环境对食品污染。不在柏油路晾晒粮食、油料、种子等，以防沥青污染。机械化生产食品要防止润滑油污染食品。③去毒，可用吸附法去除食品中的苯并（a）芘，活性炭是从油脂中去除苯并（a）芘的良好吸附剂。碾磨加工被污染的粮食，可使苯并（a）芘含量降低，此外用日光、紫外线照射食品也能使苯并（a）芘含量降低。

（6）预防食品添加剂对食品的污染。

①食品添加剂的定义和分类：指在食品的生产、加工和保藏等过程中，为了达到某种目的而有意识地加入的少量化学合成或天然物质。食品添加剂可改善食品品质和色、香、味，以及防腐和满足加工工艺的需要。食品添加剂按其来源可分为天然食品添加剂和化学合成食品添加剂两大类。

②污染食品的危害：某些食品添加剂对人体有致过敏作用（如苯甲酸可引起哮喘），引起急、慢性中毒，甚至致癌、致畸、致突变的危害。例如，过量使用硝酸钠、亚硝酸钠发色剂，可引起肠源性紫绀；如果亚硝酸盐与体内的仲胺结合形成亚硝胺，则可能导致癌症。

③食品添加剂的使用原则：严格执行我国食品添加剂使用卫生标准，严格控制使用食品添加剂的品种、范围与剂量，在使用限量内长期使用对人体应安全无害；婴儿代乳品中不得使用添加剂；不影响食品感官和理化性质，对食品营养成分不应有破坏作用；不可使用食品添加剂掩盖食品的缺陷（如腐败变质），或作为伪造的手段进行欺骗；食品添加剂应有严格的质量标准，其中有害杂质含量不得超过最高允许限量。

（三）各类食品的主要卫生问题

1. 粮豆类的主要卫生问题

（1）霉菌和霉菌毒素的污染　粮豆在农田生长、收获及储存过程中的各个环节均可受到霉菌的污染。霉菌繁殖的后果是可分解粮豆的营养成分，产酸产气，不仅改变了粮豆的感官性状，使其降低和失去营养价值，而且还可能产生相应的霉菌毒素，对人体健康造成危害。

（2）仓储害虫　仓储害虫在原粮、半成品粮豆上都能生长，并使其发生变质，失去或降低食用价值。

（3）有害毒物的污染　主要来自未经处理或处理不彻底的工业废水和生活污水对农田的灌溉（包括重金属、酚和氯化物），还包括无机夹杂物和有毒种子的污染。

（4）农药残留　在农药的使用过程中可污染环境，通过水、空气、土壤等途径进入粮豆作物。残留在粮豆中的农药可直接或由食物链转移到人体，损害健康。

2. 蔬菜、水果的主要卫生问题

（1）人、畜粪便对蔬菜和水果的污染　该污染因施用人、畜粪便和使用生活污水灌溉土地所致。此外，水果采摘后，在运输、储存或销售过程中，也可受到肠道致病菌的

污染。

（2）有害化学物质对蔬菜和水果的污染　主要为残留的农药，未经处理或处理不当的工业废水直接灌溉土壤也可造成污染。

（3）其他有害物质　蔬菜和水果在生长时遇到干旱，或收获后不恰当地存放、储藏或腌制，食品添加剂使用不当，都会对人体产生不利影响。

3. 畜肉、禽肉、蛋类及其制品的主要卫生问题

（1）畜肉的卫生问题。

①肉的腐败变质：牲畜宰杀后，从新鲜至腐败变质要经历僵直、后熟、自溶和腐败4个过程。自溶为细菌的入侵繁殖创造了条件，细菌的酶使蛋白质、含氮物质分解，肉的pH上升，即腐败过程。腐败变质肉的主要表现为发黏、发绿、发臭。腐败肉中含有的蛋白质、脂肪分解产物和细菌毒素可使人中毒，已经腐败变质的肉类不能食用。

②常见人畜共患传染病和寄生虫病畜肉的处理：炭疽是由炭疽杆菌引起，是牛、羊和马的烈性传染病，通过皮肤接触或由空气传染。炭疽杆菌在未形成芽孢前，在55℃～58℃，经10～15 min即可被杀死。炭疽杆菌在空气中6 h形成芽孢，形成芽孢后需140℃ 30 min干热，或100℃蒸汽5 min方能杀死。发现炭疽病畜后，必须在6 h内立即采取措施，隔离消毒，防止形成芽孢。

猪瘟、猪丹毒、猪出血性败血症为猪的3大传染病。除猪丹毒可通过皮肤接触传染人外，猪瘟和猪出血性败血症均不感染人，但因病猪抵抗力低下，肌肉和内脏中往往有沙门菌继发感染，易引起食物中毒。当肉尸和内脏有明显病变时，仅作为工业用或销毁。

口蹄疫由口蹄疫病毒引起，牛、羊最易感染，猪和人也可患此病。病畜主要有体温升高，口腔黏膜、舌面、齿龈和鼻翼边沿出现水疱，猪的蹄冠、蹄叉也有水疱。凡患口蹄疫的同群牲畜应立即宰杀，屠宰场所、工具和工人衣服均应消毒。

（2）禽肉与蛋类食品的主要卫生问题。

①禽肉的卫生：禽肉的微生物污染主要有假单胞菌和沙门菌两大类。当禽肉被沙门菌和其他致病菌污染，而食用前未充分加热时，可引起食物中毒。假单胞菌等杂菌在禽肉体表大量繁殖，可引起禽肉感官性状改变，甚至腐败变质。因此，必须加强宰前、宰后的卫生检疫，合理宰杀，并做好宰后冷冻保藏工作。

②禽蛋的卫生：鲜蛋的腐败变质主要是被沙门菌及其他微生物污染。蛋类的微生物一方面来自卵巢，另一方面来自泄殖腔、不洁的产蛋场所、运输、储藏等。在气温适宜条件下，微生物通过蛋壳气孔进入蛋内，迅速生长繁殖使禽蛋腐败变质，腐败变质的蛋不得食用。为了提高鲜蛋的卫生质量，应加强禽类饲养的管理，保持家禽及产蛋场所的卫生。鲜蛋储存时，储藏室不宜太干燥，防止鲜蛋水分蒸发，气室扩大，增加微生物的污染机会。鲜蛋从冷库存放取出时，可先在预暖室内放置一段时间，以免蛋壳上凝结水滴，造成微生物繁殖。

③禽流感：是由禽流感病毒引起的一种人禽共患的急性传染病，主要引起家禽和野禽的呼吸系统疾病和严重败血症等多种症状的综合征。鸡、火鸡、鸭和鹌鹑等家禽，以及野鸟、水禽、海鸟等均可感染。发病情况主要取决于带病体的抵抗力及其感染病毒的

类型及毒力，可从无症状携带者到急性败血症死亡者。人类直接接触感染病毒的家禽及其粪便时可能会受到感染。禽流感病毒对热比较敏感，56℃ 10 min 或 70℃ 2 min 可杀灭该病毒，该病毒 100℃ 1 min 即可被灭活。但其对低温的抵抗力较强，在 4℃ 可保存数周，在冷冻的禽肉和骨髓中可存活 10 个月。禽流感病毒对干燥、紫外线照射、氯等常用消毒液都很敏感。禽肉或蛋煮熟煮透后，病毒传播的可能性不大。不干净的禽蛋外壳可能被病毒污染，所以不能将生鸡蛋与熟鸡蛋或其他熟食混放在一起。

4. 鱼类食品的主要卫生问题

（1）鱼类的腐败变质　按压肌肉不凹陷、鳃紧闭、口不张、体表有光泽、眼球光亮，是鲜鱼的标志。鱼死后的变化与畜肉相似，其僵直由背部肌肉开始，手持僵直的鱼身时，尾不下垂。随后由于鱼中酶和微生物的作用，鱼体出现腐败，表现为鱼鳞脱落、眼球凹陷、鳃呈暗褐色、有臭味、腹部膨胀、肛门及肛管突出、鱼肌肉碎裂并与鱼骨分离。

（2）鱼类食品的污染　当水域被污染时，鱼类及其他水产品体内可含有较多的重金属、农药和病原微生物。而人、畜粪便及生活污水的污染，又使鱼类及其他水产品受到肠道致病菌的污染。此外，鱼类及其他水产品还可受到农药、有机氯、有机磷等的污染。

（3）鱼类的保藏　一般说来，鱼品冻结的温度越低，冻结所需时间越短，冰晶越细，鱼品质量越好。故应控制冷库温度，限制冷藏期，解冻的鱼应及时加工，不宜二次冷冻。

5. 奶及奶制品的主要卫生问题

刚挤出的乳汁中含有乳素，是一种蛋白质，有抑制细菌生长的作用，其抑菌作用的时间与奶中存在的菌量和存放的温度有关。当菌数多、温度高，微生物在奶中大量繁殖并分解营养成分时，即可造成奶的腐败变质。牛奶的滋味由乳糖的甜味、柠檬酸与磷酸的酸味、钙和镁盐的苦味和氯化钠的咸味等综合而成。如果奶中的乳糖被细菌分解成乳酸，则使奶的 pH 下降呈酸味，并导致蛋白质凝固。奶消毒的目的是杀灭致病菌和多数繁殖型微生物。牛奶的消毒，常采用高温短时间巴氏消毒法，其消毒效果好，且奶的质量变化小。

（四）食物中毒的预防与控制

1. 食物中毒的概念、特点和分类

（1）概念。

凡健康人经口摄入正常数量、可食状态的“有毒食物”后，所引起的以急性中毒和感染为主要临床特征的疾病，统称为食物中毒。

（2）特点。

食物中毒的种类很多，病因和发病情况也较复杂，但在流行病学上一般具有以下特点。

①潜伏期较短：往往在食用食物后突然发病，短时间内可能有大量人群发生。

②临床表现相似：中毒的患者都有相似的临床表现，一般为急性胃肠炎，也有以神经症状为主的。

③有共同的饮食史：患者多数是进食过有毒食品，未进食过有毒食品的人不发病，停止食用有毒食品后不再出现新发病例。

④人与人之间不直接传染：中毒患者与正常人之间不会发生直接传染，而且发病比较集中，因而发病曲线呈骤升骤降的趋势，没有传染病流行时发病曲线的余波。

⑤有明显的季节性：夏秋季多发生细菌性和有毒动植物食物中毒，冬春季多发生亚硝酸盐和肉类食物中毒等。

(3)分类。

①细菌性食物中毒：沙门菌属、副溶血性弧菌、变形杆菌属、致病性大肠杆菌属、葡萄球菌肠毒素和肉毒梭菌毒素等引起的食物中毒。

②有毒动植物中毒：如河豚鱼、有毒贝类、鱼类组胺、动物腺体(如甲状腺)、毒蕈、木薯、新鲜黄花菜和生豆浆等引起的食物中毒。

③化学性食物中毒：食物被某些金属、类金属及其化合物、亚硝酸盐、农药等污染或因误食引起的食物中毒。

④真菌毒素食物中毒：食入含有被大量霉菌毒素污染的食物引起的食物中毒，如霉变甘蔗中毒。

2. 细菌性食物中毒

(1)沙门菌属食物中毒。

①病原：引起食物中毒最常见的病原为鼠伤寒沙门菌、猪霍乱沙门菌、肠炎沙门菌，在水、肉类及乳类食品中可存活数周或数月，但不耐热，在100℃立即死亡，或70℃ 5 min即死亡。水经氯化消毒5 min可杀灭其中的沙门菌。由于沙门菌属不分解蛋白质，污染食品后无感官性状的变化，应予注意。

②临床表现：潜伏期一般为12～24 h。主要症状有恶心、呕吐、腹痛、腹泻、黄绿色水样便，重者大便带脓血和黏液。多数患者体温可达38℃～40℃，重症患者出现寒战、惊厥、抽搐和昏迷等。病程3～7天，多数患者预后良好。

③预防措施：主要是防止污染、控制细菌繁殖和产生毒素、杀灭病原体。应注意：采取措施，宰前严格检疫，凡病死、毒死或死因不明的畜、禽、兽的肉及内脏，一律禁止出售和食用，控制沙门菌的病畜肉流入市场；刀、切菜板、盒等要生熟分开，防止污染；集体食堂、食品销售网点均应有冷藏设备，并注意低温储藏食品以控制细菌繁殖；为了彻底杀灭肉类中可能存在的沙门菌，应使肉块深部温度至少达到80℃，并持续12 min，以免外熟内生。

(2)副溶血性弧菌食物中毒。

①病原：副溶血性弧菌为嗜盐弧菌，革兰染色阴性，海产品带菌率高达90%以上。该菌在食盐3%～4%的培养基或食物中生长良好；在淡水中存活不超过2天；不耐热，80℃ 1 min可被灭活；对醋酸敏感，50%食醋1 min即可被灭活；对常用消毒剂敏感。

②临床表现：潜伏期多为10 h，一般在8～40 h。以胃肠道症状为主，表现为阵发性腹痛或绞痛，腹泻为洗肉水样或脓血样便，体温可达39℃。多数患者腹泻后恶心、呕吐，重症者可出现脱水、血压下降。病程为2～4天，预后良好。

③预防措施：防止生熟食品交叉污染；注意食品的烹调加工方法；海产品和其他肉类要煮熟、煮透，海产品蒸煮需100℃ 30 min，防止不熟，对凉拌的海产品要放置在食醋内浸泡或在沸水中煮；养成良好的饮食习惯，熟食不宜在室温下放置过久，剩余食物食

用前彻底加热；不生吃海产品及盐腌不当的贝壳类，不吃腐败变质的食物。

(3)葡萄球菌肠毒素中毒。

①病原：金黄色葡萄球菌是革兰阳性兼性厌氧菌，葡萄球菌肠毒素对热具有较强的抵抗力，需加热100℃ 2 h才被破坏。

②临床表现：潜伏期1～6 h，主要症状为恶心、反复剧烈呕吐、上腹部疼痛及腹泻，以呕吐为其主要特征，常导致严重失水和休克。体温一般正常或稍高，病程短，预后良好。

③预防措施：防止各类食品受到污染，特别是对患局部化脓性感染(如疮疖、手指化脓)、上呼吸道感染(鼻窦炎、化脓性咽炎、口腔疾病等)的食品加工人员、饮食从业人员、保育员，应暂时调换工作。肉类制品、含奶糕点、冷饮食品及剩饭要注意保藏，以防葡萄球菌污染繁殖和产生肠毒素。如果食品已有肠毒素污染，应及时彻底加热，在100℃持续加热2 h以上才能破坏肠毒素毒性，一般烹调温度很难做到分解已形成的肠毒素。

(4)肉毒梭菌毒素中毒。

①病原：肉毒梭菌芽孢杆菌是革兰阳性厌氧菌，广泛分布于土壤、江河湖海的淤泥和动物粪便中。在缺氧、含水分较多的中性或弱碱性的食品上适合生长，产生外毒素即肉毒素。肉毒素是一种强烈的神经毒素。肉毒梭状芽胞杆菌的芽胞对热抵抗力强，干热180℃ 5～15 min、湿热100℃ 6 h或高压蒸汽121℃ 30 min才能将其杀死。肉毒素不耐热，80℃ 30 min或100℃ 10～20 min即可被完全破坏。

②临床表现：潜伏期6 h～10天。早期表现为全身疲倦无力、头晕、头痛、食欲不振，典型症状为对称性神经损害，如视力模糊、眼睑下垂、声音嘶哑等。体温、血压正常，无感觉障碍，意识清楚。可因呼吸肌麻痹，引起呼吸功能衰竭而死亡，病死率高。治疗越早，病死率越低。肉毒抗毒血清是治疗肉素梭菌毒素中毒的特效药，注射前必须先做过敏试验，一般认为发病24 h内应用效果最佳。

③预防措施：主要为防止肉毒梭菌污染。肉毒梭状芽胞杆菌及其芽胞常随泥土或动物粪便污染食品，因此要严格操作，以免食品原料在运输、储存或加工过程中受到污染。在制作发酵食品时，注意其原料是否已充分蒸煮；制作罐头食品应严格执行灭菌方法。加工后的熟制品应低温保存，防止细菌繁殖产生毒素。由于肉毒素不耐热，故对可疑食品应进行彻底加热，破坏毒素产生也是预防中毒发生的可靠措施。

3. 非细菌性食物中毒

(1)毒蕈中毒。

①有毒成分：蕈即蘑菇，已知我国毒蕈有80多种，其中含剧毒素的有10多种，常因误食而中毒。毒蕈多散发在高温多雨的季节。毒蕈的有毒成分较复杂，往往一种毒素分布于几种毒蕈中，或一种毒蕈含有多种毒素，中毒后症状较复杂，如不及时抢救，病死率较高。

②临床表现：可分为以下4种类型。胃肠炎型：潜伏期10 min～6 h，主要症状为剧烈恶心、呕吐、腹痛、腹泻等。经过适当对症处理可迅速恢复，病程2～3天，预后良好。神经精神型：潜伏期1～6 h，主要表现为副交感神经兴奋症状，可引起多汗、流涎、神经

兴奋、精神错乱或抑制等，严重中毒时可有幻觉、抽搐、昏迷等。此中毒用阿托品类药物及时治疗，可迅速缓解症状。多数患者 1 ~2 天可恢复，无后遗症。溶血型：潜伏期为 6 ~12 h，除表现为胃肠炎症状外，发病 3 ~4 天后出现溶血型黄疸、血尿、肝脾肿大，严重者可死亡。肝肾损害型：潜伏期 15 ~30 h，临床经过一般分为六期，即潜伏期、胃肠炎期、假愈期(此期无症状，仅有乏力、食欲减退等)、内脏损害期(肝脏、肾脏受损)、精神症状期和恢复期。患者在发病后 2 ~3 天出现肝脏、肾脏、脑、心脏等内脏损害，以肝脏受损最严重。侵犯肾脏时可出现尿毒症，症状严重，病死率高。临床上可用二硫基丁二酸钠或二硫基丙碳酸钠解毒，同时采用保肝疗法，经过积极治疗的患者，一般在 2 ~3 周后进入恢复期。

③预防措施：最根本的方法是切勿食用来路不明的蘑菇，没有识别、采摘蘑菇经验者，不要自行采摘蘑菇。

(2)亚硝酸盐中毒。

①中毒原因：进食过量的含硝酸盐或亚硝酸盐的食品，如用硝酸盐或亚硝酸盐加工香肠、咸肉、腊肠、火腿等肉类制品，蔬菜腌制不充分或存放过久，以及误将亚硝酸盐当食盐加入食品等均可引起亚硝酸盐中毒。

②临床表现：潜伏期 1 ~3 h，主要症状为头晕，头痛，心率加速，嗜睡，烦躁不安，呼吸急促，唇、指甲或全身皮肤出现发绀等组织缺氧表现。严重中毒者起病急，发展快，如不及时抢救治疗，可因呼吸困难、缺氧窒息或呼吸麻痹、循环衰竭而死亡。一旦发生，早期应洗胃、催吐和导泻，促使未吸收的毒物排出。治疗本病常用的特效药有亚甲蓝和维生素 C。亚甲蓝可使高铁血红蛋白还原，恢复其携氧功能。亚甲蓝、维生素 C 和葡萄糖三者合用效果更好。

③预防措施：严格管理，对运输和储藏的亚硝酸盐要有明显标志，防止被污染的食品误食、误用。控制肉类食品及肉类罐头加入的亚硝酸盐量，严格按照国家标准添加。加强蔬菜运输储存过程中的卫生管理，不吃腐败变质的蔬菜和腌制不充分的蔬菜。注意加强水质的监测，不饮用硝酸盐和亚硝酸盐含量高的井水。

(3)食物中毒的调查与处理。

食物中毒发生后，医务人员应及时赶赴现场，抢救中毒患者，进行现场调查和处理。

①调查:食物中毒调查的目的是确定中毒的性质和发生的原因，以便采取合理的治疗和预防措施，并从中吸取经验教训，防止中毒事件再次发生。

食物中毒原因调查：了解中毒发生的时间及经过、中毒人数、临床特征及严重程度。初步确定引起中毒的可疑食品，详细询问中毒者在发病当天与前两天所吃食物，查清在同一地点进餐未中毒者所吃的食物，对可疑食物暂时封存，禁止继续食用或出售。调查可疑食物的来源、运输、加工和烹调等情况。检查就餐地点的卫生情况，调查餐饮工作人员健康状况，有无呼吸道感染和化脓性皮肤疾患，从中寻找中毒原因和污染源。

采样检验：对可疑食品的剩余部分及原料、患者的吐泻物、洗胃水及其他可疑物品应采样送检。如果已有可疑食品，可采炊具、容器的冲洗液为送检样品。采样后应避免样品发生变质和再污染，细菌样品应在无菌条件下采样和低温下保存运送，有挥发性的样品应注意密封、妥善保管、迅速送检。送检样品须贴标签，注明名称、数量、采样时

间、采样者、送检日期，明确送检项目。

②现场处理：根据调查资料初步诊断，结合化验结果加以确诊，同时做如下处理。

a. 积极抢救和治疗患者：到达现场首先应迅速抢救患者，促使毒物尽快排出，并采取对症处理和特效治疗，详细记载病历及处理经过。

b. 立即封存可疑食物，取样送检。

c. 进行消毒：对细菌性食物中毒的剩余食物及患者排泄物进行消毒，引起中毒的残余食品可煮沸 20 min 后弃掉，液体食物可加漂白粉消毒，患者排泄物可用石灰乳或漂白粉液消毒，厨房用具也应同时消毒。

d. 对非细菌性食物中毒的剩余食物应该销毁，容器充分清洗。

e. 对传染病患者及带菌者、化脓性皮肤病的炊事员暂时调离餐饮业岗位，并给予治疗。

f. 根据食物中毒发生的原因，总结经验教训，制定严格的卫生制度，提出预防措施等。

课程思政

铺设"健康之路"

按照党中央、国务院提出的以人为本、科学发展观，以及构建社会主义和谐社会的思想，通过加强食品质量的监管，确保食品质量的安全，改善我国食品的安全状况，对于全民健康具有重要意义。食品安全，不但关系到个人利益，更与民族和国家前途息息相关。习近平指出，"没有全民健康，就没有全面小康""人民健康是民族昌盛和国家富强的重要标志"，提出用最严谨的标准、最严格的监管、最严厉的处罚、最严肃的问责，确保广大人民群众"舌尖上的安全"。

本章小结

社区健康护理也称为“以社区为单位的护理”“以社区为中心的护理”。社区健康护理是以社区为单位，以社会学、管理学、预防医学、人际交流与沟通等知识为基础，运用护理程序的方法，对社区的自然环境、社会环境及社区人群的健康进行管理的过程。社区健康护理概述介绍了影响社区健康的因素，社区健康护理特点和原则，社区护理干预内容。

以社区为中心的护理是以社区为护理对象，运用护理程序，为增进和恢复社区健康而进行的一系列有目的、有计划的护理活动，包括社区护理评估、社区护理诊断、社区护理计划、社区护理实施和社区护理评价。

社区健康档案是医疗卫生机构为居民提供高质量医疗卫生服务的有效工具，是各级政府及卫生行政部门制定卫生政策的重要参考依据。社区健康档案介绍了建立健康档案的意义与方法，健康档案的种类与内容，健康档案的管理。

社区是人们生活和工作的主要场所。改善社区环境质量，创造清洁舒适的生活、学习和劳动环境，对预防疾病、增进健康，提高社区居民生活质量具有重要意义。社区环境卫生管理介绍了环境与健康，饮食与健康。

客观题测验

主观题测验

第五章

以家庭为中心的护理

PPT：以家庭为中心的护理

学习目标

1. 识记：家庭、家庭护理、家庭访视的定义；家庭的类型，家庭内部结构组成，家庭主要功能及生活周期阶段组成。

2. 理解：家庭护理评估的内容和方法、诊断的步骤及家庭护理实施评价方法；家庭访视的步骤和方法。

3. 运用：按家庭护理程序进行家庭健康护理。

家庭是人们最基本的生活环境和社会组成，也是社区护理服务的基本单位，家庭健康与否会直接影响到个人及社区整体的健康。因此，掌握家庭特点、开发利用家庭资源、发挥家庭功能、促进家庭及其成员的健康是每一位社区护士的职责。

第一节 家庭概述

预习案例

患者，女，67 岁，退休工人。4 个月前，由丈夫陪同就诊，诊断为糖尿病，建议采用饮食控制加药物治疗，医生要求其遵医嘱服药及复查。然而 3 个月的治疗并未见好转，后得知王某未按医嘱服药，因其认为不用吃药，依靠锻炼能治好病。

思考

1. 该家庭处于 Duvall 家庭发展周期中的哪个阶段？

2. 在家庭基本功能中，目前该家庭哪个功能处于不良状态？

随着社会的发展，人们生活水平的日益提高，家庭结构发生了显著的变化，核心家庭逐步取代了传统大家庭，加之人口老龄化时代的到来，家庭的很多功能也发生了变化，不断完善和发展家庭护理已成为当今社会发展的迫切需要。

一、家庭概念与类型

微课：家庭及家庭护理概述

（一）家庭的概念

家庭指以婚姻关系为基础的，以血缘关系或收养关系为纽带，有共同生活活动的基本群体。家庭的组成形式受社会背景的影响，不同的社会发展阶段、不同的社会背景对家庭的界定也有所不同，归纳起来有两种倾向，即传统的家庭和现代广义的家庭。传统的家庭是指靠婚姻、血缘或收养关系联系在一起的，由两个或更多的人组成的社会基本单位。大多数的家庭都属于传统意义上的家庭。现代广义的家庭认为家庭是一种重要的关系，应具有血缘、婚姻、供养、情感和承诺的永久关系，家庭成员共同努力以达到生活目标与需要。它除了强调婚姻关系、血缘关系和法定的收养关系外，也承认由亲密朋友组成的具有家庭功能的单位。

（二）家庭的类型

随着社会的发展，家庭的类型也在不断地变化，传统家庭模式主要以主干家庭、联合家庭为主，如今家庭的类型以核心家庭为主。我国常见的家庭类型分类方法如下。

1. 核心家庭

核心家庭即小家庭，指由父母和未婚子女或收养子女所组成的家庭，也包括仅有夫妇两人的家庭。核心家庭是我国目前主要的家庭类型，其特点是家庭规模小、结构简单，家庭成员间易沟通，便于决策家庭的重要事件。但可利用的家庭资源少，一旦出现危机，容易出现应对困难，甚至家庭破裂。

2. 主干家庭

主干家庭也称直系家庭，是核心家庭的纵向扩大。指由父母、已婚子女及第三代人组成的家庭，家庭成员多，不易集中，但具有家庭资源多的优点，面临困难时易于应对。

3. 联合家庭

联合家庭也称旁系家庭，是核心家庭的横向扩大。指由两对或两对以上的同代夫妇及其未婚子女组成的家庭。

4. 单亲家庭

单亲家庭指由离异、丧偶或未婚的单身父亲或母亲及其子女或领养子女组成的家庭。

5. 其他家庭

其他家庭指一些不完整的家庭，如重组家庭、单身家庭、同居家庭、群居体及同性恋家庭等。这些家庭中因其存在家庭结构的不完整和不稳定性，故多存在孤独、缺少陪伴、经济困难等，易于诱发各种健康问题。

二、家庭结构与功能

（一）家庭结构

家庭结构是指家庭的组成及成员间的相互关系，家庭结构影响着家庭成员间相互关系、家庭资源、家庭功能及健康状况等。一般分为家庭外部结构和家庭内部结构。家庭外部结构是指家庭人口结构，即家庭的类型；家庭内部结构是指家庭成员间的互动行为，包括家庭角色关系、权利结构、沟通方式与价值系统，反映家庭成员之间的相互作用及相互关系。

1. 权力结构

权力结构指家庭成员对家庭的影响力、控制权和支配权。权利结构反映了家庭决策者在做出决定时家庭成员之间的相互作用方式。家庭权利结构可分为传统权威型、情况权威型、分享权威型和情感权威型权利结构。一个家庭可以有多种权利结构并存，家庭不同时期也可以有不同类型权力结构。现代家庭的权力结构越来越受到情感和经济因素的影响，越来越多的家庭内成员的权力均等，成员间彼此商量决定家庭的事务，这代表现代家庭权力结构正在向分享权威型转移。社区护士需要了解家庭的权力结构，知道谁是家里事情的决策者，这对进行家庭护理干预非常重要。

2. 角色关系

角色关系指家庭成员在家庭中所占有的特定地位。家庭中每一个成员承担至少 1 种角色，每个成员所扮演家庭角色成功与否是影响家庭健康的重要因素。家庭成员应尽力履行好自己的角色，并适应家庭角色转变。

3. 沟通方式

沟通方式指家庭成员间在情感、愿望、需求、价值观念、意见和信息等方面进行交换的方式。沟通是维持家庭健康的必要手段，是家庭关系好坏的关键。开放、坦诚的有效沟通能化解家庭矛盾、解决家庭问题，促进家庭成员间和谐相处。

4. 价值系统

价值系统指家庭在价值观方面所特有的思想、态度和信念。家庭价值系统的形成受家庭所处的文化背景、宗教信仰和社会价值观的影响。家庭价值系统决定着家庭的角色、功能，家庭对健康的态度和信念也直接影响家庭成员对疾病的认识、就医行为、生活方式等。社区护士应了解家庭价值观，尤其是健康观，这有利于解决家庭健康问题。

（二）家庭功能

家庭功能指家庭自身所固有的性能和作用。家庭的主要功能是通过满足家庭成员需求、维护家庭完整性，实现社会对家庭的期望。

1. 情感功能

情感功能指家庭成员间彼此关爱，并通过彼此间的关怀与支持，满足家庭成员爱与被爱的需求。这可以使家庭成员有归属感和安全感，是维系家庭的重要基础。

2. 生殖功能

生殖功能指家庭具有繁衍和养育下一代及赡养老年人的功能。通过生育子女、赡养老年人，起到延续人类、种群和发展社会的作用。

3. 社会化功能

社会化功能指家庭有培养其年幼成员走向社会的责任与义务，为年幼成员提供适应社会的教育，使其具有正确的价值观和人生观。

4. 经济功能

经济功能指具有经营和维系生活所需的经济资源，包括物质、空间及金钱等，以满足家庭成员衣、食、住、行、医疗、教育、娱乐等多方面的生活需要。

5. 健康照顾功能

健康照顾功能指家庭成员间通过相互照顾，维护家庭成员的健康。家庭不仅有保护、促进家庭成员健康的功能，还有在其患病时提供各种所需照顾和支持的功能，包括提供合理饮食、适宜衣物、保持有益于健康的环境、提供健康的卫生资源等。

三、家庭生活周期与发展阶段

家庭生活周期指家庭遵循社会和自然的规律所经历的产生、发展与消亡的循环周期。家庭的发展阶段指从夫妻结婚组成家庭开始，经历生产、养育儿女到老年的各个阶段的连续过程。

在家庭每个发展阶段，家庭成员都有其特定的角色、责任及需求，并且需要家庭妥善处理这些任务，才能维持家庭和其成员的健康，预防家庭危机的发生。社区护士应了解家庭生活周期各阶段的特点，帮助指导处于不同发展阶段的家庭及其成员很好地完成发展任务，促进家庭健康发展。根据杜瓦尔（Duvall）的家庭发展理论，家庭生活周期由8个阶段组成（表5－1）。

表 5－1　Duvall 家庭生活周期表

阶段	定义	主要发展任务	护理保健重点
新婚期	结婚、妻子怀孕	性生活协调 计划生育 夫妻交流与沟通 新的社会关系适应	婚前健康检查 性生活指导 计划生育指导 心理咨询
婴幼儿期	最大孩子 0～30 个月	父母角色适应 经济压力 养育和照顾孩子 产后恢复	母乳喂养 哺乳期性指导 新生儿喂养 预防接种 婴幼儿发育与营养
学龄前期	最大孩子 30 个月～6 岁	孩子身心发育 父母与孩子部分分离	合理营养 监测和促进生长发育 疾病防治 形成良好的习惯 意外事故防范
学龄期	最大孩子 6～13 岁	孩子的身心发展 性教育问题 孩子上学适应	学龄期儿童保健 引导正确应对学习压力 合理“社会化” 意外事故防范
青少年期	最大孩子 13～20 岁	青少年的教育与沟通 与父母代沟及社会化 青少年与异性交往、性教育	意外事故防范 健康生活指导 青春期教育与性教育 早恋、早婚防范
青年期	最大孩子离家至 最小孩子离家	父母与孩子关系调整 父母孤独感 疾病增多 重新适应婚姻关系 照顾高龄父母	心理咨询 消除孤独感 定期体检 慢性病防治 更年期保健
空巢期	所有孩子离家 至家长退休	重新适应两人生活 计划退休后生活 疾病问题	药物成瘾防治 意外事故防范 定期体检 改变不健康生活方式

续表 5-1

阶段	定义	主要发展任务	护理保健重点
老年期	退休至死亡	适应退休生活 经济及生活的依赖性高 各种老年疾病、丧偶、亲戚朋友死亡的打击	慢性病防治 孤独心理照顾 提高生活自理能力 提高社会生活能力 丧偶期照顾 临终关怀

四、家庭资源与家庭危机

(一)家庭资源

家庭资源可分家庭内资源和家庭外资源。

1. 家庭内资源

(1)经济支持　指家庭必要的生活资料，用以支付医疗保健的费用、负担社会活动的费用等。

(2)精神支持　家庭出现变故时，不论是疾病还是生活上的变故，家人的精神慰藉和支持是最有效的良药。

(3)医疗支持　指家庭为维护个人的健康而做出正确的医疗决定和反应、照顾患病家庭成员的能力以及家庭成员的健康信念和自我保健能力。

(4)爱的支持　关心与爱是家庭资源的基石，要注意适度表达，过度会造成溺爱，过少会造成漠视，影响到个体自我照顾及独立的发展。

(5)信息和教育　家庭需要为个人提供必要的信息，培养每个成员在生活与社会活动中的技能，使家庭成员间能起潜移默化地相互影响，最终获得个性的发展与成熟。

2. 家庭外资源

(1)社会资源　亲朋好友及社会团体提供精神、金钱、物资、设备及医疗的帮助。

(2)文化资源　通过文学、艺术欣赏等提高家庭生活质量，化解家庭成员的情绪和压力。

(3)家教资源　如家教、信仰、良心、道德、宗教团体等的支持。

(4)经济资源　如工作、职业、社会赞助及保险支持等，家庭的经济来源稳定，可提供生活的满足感，也可使家庭有能力处理许多家庭危机。

(5)教育资源　社会教育制度、教育方式、教育水平和接受教育的程度。

(6)环境资源　如社区设施、空气、水、公共设施、环境控制、近邻关系等。家庭生活的环境能符合安全卫生标准，生活的空气能满足工作、学习、游戏和家庭活动所需，可以减少疾病和意外事件的发生，间接减少家庭压力或家庭生活变故的发生。

（二）家庭危机

压力事件指造成人心理失衡的刺激性事件，任何成员或家庭的压力事件都会对整个家庭产生冲击。家庭资源的多少决定家庭对压力的调适效果，若资源不足、调适不佳，引起家庭失衡，即为家庭危机。家庭危机包括意外事件引发的危机、家庭发展伴随的危机、与照顾者有关的危机及家庭结构本身造成的危机。

1. 意外事件引发的危机

这类危机指由意外事件造成的家庭失衡，一般无法预料，是各类危机中最不常发生的、最单纯的一种，如天灾、车祸、死亡等。

2. 家庭发展伴随的危机

这类危机是由于对家庭发展过程中的非意外事件不能很好地调适造成的，具有可预见性。一类是无法避免的，如结婚、生子、更年期综合征、退休、丧偶等；一类是可以预防的，如青少年的性行为、离婚、通奸等。

3. 与照顾者有关的危机

家庭因某些原因而单方面的长期依赖外部力量造成的危机。如家庭内有慢性病患者长期需要照顾、家庭靠福利机构救济生活等。当家庭希望一次性治好患者，或家庭想要摆脱依赖，或外部力量发生改变而未做出及时调适时，常会发生危机。

4. 家庭结构本身造成的危机

这类危机的根源潜藏在家庭结构内部，可以造成家庭矛盾的突然恶化。其发生可伴有或不伴有压力事件，并且具有反复发作的特点。常见于暴力家庭、酗酒家庭、通奸家庭及反复用离婚、自杀、离家出走等处理普通压力的家庭。

五、家庭对健康的影响

家庭对个人的健康和疾病发生发展有着重要的作用，了解家庭与健康之间的关系对于社区护理人员十分重要。

1. 遗传和先天的影响

人是一定的基因型与环境作用的产物，许多疾病都是通过基因继承下来的，如地中海贫血、血友病、白化病等。另外，一些影响健康的生理或心理特性也受遗传因素的影响，家庭成员在这些方面经常有类似的性质（遗传倾向）。有研究表明，怀孕期间严重焦虑的母亲所生的婴儿也有神经活动不稳定倾向。社区护理人员应在需要时为个人及其家庭提供适当的遗传学方面的咨询、指导和劝告。

2. 家庭对儿童发育及社会化的影响

家庭是人们生活的最长久、最重要的环境，是培养儿童生理、心理和社会方面成熟的必要条件。个人身心发育的最重要阶段（0～20 岁）大都是在家庭内完成的。3 个月至 4 岁是个人身心发育的关键时期，父母亲情对儿童的影响也最为深刻，父母的言行对儿童的人格形成有很大影响，如生活在经常吵架、打架或冷暴力的家庭中的儿童，容易形成攻击型人格。

3. 家庭对疾病传播的影响

感染性疾病易于在家庭中的传播。如乙型肝炎、结核病、性病、肠道寄生虫和皮肤感染等很容易在家庭中传播。而且同一感染可以以不同的方式在家庭中传播，如流行性腮腺炎病毒可引起家庭中一个成员的腮腺炎和另一个成员的睾丸炎。许多疾病的家庭聚集性除了遗传的原因外，家庭内的传播也是一个重要原因。

4. 家庭对成年人疾病发病率和死亡率的影响

研究表明，很多疾病在发生前都伴有生活压力增加的情况。1976 年社会学家调研发现，有严重家庭问题的男性产生心绞痛的概率比家庭问题较少者高 3 倍。对于成年人，丧偶、离婚和独居者的死亡率均比在婚者高得多，这说明婚姻对健康有保护作用。

5. 家庭对疾病恢复的影响

家庭的支持照顾对疾病的治疗和康复有很大的影响。有研究表明，患有慢性病的儿童在良好的家庭环境中比在功能不良家庭中生活得更愉快、更有食欲，因而更有利于疾病的康复。家庭还会影响慢性病患者对医嘱的依从性，如家属的合作与监督是糖尿病患者饮食控制的重要影响因素。

6. 家庭对求医行为、生活习惯和行为方式的影响

自 20 世纪 90 年代以来，慢性病的预防日益被受到重视，人们开始探讨家庭与慢性病的关系。结果发现，饮食、吸烟、锻炼等日常行为都是在家庭背景中形成的，并受到家庭的强烈影响。家庭成员一般都具有相似的行为方式和生活习惯，一些不良的行为方式和生活习惯也常常成为家庭成员的“通病”，明显影响家庭成员的健康。家庭成员的健康信念、生活习惯往往是相互影响的，家庭的支持也常影响家庭成员求医的频率，如某一家庭成员频繁就医或过分依赖医生一般预示着家庭有严重的功能障碍。

7. 家庭环境对健康的影响

家庭环境过分拥挤会为许多疾病的传播创造条件。而由过分拥挤所引起的家庭成员的身心障碍远比疾病传播对健康的影响更为严重。过分拥挤会使家庭成员产生压抑感和沉闷感，使家庭成员之间的交往活动往往无法保持适当的距离。夫妻之间的感情交流和性活动明显受到限制，会导致性功能障碍及关系紧张。

六、健康家庭的特征

（一）健康家庭的概念

健康家庭指在家庭中的每一个成员都能感受到家庭的凝聚力，并且家庭能够提供满足和承担其家庭成员个体的成长及维系个体面对生活中各种挑战的需要。

健康家庭是针对家庭整体而言，并不是针对某位成员。健康家庭能真正发挥家庭的功能，起到促进和保护家庭成员健康的作用，即家庭系统的一种完好的、动态变化的稳定状态。

（二）健康家庭应具备的条件

健康家庭应具备以下 5 个条件。

（1）良好的交流氛围　健康家庭中的成员能彼此分享感受、思想，相互关心，使用语言或非语言的方式促进彼此间的了解，并化解冲突。

（2）增进家庭成员的发展　健康家庭能给各成员提供足够的自由空间和情感支持，使成员有健康成长的机会，能够随着家庭的改变而调整角色和职务分配。

（3）能积极地面对矛盾及解决问题　当面对问题时，健康家庭会主动承担起各种责任，并寻求方法积极解决。遇到有解决不了的问题时，也能做到不回避矛盾并寻求外援帮助。

（4）有健康的居住环境及生活方式　健康家庭能为成员提供安全和卫生的生活环境，并确保每位成员建立健康的生活方式和习惯，自觉抵制、戒除危害健康的生活方式和习惯。

（5）与社区保持联系　健康家庭能活跃地参加各种活动，不脱离社会，充分运用社会网络和社区资源满足家庭成员的需要。

课程思政

以建设健康家庭推动健康国家建设

建设健康家庭是建设健康国家的细胞工程，是提升家庭成员综合素质，优化家庭生活质量的基础。在家庭生活中，我们崇尚文明、严于律己、宽以待人、互相尊重、关爱，讲责任与义务，培养良好的家风；老有所养，平等关爱；每个人有事业上的成就，也有学业上的进步；在自己的岗位上尽职尽责，用自己的行动诠释文明和谐家庭，为和谐社会的创建贡献自己的力量。

第二节　家庭健康护理

预习案例

患者，男，60 岁，退休 1 个月余。妻子 54 岁，家庭妇女。独生儿子于今年去外地工作，离家已 2 个月余。该家庭以前的生活一直都是以儿子为中心的。儿子离家后，夫妻俩很不适应。

思考

1. 该家庭的夫妇可能面临什么样的问题？

2. 作为社区护士，为了促进家庭健康，可以提供哪些帮助？

家庭健康护理（family health nursing）指为了促进家庭及其成员达到最高健康水平，

以家庭为单位，对问题家庭或脆弱家庭进行的护理实践活动。家庭护理对象主要是慢性病患者、残疾人、高龄老年人和临终患者的家庭。社区护士到服务对象家庭中，帮助家庭充分发挥家庭的健康潜能，帮助家庭和其成员解决各种家庭健康问题。提供家庭健康护理的基本工作方法是家庭访视。

一、原则

家庭健康护理与个人健康护理和社区健康护理不同，它的侧重点是家庭整体的健康。社区护士在进行家庭健康护理时应注重家庭的特异性，了解影响家庭健康的多种因素，调动家庭的主观能动性，帮助家庭适应各种改变，提供健康信息，并相信所有的家庭都有健康成长的潜能，鼓励家庭自身对健康问题作出决策。家庭健康护理的目的是维持和提高家庭的整体健康水平及家庭自我保健功能。健康的家庭应具备维持和发展家庭成员健康功能的能力。社区护理人员进行的家庭护理具体体现在：①提高和促进完成家庭发展任务的能力；②帮助问题家庭获得健康发展的能力；③培养家庭解决和应对健康问题的能力。

二、社区护士在家庭护理中的职责

社区护士在家庭健康护理中，主要任务是帮助家庭成员预防和应对各发展阶段的健康问题、适应和完成家庭发展任务、获得健康的生活周期等，以达到维持和提高家庭的健康水平及自我保健功能的目的。

1. 提供直接护理和保健指导

社区护士应注意在提供直接护理的同时，也要指导患者和其家属，使他们学会相应的护理操作及可能遇到的解决健康问题的方法，以此达到自我护理的目的。

2. 协助家庭成员心理适应和社会适应

社区护士应及时帮助家庭成员在家庭周期的不同发展阶段克服可能存在的心理适应和社会适应问题，解决这些问题，使家庭成员具有健康的心态，获得良好的心理社会适应能力，并处于最佳健康状态。

3. 协助家庭改善和建立有利于健康的生活环境

社区护士在评估家庭环境后，在家庭经济能力承受范围内，改善其家庭生活环境和生活方式，使家庭成员能获得安全成长和舒适生活的环境。

4. 健康教育

健康教育是社区护士的重要工作内容，不但要为家庭提供信息，而且还应帮助家庭成员有效地应用保健知识。

5. 协助家庭有效利用各种资源

在家庭健康护理中，社区护士应帮助家庭成员认识家庭现有的可利用资源，发挥家庭成员潜能，以解决家庭的健康问题。

课程思政

社区护士应保持仁爱之心

社区护士不同于专科护士，因为社区护士的角色是多重的，在家庭健康护理中，既是照顾者、协调者，也是教导者和咨询者。无论哪个角色，社区护士都要灵活应用护理技能并保持一颗仁爱之心，完成各种角色所赋予的义务和责任。

三、家庭护理的相关理论

（一）家庭系统理论

家庭系统理论始于20世纪70年代初，该理论将家庭看作一个系统，是一个整体结构，它由相互关联的部分组成，各个部分之间相互影响，而且每一部分都影响家庭总体功能的发挥。要理解不能将单个个体与其他家庭成员隔离开，而是应该将其看作家庭的一部分，因为家庭是一个整体，是家庭成员相互联系、相互依赖的一个系统。在与家庭这一系统隔离的情况下，个体的行为很难被充分理解。每个家庭成员在家庭中都有自己的角色以及遵守的规则，他们根据各自的角色要求以特定方式对他人进行回应。在这个系统中，家庭成员的行为由其他成员引发并以预期方式影响其他成员的行为。家庭成员行为模式可以让家庭系统保持平衡，也可能使家庭功能紊乱。

家庭系统包括4个元素：家庭结构、家庭互动模式、家庭功能和家庭生命周期。该理论主要用于家庭关系出现问题时，护士要判断家庭在哪个环节出现了什么问题，用何种方式解决较好。例如，对家中儿童开展干预，必须理解他们所生活的家庭这个系统是如何运作的，要研究家庭成员的行为模式以及他们相互间是如何影响的，才能找到更加有效的解决问题的方法。不考虑家庭系统的干预一般都会给家庭成员带来负面影响，干预效果也不会持久。相反，对家庭系统的了解有助于制订合适的家庭干预计划，促进家庭系统的发展。

（二）家庭压力应对理论

1949年，被称为“家庭压力理论之父”的Hill对战争造成的家庭分离和重逢家庭压力进行研究，研究结果提出了ABC－X模式（图5－1）。A代表压力源事件，B代表家庭资源，C代表事件的认知（家庭对事件所赋予的意义），X代表结果（导致压力的程度或危机）。该模式主要强调家庭压力或危机的产生取决于家庭资源和家庭成员对于事件的认知，并不是某一事件直接导致的结果。当家庭出现危机时，护士了解此危机处于哪个阶段，以利于援助此阶段的家庭成员，提高他们处理问题的能力。

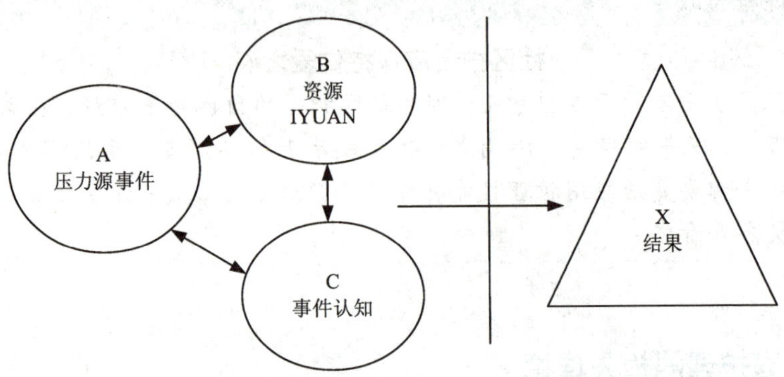

图 5-1 家庭应对 ABC-X 模式

四、家庭护理程序

护理程序是家庭健康护理的主要工作方法，社区护士提供家庭健康护理服务时，要以家庭护理知识和家庭理论作为实践的指南，运用护理程序对家庭进行全面评估、提出护理诊断(问题)、拟订护理计划、实施干预和评价。

(一)家庭健康评估

家庭健康评估(family health assessment)是为确定家庭存在的健康问题而借助家庭评估工具收集主客观资料的过程，为进行有针对性的家庭健康护理提供可靠依据。

1. 评估内容

家庭健康评估的目的是通过收集与家庭健康相关的资料，明确健康问题给家庭带来的影响、家庭应对问题时采取的方式和方法，以及家庭应对问题的能力。

根据 Friedman 家庭评估模式，评估内容包括以下几个方面：家庭及其成员一般资料、家庭中患病成员的状况、家庭发展阶段及其发展任务、家庭结构、家庭功能、家庭与社会的关系、家庭应对和处理问题的能力与方法(表 5-2)。

表 5-2 家庭健康评估内容

评估项目	评估具体内容
家庭一般资料	家庭住址、类型； 家庭成员的职业、年龄、受教育程度； 家庭成员生活习惯； 家庭经济收入； 家庭成员健康状况和医疗保险形式； 家庭健康管理状况； 住宅环境

续表 5－2

评估项目	评估具体内容
家庭中患病成员的状况	疾病种类和日常生活受影响的程度； 愈后状况推测； 日常生活能力； 家庭角色的履行情况； 疾病带来的经济负担
家庭发展阶段及其发展任务	家庭目前发展阶段及发展任务； 家庭履行发展任务的情况
家庭结构	家庭成员间关系； 沟通和交流； 家庭角色； 家庭权力； 家庭与社会交流的情况； 价值观与信仰
家庭功能	家庭成员间情感； 培养子女社会化情况； 家庭的自我保健行动
家庭与社会的关系	家庭和亲属、社区、社会的关系； 家庭利用社会资源的能力
家庭应对和处理问题的能力与方法	家庭成员对健康问题的认识； 家庭成员情绪上的变化； 家庭战胜疾病的决心； 应对健康问题的方式； 生活调整； 对家庭成员健康状况的影响； 经济影响

2. 评估工具

常用的家庭护理评估工具有家系图、家庭功能评估表、家庭亲密度图、家庭社会支持度图等。

(1)家系图又称为家庭结构图，以符号的形式对家庭结构、成员间关系、家庭成员健康状况进行描述，其特点是直观、综合、简单。社区护士通过家系图，能够直观了解和评估家庭、识别及判断家庭中的危险因素、筛查高危人员、指导生活方式改变和管理患者等。

家系图包含至少三代，一般从重点护理对象这一代开始，向上下延伸，长辈在上，晚辈在下；同辈中，长者居左，幼者在右；夫妻中，男居左，女在右。护理对象所在的家庭用虚线圈上。在代表每个人的符号旁边，标注年龄、出生或死亡日期、婚姻状况、重大生活事件发生的时间、患有的疾病等，也可根据需要标注家庭成员职业及文化程度、家庭决策者、家庭重要事件及主要健康问题。家庭结构图和其常用符号如下(图5-2和图5-3)。

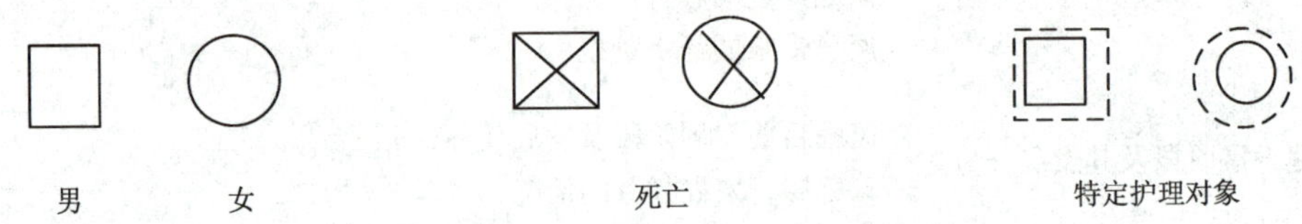

图5-2　家庭结构图常用符号

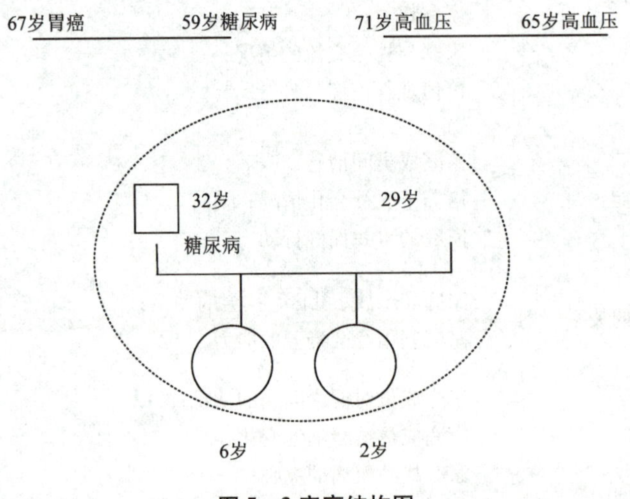

图5-3 家庭结构图

(2)家庭功能评估表又称为家庭关怀度指数，是用来快速检测家庭功能的问卷，反映家庭成员对家庭功能的主观满意度，适宜在基层工作中使用。该问卷共5个题目，每个题目代表一项家庭功能，分别为适应度(adaptation)、合作度(partnership)、成熟度(growth)、情感度(affection)及亲密度(resolve)，故又称APGAR家庭功能评估表(表5-3)。该表评分标准：7~10分，家庭功能良好；4~6分，家庭功能中度障碍；0~3分，家庭功能严重障碍。

表 5－3　APGAR 家庭功能评估表

	经常（2 分）	有时（1 分）	几乎从不（0 分）
1. 当我遇到问题时，能从家人处得到满意的帮助（适应度）	□	□	□
2. 我很满意家人与我讨论事情以及分担问题的方式（合作度）	□	□	□
3. 当我希望从事新的活动或发展时，家人能接受且给予支持（成熟度）	□	□	□
4. 我很满意家人对我表达感情的方式以及对我情绪的反应（情感度）	□	□	□
5. 我很满意与家人共度时光的方式（亲密度）	□	□	□

3. 注意事项

确定优先项目，即确定优先干预的健康问题和行为问题。实施家庭护理程序的过程中要注意以下几个方面。

（1）收集资料要全面，要从家庭成员处获得有价值的资料。家庭护理评估时应运用多种方法收集资料，其主要方法是进行家庭访视，收集有价值的资料。收集资料时除收集家庭中成员健康状况的相关资料外，还要注意收集与家庭功能、家庭发展阶段、家庭环境及家庭利用资源状况的相关资料，且要考虑家庭发展的动态变化、患者和家庭成员间的关系等。所以护士必须在和家属建立相互信赖关系的基础上，才能挖掘和发现存在于家庭深层的健康问题。

（2）正确地进行分析资料和作出判断。通过家庭健康评估，可以发现家庭的健康问题是多方面、多层次的。家庭健康的护理比医院患者的护理复杂，社区护士应充分认识到家庭的多样性。因为即使是同样的健康问题，在不同家庭背景下其处理方法具有独特性。正确地分析资料和判断问题十分重要。

（二）家庭健康护理诊断（问题）

家庭健康护理诊断（问题）是社区护士依据护理评估所收集的资料，判断家庭存在的问题、确定需要援助项目的过程。

1. 家庭护理诊断（问题）步骤

（1）提出护理诊断（问题）　在分析和诊断过程中，护士应该判断哪些问题家庭能够自己解决，哪些问题需要护理干预并能通过护理干预解决，哪些问题需要其他领域人员解决。然后，对家庭不能够自己解决而须通过护理干预才能解决的健康问题，提出护理诊断。

（2）护理诊断（问题）排序　护士在提出护理诊断后，应该分辨出问题是现存的、潜在的，还是可以再改进的。此外，还须判断护理诊断的正确性，并根据问题的严重程度，按“由急到缓、由重到轻”的原则将护理诊断排序。把对家庭威胁最大的、造成后果最严重的、家庭亟待解决的健康问题排在第一位，并立即拟定计划，优先解决。

2. 家庭护理诊断(问题)名称

根据 NANDA 的人类反应型态分类方法，家庭健康护理诊断名称常用的包括以下项目。

(1)照顾者角色紧张。

(2)有照顾者角色紧张的危险。

(3)父母角色冲突。

(4)有父母不称职的危险。

(5)父母不称职。

(6)有亲子依恋改变的危险。

(7)无效性生活。

(8)性功能障碍。

(9)妥协性家庭应对。

(10)无能性家庭应对。

(11)有增强家庭应对的趋势。

(12)家庭执行治疗方案无效。

(13)知识缺乏(特定的)。

(三)家庭健康护理计划

家庭护理计划的制订应以家庭护理诊断为根据，结合家庭实际情况，充分发挥家庭现有优势资源解决健康问题。家庭护理计划制订包括确定目标(短期目标和长期目标)、寻找家庭内外部资源、确认可使用的方法、拟定护理措施、决定优先顺序。在护理计划制订过程中，社区护士应注意以下原则。

(1)相互性　社区护士必须认识到家庭有权对自己的健康做出决定，护士的功能是为家庭提供信息指导和辅助家庭完成计划。护士应鼓励每个家庭成员参与到对自己和家人的照顾和护理计划中，并且确保每个家庭成员都参与到家庭护理活动中。

(2)独特性　尽管部分家庭会有类似或相同的健康问题，但每个家庭需要的护理干预不尽相同。家庭的结构、价值观、资源及功能水平等都会影响护理活动的选择。所以，对每个家庭的护理计划都必须是独特的，适合于各自家庭的特点。

(3)实际性　社区护士初次对家庭评估时可能发现很多问题，但并不意味着都能解决。由于时间、家庭资源、社区资源的限制，在设立目标时，社区护士需要考虑是否有解决这些问题的资源，设立的目标及计划采取的措施是否符合实际。另外，在一定程度上，家庭功能水平也影响目标的层次。

(4)意愿性　一个家庭的信念和价值观直接影响他们对形势的反应，结合了家庭价值观和信念的护理计划比违背他们的护理计划有更大的成功率。

(5)合作性　护理计划必须与其他所有医务工作人员的活动相结合，充分利用资源，避免重复。否则，会妨碍家庭健康的促进和维护。

（四）家庭健康护理实施

家庭健康护理实施是将家庭健康护理计划实施的过程，包括一般家庭护理和家庭咨询两种类型。主要实施者是家庭成员自己，社区护士的任务如下。

1. 援助家庭成员

帮助家庭成员掌握与疾病相关的知识；帮助家庭成员掌握促进健康、预防疾病的具体方法；培养家庭成员应对健康问题的基本能力；指导家庭成员掌握照护患者的日常生活技巧和相关护理技术；给患者家庭成员提供心理支持，增强患者家庭成员与疾病作斗争的信心；促进家庭成员正确认识和判断家庭发展任务及家庭功能。

2. 促进家庭成员间的互动

促进家庭成员相互理解、沟通；调整家庭成员的情绪和成员间的关系；协助家庭成员改变角色功能并学会自身调节。

3. 促进家庭与社会的关系

调整社会资源，提高家庭成员的决策力，使家庭与社会之间保持协调适应关系。

（五）家庭健康护理评价

家庭护理评价贯穿于整个家庭护理过程的始终。在评估阶段，评价所收集的资料是否完整，是否利于确定家庭主要的健康问题。在护理诊断阶段，评价是否围绕家庭健康的主要问题提出护理诊断，护理预测是否切合家庭实际，家庭成员对护理诊断和预测的反应如何。在计划阶段，评价是否充分根据家庭的资源优势来制订家庭护理计划，家庭成员是否都赞成及支持制订的护理计划。在实施过程中，运用评价标准衡量家庭护理的结果。另外，还应评价家庭护理计划执行是否顺利。如果家庭护理计划执行不顺利，护士应和家庭一起讨论并确定影响护理计划执行的因素，并采取措施消除障碍。

评价包括形成性评价和总结性评价。形成性评价是对护理过程进行评价，根据评价的结果，修改和补充护理诊断、护理计划和评价标准。在对护理措施评价时，护士可通过如下问题进行评价：护理措施是否增强了家庭及其成员的独立性；家庭及其成员目前的信息和技能水平是否与护理措施的要求一致；护理活动是否加强了家庭应对能力；家庭及其成员是否有足够的决心和动力来完成护理计划；家庭是否有足够的资源来落实护理计划。总结性评价是对家庭在接受护理干预后的结果是否达到了预期的效果进行评价。根据总结性评价的结果可决定是否结束家庭护理。

家庭护理的结束指护士与家庭的伙伴关系暂时解除，护士退出家庭系统。护士与家庭的伙伴关系解除应该写入家庭护理计划中，目的是要让家庭事先了解什么情况下护士会结束对家庭的护理，以使家庭为适应护士撤除对家庭的照顾和护理后的状况作好充分的准备。护士应该相信家庭能取得预期的结果。在结束阶段，护士可减少家庭访视的频率以利于家庭适应。家庭护理的结束时，最好和家庭一起召开总结性评价会，在会上，护士与家庭正式结束他们之间的关系，也可对家庭发出追踪的邀请，并给家庭一些建议。护士也可提前结束与家庭的关系，但必须与家庭说明提前结束的原因。家庭也可提出解除与护士合作的要求。家庭护理的结束过程是家庭护理程序的组成部分，这是与一般护理程序有所区别的地方。

第三节　家庭医生签约服务模式下的家庭照顾

预习案例

患者，女，60岁，家庭主妇。其丈夫王先生因脑出血瘫痪卧床3个月余，生活不能自理，目前在家中由其妻子护理。最近妻子出现头痛、烦躁、腰痛等，社区护士拟对其进行家庭访视。

思考

1. 社区护士访视前应做哪些准备？
2. 访视过程中的注意事项有哪些？

一、家庭医生签约服务模式

微课：家庭访视和居家护理

当前，我国医药卫生事业面临人口老龄化、慢性病高发和城镇化等诸多挑战，以医院和疾病为中心的卫生服务模式难以满足群众对长期、连续性健康照顾的需求。另外，居民看病集中到大医院，也不利于均衡医疗资源、改善就医环境、合理控制医疗费用等。国内外实践证明，推进家庭医生签约服务是保障和维护群众健康的重要途径，方便群众看病就医，有利于转变医疗卫生服务模式，让群众拥有自己的健康守门人，提高群众的健康水平。2016年，国务院医改办、国家卫计委等部门制定《关于推进家庭医生签约服务的指导意见》并下发推行。近两年来，全国各地加强制度设计，丰富服务内涵，在就医、用药、转诊、医保等方面实行差异化政策，引导居民有效利用签约服务。家庭医生“健康守门人”的职责和服务模式已逐步深入人心。

（一）签约方式

签约服务本着自愿的原则，有签约意愿和服务需求的居民，到附近的社区卫生服务机构、乡镇卫生院、村卫生室等基层卫生服务机构，选择一个家庭医生团队签订服务协议。协议涵盖签约服务的内容、方式、期限，双方的责任、权利、义务和其他事项。签约周期一般为一年，期满后居民可续约或选择其他家庭医生团队签约。

（二）签约人群

家庭医生签约服务优先覆盖重点人群，包括孕产妇、儿童、老年人、残疾人、严重精神障碍者，以及高血压、糖尿病、结核病等慢性病患者，贫困人口、计划生育特殊家庭。在此基础上，力争将签约服务扩大到全人群。

（三）签约服务内容

签约居民能获得包括健康教育、居民健康档案管理、预防接种服务、儿童健康管理、孕产妇健康管理、65 岁以上老年人健康管理、高血压患者健康管理、糖尿病患者健康管理、肺结核患者健康管理、严重精神障碍者健康管理、中医药健康管理等国家基本公共卫生服务；同时，还提供包括疾病诊疗、常见病和多发病的健康咨询、就医路径指导和转诊预约等服务；有的地区还提供包括家庭病床、家庭护理等个性化服务内容。

（四）签约服务困境

签约服务在中国尚处于起步阶段，目前还存在着诸多的困难和问题。

（1）家庭医生特别是全科医生的数量不够，距 2020 年每万名城乡居民拥有 2 ~ 3 名合格的全科医生目标还有一定差距。

（2）签约服务质量不高，部分基层医疗卫生机构向居民提供的签约服务针对性不强，个性化居民健康需求签约服务不足，居民获得感不强。

签约医生服务案例

（3）部分地区家庭医生签约服务政策支持不到位，家庭医生团队激励机制不足。

（4）签约服务宣传力度不够，与居民预期存在差距。

课程思政

家庭医生签约服务助推健康中国梦

家庭医生签约服务是深化社区卫生服务改革的重点工作之一，该工作需要冷静分析、务实创新、审慎实施、稳步推进。既需要关注科学的签约机制的建立，也需要关注家庭医生能力的持续提升。相信在政府的高度重视和全体基层医务人员的共同努力下，家庭医生签约服务一定能助力分级诊疗和健康中国梦的实现。

二、家庭访视

家庭访视（home visiting）亦称为访视护理，作为重要的卫生服务形式，也是进行家庭护理的基本手段，已被社区和医院广泛利用，并与社区医疗、医院医疗一起构成了健康保障体系。社区护理人员通过家庭访视可为患者及其家庭提供有针对性的健康服务，包括基础性护理服务、健康教育、康复训练指导及预防保健服务。

（一）家庭访视概念

1. 家庭访视的定义

家庭访视指在服务对象家庭环境里，为了维持和促进个人、家庭、社区的健康而提供的护理服务活动。

社区护士通过访视服务对象的家庭，可及时对家庭作出健康评估，早期发现家庭成员中潜在或现存的健康问题，确认阻碍家庭及成员健康的相关因素，寻求在家庭内解决问题的方法，为居家患者或残疾人提供有效而适当的护理服务，促进家庭有效地利用社会资源，为家庭及其成员提供全面的医疗服务，促使家庭健康发展。

总之，家庭访视除了向护理对象提供护理服务外，也利于其他家庭成员参与进来，还可为整个家庭提供咨询、教育、预防和护理等综合性健康服务。

目前我国社区护理服务中开展的家庭访视，主要以有需要的个体为服务对象。除了临时的急诊性家庭访视外，更多的是为慢性病患者提供居家护理服务，以及为产褥期的妇女和新生儿提供居家保健服务。

2. 家庭访视的类型

根据访视目的可分为以下4类。

(1)预防、保健性家庭访视　进行疾病预防、保健方面的工作。主要用于产后家庭访视、新生儿家庭访视等。

(2)评估性家庭访视　评估个体、家庭的健康需要和状况，为制订护理计划提供依据。主要用于老年人、体弱者或残疾人的家庭环境评估，以及有健康问题的患者的评估。

(3)连续照顾性家庭访视　为有后续护理照顾需求的患者提供连续性的护理服务，主要用于慢性病患者、需要康复护理的患者及临终患者的居家护理。

(4)急诊性家庭访视　解决临时性的、紧急的情况或问题，具有随机性，如溺水、触电、外伤、家庭暴力等。

(二)家庭访视的对象及次数

1. 家庭访视对象

虽然辖区的所有居民都是家庭访视的对象，但由于辖区的人口和家庭较多，社区护士很难对所有的家庭进行访视。因此，家庭访视的开展主要集中在有健康问题或潜在健康问题的家庭，包括健康问题多发家庭、具有遗传性危险因素或有残疾者的家庭、具有慢性病患者且缺少支持系统的家庭、特困家庭、不完整家庭、功能不完善家庭等。

2. 家庭访视的次数

家庭访视的次数须根据家庭的具体情况(即家庭存在的问题和需要支持的程度)而定，还需考虑社区护理工作人员数量、护理对象需要解决的问题的缓急程度、护理对象和社区护士的工作时间、国家和地方制定的卫生服务政策，以及预算等。

(三)家庭访视的过程

1. 访视前的准备

家庭访视前的准备工作非常重要，是家庭访视成功与否的关键。准备工作包括访视对象的选择、确定访视的目标和计划、准备访视用品、安排访视路线。

(1)选择访视对象　社区护士应在有限的时间、人力的情况下，有计划、有重点、有目的地选择访视对象。选择访视家庭时，应优先考虑有传染病的家庭、群体性健康问题家庭(如集体食物中毒)、健康问题对生命有严重影响的家庭、健康问题影响多个家庭成员的家庭、易产生后遗症的健康问题的家庭、利用卫生资源能控制疾病的家庭。

(2)确定访视的目的　社区护士在家访前必须要有明确的访视目标并制订详细的护理计划，才能取得较好的效果和效益。

①第一次访视，社区护士应先通过以下几方面了解受访家庭的情况，即家属到社区卫生服务中心(站)寻求帮助或进行健康咨询时提出的问题及提供的资料、健康档案资料、患者住院的治疗和护理资料等。根据家庭情况及家庭求助时所提出的要求，明确访视目的，并制订初步的访视计划。

②对家庭进行连续性的管理与护理时，每次访视前应对上一次访视进行总结和评价，查漏补缺，重新修订访视计划，并制定新的访视目标。通过一段时间的访视管理后，还需依据目标评价的结果，检验目标设定是否正确、是否需要制订新的计划、是否需要继续管理或结束现阶段的访视。

(3)准备访视用品　社区护士访视前要对访视包中物品进行准备和核对。访视包内的物品应根据访视目的和访视对象确定。

访视物品分为两类。一类是访视前应准备的基本物品：①体检工具，如体温计、听诊器、血压计、手电筒、量尺等；②常用消毒物品和外科器械，如75%乙醇溶液、碘伏消毒液、棉球、纱布、剪刀、止血钳等；③隔离用物，如消毒手套、口罩、帽子、工作服等；④常用药物及注射工具；⑤其他，如记录单、健康教育材料及地图、电话本等。另一类是根据访视目的增设的物品，如新生儿家访时需携带体重秤、有关母乳喂养和预防接种的宣传材料等。可利用的一般家用物品，如浴巾、各种玩具等，在确认家庭具备的情况下可不用准备。

(4)联络被访家庭　具体访视时间一般需要事先与访视家庭预约，一般通过电话预约。如果想要了解因为预约使家庭有所准备而掩盖了的真实情况，可以安排临时性突击访视。

(5)安排访视路线　社区护士一般根据访视顺序由远而近或由近而远安排一天的访视路线，但也要考虑各家庭实际情况灵活安排访视顺序和路线。如同一天访视多个家庭，其访视的优先顺序如下：①新生儿或免疫力缺陷者(如器官移植术后)；②访视有时间限制者；③病情较重者；④一般访视对象；⑤有传染性或感染性疾病者应最后访视。安排好访视路线后，应在访视机构留下出发时间、路线及预定回归时间和被访家庭的住址和联络方式，以便有特殊情况时，社区卫生服务机构能尽早与访视护士取得联系。

2. 访视中的工作

(1)初次访视　初次访视相对而言是较困难的，社区护士在一个陌生的工作环境，首先需与被访家庭建立合作关系，获取家庭基本资料，初步确定家庭主要健康问题，并进行相应的指导。初次访视时，社区护士应注意对急需支持的家庭抓紧时机立即安排访视，如访视对象为患病初期、刚出院或刚分娩后。因为在这段时间访视对象期望支持和指导的需求很强烈，指导效果明显。初次访视过程应注意以下几点。

①建立信任关系：初次访视是以后访视的重要基础。因此，社区护士需与服务对象及其家庭建立友好、信任、合作的关系。这种关系的建立影响整个访视时期，护理目标

的实现与服务对象和家庭成员的配合密切相关，必要时可签订家访协议。

②评估、计划与实施：访视工作应按护理程序进行。家访评估包括个人、家庭和环境评估。我国目前对访视家庭的评估通常包括家庭一般资料、家庭的决策人、家庭功能、与治疗有关的家庭环境、家庭成员健康知识水平，资源利用状况等。

根据评估结果，社区护士应与服务对象共同商讨，确定家庭主要健康问题，制订合理可行的家庭护理计划，并根据需要完成护理和健康指导工作。

③简要记录访视情况：访视中需对收集到的重要主客观资料和提供的护理服务进行简要的记录，具体包括访视日期、到访和离开时间、访视人员、患者病情进展情况、访视人员提供的护理服务等。记录的重点为护理人员提供的护理服务及患者的反应。注意记录时要简洁，不要为了记录而记录，忽略了访视对象的语言或其他信息。

④结束访视：与被访视对象一起简要总结此次家访。若被访视对象的健康问题已解决，即可结束访视服务；若健康问题尚未完全解决，需与访视对象共同决定是否需要下次访视及确定下次访视的时间。

(2)连续性访视　社区护士访视前需对上次计划进行评价和修订，访视中应按新制订的访视计划进行护理和健康指导，同时也应不断地收集资料，以便及时发现健康问题是否有变并解决。

3. 访视后的工作

(1)做好物品的消毒与补充　访视回来后，及时洗手，整理访视包，做好常规消毒，废弃用品处理，并补充访视包内的物品。

(2)记录和总结　访视结束后，为了维持护理工作的连续性并方便社区其他卫生服务人员访视家庭提供综合服务，应及时整理补充家访记录，包括检查结果、现存的健康问题、协商内容和注意事项、护理对象的反应等。

(3)修改护理计划　根据新收集的家庭健康资料和新出现的问题，修改、完善护理计划。如被访视对象的健康问题已解决，终止家庭访视。

(4)护理效果评价　及时分析和评价访视护理效果和访视目标达成情况。

(5)协调合作　通过交班、个案讨论、汇报等方式，与社区其他卫生服务人员交流访视对象的情况，商讨解决办法。如果现有资源不能满足访视对象的需求，或该问题不能在社区护士职权范围内得到解决时，应安排访视对象转诊或联系其他社区资源。

(四)家庭访视时的注意事项

(1)着装与态度　着装要选择整洁、便于工作、适合社区护士身份的服装。态度要稳重大方、合乎礼节，能表示出对访视家庭的关心和尊重。社区护士应学会利用人际沟通技巧与被访家庭间建立信任关系。

(2)访视时间　访视时间一般在 20 min 至 1 h。最好在家庭成员都在的时间段进行家访，同时要避开吃饭、午睡和会客时间。

(3)伦理　社区护士应保守被访视家庭的秘密。同时应注意不要让自己的态度、价值观、信仰等影响被访视对象作出决策。在与被访视对象建立良好的信赖关系的同时，也要注意不能对某一家庭成员特别亲热，以免被认为结成不适当的同盟关系。

(4)服务项目与收费　社区护士应在访视前与被访视对象明确收费项目与免费项目。家访人员一般不直接参与收费，不得接受礼金、礼物等。

(5)安全　由于家庭的情况复杂，社区卫生服务机构应建立相应安全制度，社区护士在家访过程中应考虑安全问题，按照相关规定进行工作。

①访视前应了解被访个体和其家庭情况，在机构留下家访的行程计划，尽量在计划时间内进行访视，特殊情况应征得机构同意并要求有人陪同访视。

②保证访视对象安全，如在访视中认为被访家庭中有人处于危险状态，必须立即给予处理，同时要报警或通知急救中心；访视包应放在视野内，以免小孩玩弄。

③家访时，不要佩戴贵重首饰，要穿舒适鞋子，随身带上身份证、工作证、移动电话和零钱，以备急用。

④注意交通安全，应注意观察访视周围的环境，家访的路程须经过一些偏僻的场所或评估访视家庭有潜在危险时，护士有权要求人员陪同。

⑤访视时尽量要求护理对象的家属在场，沉着应对突发事件。如遇到发怒、敌意、情绪异常的访视对象，社区护士可在提供急需的护理后立刻离开现场。如在访视对象的家中看到，如酗酒、打架、有武器、吸毒等不安全因素，应立即离开，并酌情报告相关部门。

⑥做好相关记录和文件的签署，掌握职业范围知识，避免医疗纠纷，慎重对待无把握或没有定论的信息。

三、家庭病床

家庭病床指选择适宜在家庭环境下进行医疗或康复的病种，以家庭作为治疗护理的场所，为患者开展连续的、系统的基本医疗护理服务的形式。

家庭病床使医务人员走出了医院大门，更大限度地满足了社会医疗护理需求。既利于患者的康复，又可减轻家庭经济负担和人力负担。家庭病床的服务范围从治疗扩大到预防，从生理扩大到心理，从技术活动扩大到社会活动，发展家庭病床，是医疗卫生工作改革的重要组成部分。这促进了医疗资源的有效利用和重新分配，加快了病床的周转率，降低了住院费用，减轻了家庭的经济负担，保持了治疗的连续性，避免了住院造成的交叉感染。

在我国，家庭病床是20世纪50年代首先在天津兴起的，很快就普及到了全国，但由于各种原因，未很好坚持。第二次全国范围内家庭病床的建立是在20世纪80年代作为一项城市医院改革措施而兴起的。到1984年上半年，据全国23个省、自治区、直辖市的不完全统计，全国已建立家庭病床20余万张。为加强对家庭病床的管理，充分发挥家庭病床的作用，卫生部于1984年12月颁布了家庭病床暂行工作条例，家庭病床工作开始向经常化、制度化发展。目前，家庭病床在全国各地展开，但没有统一要求，根据地区特点和需要制定相应政策和制度，部分地区把其纳入医疗保险范围。

（一）家庭病床服务的目的

为慢性疾病和不能自理的患者提供安全的支持，提高患者的自主能力、机体的功能和生活质量，并尽可能稳定或延缓慢性疾病的发展。

(二)家庭病床的服务对象

(1)无需住院治疗的慢性疾病患者，如冠心病、高血压、肺源性心脏病、心脑血管意外、糖尿病、肿瘤、精神病等患者。

(2)经医院住院治疗，病情已稳定，但仍需继续治疗或康复的患者，如创伤骨科康复期患者。

(3)限于病情和各方面条件，只能在家接受特殊治疗的患者，如在家中氧疗者、家庭中央静脉营养者等。

(4)晚期肿瘤需要化疗、营养支持和减轻痛苦的患者。

(5)其他适合于家庭内治疗的患者。

(三)家庭病床服务的内容

具体内容有：①建立家庭病床病历，制定具体治疗和护理方案；②定期访视、送医送药、提供各种必要的检查和治疗手段；③向医生报告病情变化；④指导患者合理的生活、营养；⑤指导患者及其家属有关隔离消毒等措施；⑥并发症的预防和治疗；⑦介绍家庭护理目的并指导患者或其家属正确使用家庭医疗器械；⑧褥疮的预防和处置；⑨卫生保健知识宣传。

(四)家庭病床的管理制度

1. 建床制度

(1)凡经门诊或出诊医生诊治后，认为需连续出诊两次以上继续治疗，在征得患者和家属同意后，可通知家庭病床科(组)，由主管医生作出决定，并开具建立家庭病床通知单，办理建床手续。

(2)填写家庭病床登记册(登记项目包括编号、床号、姓名、性别、年龄、住址、联系人、建床诊断和日期、转归等)，且在填好家庭病床一览表、索引卡后，通知所属科室的家庭病床经管医生。

(3)同一患者，在同一时期需由两个以上科室诊治时，以主要疾病科作为建床科，另一科配合诊疗，不同时建床。

(4)过去建立过家庭病床，需再次建床时用原来的号码，不另编号。

2. 查床制度

(1)经管医生在接到建床通知后应尽快诊视患者，在 24 h 内完成建床病史采集，并及时做出处理措施。

(2)根据患者的病情决定查床次数，一般每周 1 ~2 次，病情多变或重病者应增加查床次数，疑难或危重患者要及时向上级医生汇报并安排转诊。

(3)二级查床由家庭病床科(组)长或各科的主治医生或高年资医生负责。对新建床的查床要在 3 日内进行，要审查经管医生的诊断和治疗计划，指导并修改病历；对已有病床要了解其病情和治疗效果，及时修正并补充诊疗措施，做好质量把关和带教工作。

(4)查床时应仔细询问病情，进行必要的检查与治疗，注意患者的心理、饮食、卫生、所处环境情况等，并向家属说明护理要点和注意事项。对危重患者做好转院的准备。

(5)做好病程记录、治疗记录。

3. 撤床制度

(1)经治疗后，病情痊愈、好转、稳定或治疗告一段落，不需继续观察时，由经管医生决定，上级医生同意后，予以撤床，开具撤床证，到指定部门办理撤床手续。

(2)撤床时，经管医师及护士应向患者及其家属交待撤床后注意事项，写撤床小结，并填好索引卡。

(3)病情不宜撤床，患者或其家属要求撤床，劝解无效，可办理自动撤床手续，需将自动撤床情况记录于撤床小结中。

4. 护理工作制度

(1)护理人员应热情主动为患者服务，认真执行医嘱，及时上门进行各项治疗和护理工作。

(2)护理人员上门服务，应取得患者及其家属的配合，并指导患者及其家属做好力所能及的日常生活护理。

(3)按照护理操作常规进行各项护理。执行医嘱和各种治疗时，应仔细核对，以免发生差错，严格执行无菌操作，并向患者及其家属交待注意事项和出现问题时的处理方法，以防意外的发生，必要时要增加上门巡视次数。

(4)上门进行家庭治疗和护理时，应仔细观察患者病情和心理变化，发现问题及时通知经管医生，并配合家属做好患者的心理护理。

(五)家庭病床的护理程序

家庭病床护理是社区护士以患者为中心，以家庭为单位，在护理对象家庭环境中实施的护理。护理的宗旨是以护理程序为框架，向服务对象提供全面的、系统的、整体的护理。护理程序的步骤如下。

(1)评估　社区护士通过与患者及其家属的交谈、查体，以及参阅其他医务人员的记录等了解患者和其家庭有关资料与信息，并对患者的资料和其家庭资料进行评估。

(2)诊断　将收集的资料进行分析、整理后，确定患者和其家庭的需求或健康问题。

(3)计划　根据患者和其家庭健康问题的缓急程度给予排序，最急需解决的健康问题优先排列，并设立长期目标和短期目标，根据目标制定相应的护理措施。

(4)实施　社区护士到患者家中，依据护理计划所设计的护理措施进行护理，同时对家庭进行教育，以配合护理实施。护理操作后将病情治疗、护理情况记录于患者的护理病历中。

(5)评价　社区护士评价护理目标是否完成，如目标已完成可终止护理活动，若目标没有完成，需重新修改护理计划或改变护理措施。对病情严重的患者应及时汇报上级医生会诊，修整护理治疗方案。

（李萍）

本章小结

家庭是指以婚姻关系为基础的，以血缘关系或收养关系为纽带，有共同生活活动的基本群体。分为核心家庭、主干家庭、联合家庭、单亲家庭等几种类型。家庭结构、功能、生活周期、家庭资源与危机等影响家庭健康。

家庭健康护理指为了促进家庭及其成员达到最高健康水平，以家庭为单位，对问题家庭或脆弱家庭进行的护理实践活动。社区护士应以家庭护理理论为指导，按照家庭护理程序开展工作。

家庭医生签约服务是保障和维护群众健康的重要途径，方便群众看病就医，有利于转变医疗卫生服务模式，社区护士应通过开展家庭访视、家庭病床等服务做好家庭护理。

客观题测验

主观题测验

第六章

社区儿童及青少年保健与护理

PPT：社区儿童及青少年保健与护理

学习目标

1. 识记：社区儿童及青少年保健的目标、意义和内容；儿童及青少年生长发育的规律和主要的监测指标；儿童预防接种的准备及注意事项；儿童预防接种的反应与处理。

2. 理解：影响生长发育的因素；各年龄期儿童及青少年保健指导内容；儿童及青少年常见健康问题及社区护理。

3. 运用：根据儿童及青少年的实际情况，查阅资料，为儿童及青少年制定合适的保健要点。

儿童保健指通过研究儿童的生长发育规律及其影响因素，采取有效措施保护和促进儿童身心健康及社会能力的发展。青少年是儿童到成年人过渡的时期，这一时期生理上快速成熟，但心理、行为、社会学方面发育相对滞后，会出现一些特有的问题。因此，关于青少年保健不仅要关注生理发育和心理发展，同时对青春期发育过程中的一些特有健康问题也应给予高度重视。

课程思政

我国儿童保健的起源

在我国丰富的医学典籍及历代名医传记中，经常可见到有关儿童保健、疾病预防等方面的记载。例如，《黄帝内经》是我国现存最早的一部医学经典著作，其中记载了儿童的一些病症；《备急千金要方》是唐代杰出医学家孙思邈所著，比较系统地解释了儿童的发育过程，并重视儿童保育和预防，提出了儿童喂养和清洁等方面的护理原则。我国的传统医学应得到我们的尊重、爱护，并传承。

第一节 概述

儿童是社区卫生服务的重点保健人群。儿童的健康关系着一个国家的未来，决定着一个国家未来人口的素质。目前，国际上儿童生命健康指标被作为衡量人民健康水平和经济社会发展的重要指标之一。处于不同时期的儿童，在生理特点、健康状况及生存方式等方面，与普通成年人有着不同的健康需求，是需要社会特殊关注的人群。19 世纪末 20 世纪初，儿童保健被纳入到公共卫生的重要内容中。因此，儿童的健康已成为世界各国卫生系统努力的方向之一。

一、社区儿童及青少年保健的目标

儿童及青少年保健是一项根据人生长发育特点而开展的以儿童及青少年为对象的健康保健及护理工作。社区护士应了解各年龄期儿童及青少年生长发育规律和其影响因素，并依据其生长发育特点，实施系统的、连续的保健服务。WHO 指出儿童保健的目标是保障每个儿童都能在健康环境中成长，包括得到充足的营养，接受适宜的健康指导，获得合理有效的卫生资源、爱及安全感。

二、社区儿童及青少年保健的意义

1. 促进儿童的早期教育

社区卫生保健人员可从胎儿娩出后开始对新生儿及其家庭成员进行家庭访视，来实现早期的保健指导。社区儿童保健有利于对社区儿童实行集中统一的管理，便于普及儿童早期教育。

2. 促进儿童及青少年健康成长

社区卫生机构除按免疫程序进行预防接种外，还应定期进行体格检查、生长发育和心理行为发育评估等保健服务，为儿童健康成长保驾护航。

3. 预防儿童及青少年常见病、多发病

可通过多种途径、多种方法、多种形式普及儿童和青少年常见健康问题、疾病防治知识以及青少年青春期性教育等方面的知识。

4. 降低儿童患病率和死亡率

在各年龄段的健康管理中，如发现感染性和传染性疾病、营养不良、贫血等儿童高发疾病以及危险事物时，社区卫生保健人员可及时给予指导和转诊建议。

三、社区儿童及青少年保健的内容

生长发育过程分为胎儿期、婴儿期、幼儿期、学龄前期、学龄期、青春期 6 个阶段。胎儿期指自受精卵形成至出生前。婴儿期指自出生到 1 周岁之前。幼儿期指自满 1 周岁到满 3 周岁之前。学龄前期指自满 3 周岁到 6 ~ 7 岁入小学前。学龄期自 6 ~ 7 岁入小学始到进入青春期前。青春期年龄范围一般在 10 ~ 20 岁，女孩青春期开始和结束年龄都

比男孩早 2 年左右。其中婴儿期、幼儿期和学龄前期的儿童统称为学龄前儿童；学龄期和青春期的儿童统称为学龄期儿童，各年龄期之间既有联系又有区别，并不是截然分开的。社区儿童及青少年保健的内容主要包括两方面：学龄前儿童保健和学龄期儿童保健。

第二节　社区儿童及青少年生长发育的规律及生长发育监测

一、生长与发育的概念

生长是指随着年龄的增长，各器官、系统的长大，主要表现为形态变化，可以通过具体的测量值来表示，是“量”的改变。发育是指细胞、组织、器官分化与功能成熟，为“质”的变化，包括情感－心理的发育成熟过程。生长和发育密不可分，生长过程伴有发育成熟，两者共同表示机体连续渐进的动态变化过程。生长过程中量的变化可在一定程度上反映器官、系统的成熟状况。

二、生长发育的规律

微课：社区儿童及青少年生长发育的特点、检测与评价

（一）生长发育的连续性和阶段性

整个儿童及青少年时期，生长发育是一个连续不断的过程，但生长速度呈阶段式。例如，在儿童生长过程中出现的两个生长高峰，出生后第一年体重和身长增长最快，为第 1 个生长高峰；第 2 年后生长速度逐渐减慢，至青春期又迅速加快，出现第 2 个生长高峰。

（二）各系统器官发育的不平衡性

各系统器官的发育有先有后、快慢不一，与其在不同年龄的生理功能有关。例如，神经系统发育早于其他系统；淋巴系统在儿童时期迅速生长，于青春期前达高峰，后降至成人水平；生殖系统发育最晚；其他系统，如呼吸、循环、消化、泌尿系统等，其发育基本与体格生长平行。各系统生长发育的不平衡使生长发育速度曲线呈波浪式。

（三）生长发育的顺序性

生长发育通常遵循由上到下、由近到远、由粗到细、由低级到高级、由简单到复杂的顺序或一般规律。

（四）生长发育的个体差异

受遗传、环境因素的影响，儿童生长发育存在着较大的个体差异，每个人生长的“轨迹”不完全相同。因此，儿童的生长发育水平有一定的正常范围，所谓正常值不是绝对的，评价时必须考虑各种因素对个体的影响，并应做连续动态的观察，才能做出正确的判断。

三、影响生长发育的因素

遗传因素和环境因素是影响儿童生长发育的两个最基本因素。遗传因素决定了生长发育的潜力，而环境因素决定了生长发育的最终水平，两者相互作用。

（一）遗传因素

儿童生长发育的"轨迹"或特征、潜力、趋势等，由父母双方的遗传因素共同决定。种族、家族的遗传信息影响深远。男女性别也可造成生长发育的差异。例如，男孩的平均身高、体重高于同龄女孩。因此，评价儿童生长发育时应分男、女标准进行。

（二）环境因素

1. 营养

均衡合理的营养是儿童生长发育的物质基础，年龄越小受营养的影响越大。

2. 疾病

任何引起生理功能紊乱的急、慢性疾病均可直接影响儿童的体格生长。如先天性疾病、慢性腹泻、内分泌疾病等。

3. 孕母情况

胎儿在宫内的生长发育情况与孕母的生活环境、营养、情绪、健康状况等密切相关。

4. 生活环境

居住环境、卫生条件、健康的生活方式、父母育儿观念、亲子关系、医疗保健服务、教育体制等都会直接影响儿童的体格生长和神经心理发育。

四、生长发育的监测

儿童体格生长发育常用指标有体重、身高（长）、坐高（顶臀长）、头围、胸围、上臂围等。

（一）体重

男童和女童的标准体重参照表

体重是身体各器官、组织及体液的总重量，是反映儿童体格生长，尤其是营养状况的最易获得的敏感指标，也是儿科临床计算药量、输液量等的重要依据。儿童体重增长为非匀速增长，存在个体差异，故大规模儿童生长发育指标测量所得数据的均值只能作为参考。评价某一儿童的生长发育状况时应连续、定期监测体重，测量前应尽量少穿衣服（但要注意保暖），排空大小便。我国儿童体格发育调查结果显示新生儿平均出生时的体重：男婴（3.33 ±0.39）kg，女婴为（3.24 ±0.39）kg。

（二）身高（长）

男童和女童的标准身高参照表

身高（长）指自头顶至足底的垂直距离，是头、躯干（脊柱）与下肢长度的总和。3 岁以下儿童采用仰卧位测量，称为身长；3 岁以后采用身高测量仪立位测量，称为身高。新生儿出生时身长平均为 50 cm，1 岁时身长约为 75 cm。2 ~ 12 岁身高（长）的估算公式如下表（表 6 - 1）。

表 6 - 1　正常儿童体重、身高估算公式

年龄	体重（kg）	年龄	身高（cm）
12 个月	10	12 个月	75
1 ~ 12 岁	年龄（岁）×2 +8	2 ~ 12 岁	年龄（岁）×7 +75

（三）坐高（顶臀长）

坐高指自头顶至坐骨结节的长度。3 岁以下采用仰卧位测量，称为顶臀长；3 岁以后采用坐高测量仪坐位测量，称为坐高。坐高反映头颅与脊柱的生长。

（四）头围

头围指自眉弓上缘经枕骨结节绕头一周的长度，是反映脑发育和颅骨生长的一个重要指标。3 岁以内常规测量头围。胎儿时期脑发育居所有系统发育的领先地位，故出生时头围相对较大，平均 34 cm，1 岁时约 46 cm，2 岁时约 48 cm。

（五）胸围

胸围指自乳头下缘经肩胛骨下角绕胸一周的长度，反映肺和胸廓的发育。出生时胸围比头围小 1 ~2 cm，32 ~33 cm。1 岁时胸围约等于头围。1 岁以后胸围发育开始超过头围，1 岁至青春前期胸围超过头围的厘米数约等于儿童年龄（岁）减 1。

（六）上臂围

上臂围是指沿肩峰与尺骨鹰嘴连线中点绕上臂一周的长度，反映上臂骨骼、肌肉、皮下脂肪和皮肤的发育水平。常用以评估儿童营养状况。评估标准：营养良好，上臂围 >13.5 cm；营养中等，上臂围 12.5 ~ 13.5 cm；营养不良，上臂围 <12.5 cm。

课程思政

尊重儿童生长发育规律，切勿拔苗助长

儿童生长发育遵循一定的生长轨迹。当儿童营养不良、患病或缺乏相关激素时，生长发育会渐渐偏离轨道，出现生长发育迟缓。当迟缓的因素被去除，就会出现追赶生长的现象。追赶生长是人类的一种生长特性，有利有弊。好的方面，这是生长和发育恢复健康的一个必需特征；不好的方面，过度的追赶会造成远期的健康危害。因此，在进行儿童保健时，必须权衡利弊，需要“适当地”追赶生长，切勿“拔苗助长”。

第三节 各年龄阶段儿童及青少年健康促进

预习案例

某社区护士对辖区内的一个婴儿家庭进行访视。该家庭有一个6个月大的婴儿，男，纯母乳喂养，主要由母亲照顾，很少外出。社区护士评估结果：男婴，体重8.4 kg，身长68 cm，头围43 cm，胸围42 cm，能双手向前撑住独坐，能听懂自己名字，头发稀疏，有枕秃，胸廓无畸形；婴儿白天睡眠好，晚上哭闹，易惊醒，睡眠差；母亲精神状况欠佳，食欲可，睡眠不足。经询问得知：母乳是否充足表示不知道用什么方法衡量母乳是否充足，平时小孩哭就给母乳；因太劳累，母亲打算断乳；小孩从未补充过维生素D。查看预防接种本，小孩未及时接种疫苗。

思考

1. 该男婴体格生长发育是否正常？
2. 该男婴在健康保健方面存在哪些问题？
3. 社区护士应为他们提供哪些护理援助？

微课：各年龄阶段儿童健康促进

一、学龄前儿童社区保健指导

（一）新生儿期保健指导

新生儿脱离母体后开始独立生存，需经历解剖、生理上的巨大变化，所处的内外环境也发生了根本变化，加之其各系统器官尚未发育完善，对外界环境适应性差，免疫功能低下，因此该期是儿童发病率和死亡率较高的时期。对新生儿期的保健指导主要通过社区护士的家庭访视来完成，保健指导内容如下。

1. 生长发育特征

①生理性体重下降；②新生儿黄疸；③脐带脱落；④呼吸频率与心率：新生儿安静时呼吸频率为40次/分，心率90～160次/分；⑤胸围小于头围1～2 cm；⑥新生儿初期体温波动较大，环境温度过低易发生低体温；环境温度过高、进水少及散热不足可使体温增高，发生脱水热；⑦新生儿食管下端贲门括约肌发育不成熟，胃呈水平位，幽门括约肌较发达，易发生溢奶；⑧胎便的排出；⑨觅食反射、吸吮、抓握、拥抱等条件反射。

2. 保健指导内容

(1)合理喂养。

新生儿的喂养方式有3种，分别为母乳喂养、混合喂养和人工喂养。

①母乳喂养：母乳是新生儿天然的最佳食品，应鼓励和支持母乳喂养，广泛宣传母乳喂养的优点，指导乳母学会正确的哺乳技巧和方法，学会观察乳汁分泌是否充足和新生儿吸吮是否有力。判断母乳充足的方法有：新生儿哺乳后安静入睡，大小便正常，体重正常增长；乳母可有乳房胀痛感或乳汁溢出浸湿胸前衣服等的现象。纯母乳喂养可满足6个月以内婴儿全部营养的需要。从6月龄起，在合理添加其他食物的基础上继续母乳喂养至2岁。

母乳喂养的相关知识

②混合喂养：母乳与配方奶或其他动物乳同时喂养婴儿称为混合喂养，分补授法和代授法两种。补授法是补充母乳量不足的方法，母乳喂哺次数不变，以刺激母乳分泌，每次哺喂时，先喂母乳，将两侧乳房吸空后，再用配方奶补充母乳不足。补授的乳量根据婴儿食欲及母乳分泌量而定，即"缺多少补多少"。代授法是用配方奶或动物乳一次或数次替代母乳的方法，一般用于4～6月龄以后无法坚持母乳喂养的情况，可逐渐减少母乳吸养的次数，用配方奶或动物乳替代母乳。

③人工喂养：用配方奶或动物乳完全替代母乳喂养的方法，称为人工喂养。同母乳喂养一样，人工喂养也需要有正确的喂哺技巧。

喂养次数：因婴儿胃容量较小，出生后3个月内可按需喂养。3个月后婴儿可建立自己的进食规律，此时应开始定时喂养，每3～4 h喂1次。允许每次喂奶量有波动，应避免采取不当方法刻板要求婴儿摄入固定的奶量。

喂养方法：在婴儿清醒状态下，采用正确姿势喂哺，并注意母婴互动交流。应特别注意选用适宜的奶嘴，测试奶液的温度(奶液温度应与体温相似)，加强奶具卫生，喂哺时奶瓶位置与婴儿下颌成45°角，同时奶液宜即冲即食，不宜用微波炉加热奶，以避免奶液受热不均或过烫。

奶粉调配：应严格按照产品说明的方法进行奶粉调配，避免过稀或过浓，或额外加糖。

奶量估计：配方奶作为6月龄内婴儿的主要营养来源时，需要经常估计婴儿奶的摄入量，及时调整奶量。3月龄内婴儿奶量每天500～750 mL，4～6月龄每天800～1000 mL，逐渐减少夜间哺乳。

(2)日常护理。

①保暖：新生儿体温调节能力差，易受环境的影响，因此保暖很重要。新生儿居室应阳光充足，空气清新，温度宜保持在22℃～24℃，湿度保持在50%～60%，且应根据气温的变化随时调节环境温度和衣被包裹，以保持体温正常恒定。新生儿衣服和尿布宜选用柔软、吸水性好的棉布，不用纽扣，尽量宽松，使新生儿有自由活动的空间并易于穿脱。注意存放新生儿衣物的衣柜内不宜放置樟脑丸，以免发生新生儿溶血。

②沐浴：新生儿皮肤娇嫩，为保持其清洁，应每日沐浴。

沐浴前准备：备齐浴盆、大小毛巾、小儿衣服、尿布、75%乙醇溶液及棉签等用物，室温控制在26℃～28℃，关好门窗。操作者需洗净双手，先向浴盆内加入冷水再加热水，以手腕内侧试温，水温宜38℃～40℃。

沐浴操作顺序与注意事项：沐浴顺序依次为面、头、颈、上肢、躯干、下肢、腹股沟、臀和外生殖器；擦洗眼睛时应由内眦向外眦；洗头时防止耳朵进水，且勿按压前囟处；应注意皮肤皱褶处的清洁，如耳后、腋窝、腹股沟等处；清洗腹部时尽量不要沾湿脐部，每次沐浴后应对脐部进行消毒和包扎；沐浴时间勿选择在喂奶后1 h内。

③抚触：为婴儿进行全身的按摩。抚触可以促进婴儿与父母的情感交流；刺激婴儿的淋巴系统，增强抵抗力；增加婴儿睡眠，改善睡眠质量；帮助平复婴儿情绪，减少哭闹；可以促进婴儿消化吸收和激素的分泌，达到增加体重、缓解婴儿肠胀气等目的。抚触前准备：备齐婴儿润肤油、毛巾、尿布、替换的衣物等；室温控制在25℃左右，房间安静，可播放柔和的背景音乐；抚触前操作者洗净双手，将婴儿润肤油倒一些于掌心，并相互揉搓使双手温暖，此时注意避免润肤油滴到新生儿面部。

抚触的步骤与手法。①脸部：舒缓脸部紧绷。从前额中心处用双手拇指往外推压，眉头、眼窝、人中及下巴同样用双手拇指往外推压，均划出微笑状。②头部：舒缓头部肌肤。一手托头，用另一只手的指腹从前额发际向上、向后滑动，至后下发际，并停止于两耳后乳突处，轻轻按压。③胸部：顺畅呼吸，促进循环。双手放在两侧肋缘，右手向上滑向婴儿右肩，复原，左手以同样方法进行。④手部：增加上肢灵活性。将婴儿双手下垂，用一只手攥住其胳膊，从上臂到手腕轻轻挤攥，然后用手指按摩手腕。用同样的方法按摩另一只手。双手夹住小手臂，上下搓滚，并按摩婴儿的手腕和小手。在确保手部不受伤的前提下，用拇指从手掌心按摩至手指。⑤腹部：促进肠胃蠕动。按顺时针方向按摩腹部，但在脐痂未脱落前不要按摩该区域。用指腹在婴儿腹部从操作者的左方向右按摩。⑥腿部：增加运动协调性。按摩婴儿的大腿、膝部、小腿，从大腿至踝部轻轻挤攥，然后按摩脚踝及足部。双手夹住婴儿的小腿，上下搓滚，并按摩婴儿的脚踝和脚掌。在确保脚踝不受伤害的前提下，用拇指从脚后跟按摩至脚趾。⑦背部：舒缓背部肌肉。双手平放于婴儿背部，从颈部向下按摩，然后用指腹轻轻按摩脊柱两边的肌肉，然后再次从颈部向脊柱下端按摩。

抚触注意事项：抚触以每日3次，每次15～20 min为宜，最好在沐浴后进行；避免在婴儿过饱、饥饿、疲倦及烦躁时抚触；抚触时注意保暖与安全。

(3)疾病预防。

①脐炎：一般情况下，新生儿脐痂在出生后7～10天脱落，沐浴后脐部处理不当、

尿布使用不当等均会导致新生儿脐部发生感染，甚至发生败血症。社区护士应指导家长正确使用尿布，注意尿布勿覆盖住脐部，以免尿、粪污染脐部。每次沐浴后，用75%乙醇溶液消毒脐带端及其周围1～2次，应由内向外旋转式消毒，并保持脐部清洁、干燥。当发现脐部红肿或有分泌物时，应及时就诊。

②尿布皮炎：是指新生儿的肛门附近、臀部、会阴部等处皮肤发红，有散在斑丘疹或疱疹，又称尿布疹或新生儿红臀。新生儿大小便次数较多，如不注意臀部护理，特别是一次性尿布的频繁使用，易发生尿布皮炎。应指导家长尽量使用棉质尿布，并及时更换，便后及时用温水清洗并涂抹护臀膏。可每天给新生儿晒臀部1～2次，每次10 min左右，以预防尿布皮炎发生，但此过程中应注意保暖。

③新生儿感染性肺炎：是新生儿期较常见的感染性疾病，是新生儿死亡的主要原因之一。为预防新生儿感染性肺炎，应指导家长保持室内空气新鲜，在沐浴及室温低时注意对新生儿保暖。家庭成员感冒时，应戴上口罩后再接触新生儿。尽量减少亲友探视以避免交叉感染。新生儿患肺炎时可表现为发热、烦躁、气促、鼻翼煽动、发绀、吐白色泡沫或三凹征等，但由于其很少表现出咳嗽，且有的孩子体温不升高，仅表现为反应差、不吃、不动等症状，因此，应指导家长识别新生儿肺炎的临床表现，以便尽早发现异常，及时就医。

(4)意外伤害预防。

窒息与异物吸入是新生儿期最容易出现的意外伤害。因此，要指导新生儿母亲注意哺乳姿势，避免乳房堵住婴儿鼻部；忌边睡边哺乳，提倡母婴分睡，防止被褥、母亲的身体等堵住新生儿口鼻造成的窒息；每次喂奶后应将新生儿竖立抱起，轻拍后背，待胃内空气排出后再使新生儿右侧卧位，以防溢奶引起的窒息；注意不要捏鼻喂药；冬季外出时不要将新生儿包裹得过紧、过厚、过严；要使小动物远离新生儿，避免因小动物身体堵住新生儿鼻部而引起的窒息。

(5)新生儿家庭访视。

社区卫生服务人员在新生儿期一般家访3～4次。首次访视在出院后7日之内进行。对高危新生儿或者检查发现有异常者应酌情增加访视次数，必要时转诊。满月访视在出生后28～30日进行。家访目的是早期发现问题，早期干预，减轻发病程度，降低新生儿发病率。访视时的具体工作如下。

①评估：通过观察、询问、检查与测量对新生儿、产妇及家庭环境等进行全面评估。

观察与询问：家居环境；产妇妊娠、分娩的过程；新生儿出生时的体重、身长、预防接种情况及新生儿疾病筛查等；新生儿的喂养、睡眠、精神、面色、哭声、吸吮力及大小便等情况。

检查：新生儿头部大小与形状、囟门；新生儿容貌、眼球运动、鼻翼呼吸状态和口腔；颈部有无胸锁乳突肌硬结；呼吸频率，有无呼吸急促等异常情况；腹部形状，有无凹陷、疝气、非对称等情况；脐部是否干燥；外生殖器、臀部皮肤及黏膜情况；有无畸形、外伤、黄疸、贫血、湿疹、出血点、色素沉着等；新生儿姿态、肌张力、运动及反射；四肢关节活动度及有无水肿。

测量：新生儿的体温、体重、身长、头围、胸围等，评估身体发育状况。

②处理与指导：根据评估结果对新生儿和产妇进行相应的处置，并有针对性地进行喂养、护理等方面的咨询、指导或转诊建议。如发现新生儿未接种卡介苗和第1剂乙肝疫苗，应提醒家长尽快补种。如发现新生儿未接受新生儿疾病筛查，须告知家长到具备筛查条件的医疗保健机构补筛。另外，指导家长在新生儿满28天后，到社区卫生服务机构接种乙肝疫苗第二针，同时接受新生儿健康检查。

（二）婴幼儿期保健指导

婴幼儿期儿童生长发育迅速，对能量和营养需求高，但由于消化和吸收功能未发育完善，加之从母体获得的免疫力逐渐消失，自身免疫力低下，因此易发生消化不良、营养紊乱及感染性疾病。另外，此期儿童语言和动作能力明显提高，但缺乏自我保护意识，容易发生意外事故。

1. 生长发育特征

婴幼儿期各年龄阶段生长发育特征变化较大，幼儿期是社会心理发育最迅速的时期。社区护士应指导家长结合儿童各年龄期生长发育特征，观察孩子的发育情况并适时给予相应的训练。

2. 保健指导内容

(1)合理喂养。

①婴儿食物转换：随着婴儿的生长发育，消化能力逐渐提高，单纯乳类喂养不能完全满足6个月以后婴儿生长发育的需求，婴儿需要由液体食物（单纯乳类）向固体食物逐渐转换，这个过程称为食物转换。婴儿期若断离母乳，仍需维持婴儿总奶量约800 mL/d。换乳期食物的引入见下表（表6－2）。

表6－2　换乳期食物的引入

月龄	食物形状	引入食物	餐数		
			主餐	辅餐	进食技能
6月龄	泥状食物	含铁配方米粉、配方奶、蛋黄、菜泥、水果泥	6次奶（断夜间奶）	逐渐加至1次	用勺喂
7～9月龄	末状食物	粥、烂面、烤馒头片、饼干、鱼、全蛋、肝泥、肉末	4次奶	1餐饭 1次水果	学用杯
10～12月龄	碎食物	厚粥、软饭、面条、馒头、碎肉、碎菜、豆制品、带馅食品等	3次奶	2餐饭 1次水果	抓食 断奶瓶 自用勺

食物转换月龄：开始引入非乳类泥糊状食物的月龄不早于4月龄，一般为6月龄。若此时婴儿每次摄入奶量稳定，约180 mL/次，生长发育良好，提示婴儿已具备接受其他食物的消化能力。

食物转换种类：第一阶段食物，6 月龄应首先选择能满足生长需要、易于吸收、不易产生过敏的谷类食物，最好为强化铁的米粉，米粉可用奶液调配；其次引入的食物是根茎类蔬菜、水果，主要目的是训练婴儿的味觉。食物应用勺喂养，帮助训练吞咽功能。第二阶段食物，7 ~9 月龄逐渐引入婴儿第二阶段食物，包括肉类、蛋类、鱼类等动物性食物和豆制品。引入的食物应以当地食物为基础，注意食物的质地、营养密度、卫生和制作方法的多样性。

食物转换方法：婴儿食物转换期是对其他食物逐渐习惯的过程，引入的食物应由少到多，首先是少量强化铁的米粉，由 1 勺到数勺，直至一餐；引入食物应由一种到多种，婴儿接受一种新食物一般需尝试 8 ~ 10 次，3 ~ 5 日，待婴儿习惯该种口味后再换另一种，以刺激味觉的发育。单一食物逐次引入的方法可帮助及时了解婴儿是否出现食物过敏及确定过敏源。食物引入的原则：引入食物的质和量应循序渐进，从少到多，从稀到稠，从细到粗，从一种到多种，逐渐过渡到固体食物。

进食技能训练：食物转换有助于婴儿神经心理发育，应注意食物的质量和培养儿童的进食技能。如用勺、杯进食可促进口腔动作协调，学习吞咽；从泥糊状食物过渡到碎末状食物可帮助学习咀嚼，并可增加食物的能量密度；用手抓食物，既可增加婴儿进食的兴趣，又有利于促进手眼协调和培养儿童独立进食的能力。在食物转换过程中，婴儿进食的食物质地和种类逐渐接近成人食物，进食技能亦逐渐成熟。

②断奶方法：断奶是指终止母乳喂养。由于乳类是优质蛋白和钙的重要来源，因此乳类(指牛奶或配方奶)仍是断奶后婴幼儿的主要食物。婴幼儿断奶选择秋、冬季较为适宜。断奶开始时，应逐步减少每天母乳的次数，先停止夜间母乳喂养，逐步停止白天母乳喂养，整个过程不少于 1 个月。断奶时不可采用骤然停止母乳或在乳头上涂辣椒、药水或与母亲隔离等方式，以免对婴儿的心理造成不良影响。如果婴儿体弱多病或母亲乳汁充足，可适当延缓断乳时间。断奶后要安排好婴幼儿的辅食，一日三餐外加上、下午点心，注意干稀搭配，食物的烹调宜碎、细、软、烂，平衡膳食。

③幼儿膳食：每天应摄入 350 ~ 500 mL 乳类，不能继续母乳喂养的 2 岁以内幼儿建议选择配方奶。注意膳食品种多样化，提倡自然食品、均衡膳食，每天应摄入 1 个鸡蛋、50 g 动物性食物、100 ~ 150 g 谷物、150 ~ 200 g 蔬菜、150 ~ 200 g 水果、20 ~ 25 g 植物油。幼儿应进食体积适宜、质地稍软、少盐、易消化的家常食物，避免给幼儿吃油炸食品，少吃快餐，少喝甜饮料(包括乳酸饮料)。每天可安排 3 餐主食、2 ~ 3 次乳类与营养点心，餐间控制零食。

(2)良好行为习惯的培养。

①睡眠习惯：从小培养儿童有规律的睡眠习惯，有相对固定的作息时间，保证充足的睡眠。儿童的居室应安静、光线柔和，睡前避免过度兴奋。婴儿可利用固定乐曲催眠入睡，养成不拍、不摇、不抱的独自睡觉习惯。

②饮食习惯：12 月龄的幼儿可开始练习自己用餐具进食，1 ~ 2 岁应分餐进食，2 岁后可独立进食。应定时、定点、定量进餐，每次进餐时间为 20 ~ 30 min。进食过程中避免边吃边玩、边看电视，不要追逐喂养，不使用奶瓶喝奶。避免强迫喂养和过度喂养，预防儿童拒食、偏食和过食。家长应为儿童提供轻松、愉悦的良好进餐环境和气氛，避

免嘈杂的进餐环境。避免进餐时恐吓、训斥和打骂儿童。

③卫生习惯：从婴儿期就应培养良好的卫生习惯，逐步养成定时洗澡、勤剪指甲、勤换衣裤、不随地吐痰和大小便、不乱扔果皮纸屑、饭前便后洗手、饭后漱口及3岁以后早晚刷牙等习惯。

④排便习惯：由于东西方文化差异，对排便训练的做法不同。西方国家不做排便训练，顺其自然。我国多数家庭一般从小儿2~3个月开始，在睡前、睡后或吃奶后训练其排尿。9~12个月后，在早上醒来和晚上临睡前，训练小儿坐便盆排大便，每次5 min左右。

(3)早期教育。

儿童社会适应能力是神经心理发展的综合表现，与家庭环境、育儿方式，以及儿童的性别、性格及年龄等密切相关。

①独立能力：通过训练儿童自行进食，独自睡觉，自己穿衣服等，逐步培养儿童的独立能力。

②意志力与情绪控制能力：在日常生活、游戏、学习中应有意识培养儿童克服困难的意志，增强其自觉、坚持、果断和自制的能力。应采用诱导的方法，避免采用强制性方法处理儿童的行为问题，以减少儿童产生消极、对抗性的情绪和行为的机会。

③语言与社交能力：应从小就给予儿童积极愉悦的感受，如喂奶时抚摸孩子，并与孩子对视微笑。经常与孩子交谈、唱歌，跟孩子做游戏、讲故事，鼓励孩子多说话等。锻炼幼儿丰富的表达能力，增强孩子与周围环境和谐一致的生活能力。

(4)体格锻炼。

婴幼儿应定期进行户外活动，并进行空气、日光、水“三浴”锻炼，以提高对外界环境的适应能力和机体免疫力。应每日带婴幼儿到人少、空气新鲜的地方进行户外活动1~2次，每次10~15 min，逐渐延长至1~2 h。注意避免阳光直射婴幼儿面部。

(5)预防事故与疾病。

由于婴幼儿运动能力逐渐增强，常用触觉和味觉探索周围环境，且尚无危险意识，因此易发生气管异物、烫伤、误食药物、高空坠落、坠床、触电及溺水等意外事故。如婴幼儿发生气管异物，常用的院外急救方法是家长应立即采用Heimlich手法施救，同时120呼救。应向家长特别强调事故的预防。例如，婴幼儿气管异物的预防措施主要有养成良好的进食习惯，吃饭时不哭闹，不嬉戏说笑，不吃花生、瓜子、果冻等形状小易致误吸的食物；家长对幼儿的看护做到放手不放眼。常见疾病的预防见本书第六章第四节内容。

(6)幼儿心理卫生。

幼儿期出现第一个叛逆期，常见的心理行为问题有违抗、发脾气和破坏性行为等，家长应该重视这些问题，找到原因，针对原因采取有效措施。幼儿控制情绪的能力与其语言和思维的发展，以及父母的教养有关。父母应及时满足婴幼儿合理的需求，这有助于幼儿心理的正常发育。同时父母对儿童的要求和行为应按照社会标准予以满足和约束。例如，可采用诱导的方法而不是强制的方法处理婴幼儿的行为问题，从而减少对立情绪。

（三）学龄前期儿童保健指导

学龄前期儿童大部分进入托幼机构开始集体生活，集体生活的儿童的心理问题、传染病、食物中毒、意外伤害等发生率较散居儿童高。

1. 生长发育特征

身高每年增长6～7 cm，体重年增长均值为2 kg。此期儿童语言发育已经基本形成，能讲述简单的故事；4岁时听觉发育完善；开始有初步抽象思维，想象力萌芽，记忆力好，好发问；对周围人和环境的反应能力更趋于完善。

2. 保健指导内容

(1)合理营养。

每天应摄入300～400 mL牛奶及奶制品、180～260 g谷类、120～140 g肉蛋类动物性食物、28 g豆类及豆制品、200～250 g蔬菜、150～300 g水果、25～30 g植物油。每天的进食可安排3餐主食、2～3次乳类与营养点心，餐间控制零食。

(2)社会适应能力的培养。

①社交能力：此期儿童入园后开始集体生活，应帮助孩子熟悉幼儿园环境和规定，设法使孩子与幼儿园老师尽快亲近起来，注意培养儿童互相友爱、互相帮助、善良的品德。在游戏中学习遵守规则、互相谦让，学习与他人相处。

②创造力：在生活中启发性地向儿童提出问题，引导儿童自己发现问题和探索问题，促进儿童思维能力的发展。通过游戏、讲故事、绘画、听音乐、自制小玩具等培养儿童的想象力和创造力。

③独立生活能力：儿童的自理能力逐渐增强，此期是培养良好的饮食、睡眠及大小便习惯的关键时期。此外，应逐步培养儿童独立穿衣、刷牙、洗脸等自理能力。良好的家庭氛围及教养方式可以培养儿童懂礼貌、爱劳动、尊老爱幼的优良品质及积极的个性。

(3)体格锻炼。

此期儿童对各种活动及游戏有浓厚的兴趣，因此，应开展安全、健康、积极的活动，特别是户外活动，以增强儿童体质，促进儿童智力的发育，陶冶情操。

(4)常见心理行为问题的预防。

吮拇指、咬指甲、攻击性行为、破坏性行为、遗尿等是此期儿童常见的心理行为问题。社区护士应指导家长和老师正确对待儿童的心理行为问题，帮助其寻找原因。对吮拇指、咬指甲的儿童应给予更多的关爱、呵护和安全感；对有攻击性行为和破坏性行为的儿童与之多讲道理，帮助反省；对遗尿儿童应提供充足的游戏机会，帮助其树立自信心，避免责怪、讽刺，以免造成儿童心理障碍。

(5)预防事故与疾病。

学龄前儿童好动又缺少生活经验，仍是意外事故的高发人群，因此，安全教育仍是此期的重要保健内容。预防措施：家长指导儿童遵守交通规则，不在马路上玩耍，不要玩电器，不去无围栏的河边嬉戏等。常见疾病的预防见本书第六章第四节内容。

二、学龄期儿童社区保健指导

(一)学龄期儿童保健指导

学龄期儿童对事物具有一定的分析、理解能力，认知和社会心理发展非常迅速。社区卫生保健人员应与学校和家长加强联系与沟通，关注学龄期儿童德、智、体、美的全面发展，共同促进身心健康，帮助其适应学校的学习和生活环境。

1. 生长发育特征

6 岁的儿童除生殖系统外，各器官外形均已接近成人，视觉发育完善，智能发育更成熟，能较好控制自己的注意力，并逐渐学会综合分析、分类比较等抽象思维方法，具有进一步独立思考的能力，可接受系统的科学文化知识。6～12 岁乳牙逐个被同位恒牙替换。

2. 保健指导内容

(1)合理营养。

保证足够的营养摄入，膳食中各营养成分必须满足其生长发育的需要。食物应多样化，注意主副食、荤素及粗细的搭配。应养成定时定餐的良好饮食习惯，纠正偏食、吃零食、暴食暴饮等不良习惯。同时，也要注意节制饮食，避免营养过剩，预防肥胖症。

(2)培养良好的行为习惯。

①生活习惯：家长要教会孩子合理地安排学习、睡眠、游戏和运动时间，避免终日沉溺于电视、网络游戏中。注意孩子的个人卫生习惯，养成不吸烟、不饮酒、不随地吐痰的良好习惯。另外，儿童期是骨骼成长发育的重要阶段，长时间弯腰、歪头、歪肩等会影响孩子脊柱、骨骼的正常发育，甚至造成畸形。所以，培养良好的坐、立、走姿势和习惯尤为重要。

②用眼卫生与习惯：读书写字要求孩子与书本的距离达 30 cm 以上，并保证良好的光线，避免不良用眼习惯，并教会儿童简单有效的视力保健方法，定期进行视力检查，以利于尽早发现弱视、斜视、近视等，并及时就诊。

(3)心理卫生。

家长和教师首先应该树立正确的教育观念，关心儿童及青少年的心理成长，建立良好的亲子关系和师生关系，激发他们的学习兴趣，培养良好的学习态度、心理品质及广泛的兴趣爱好。社区卫生保健人员还应关注问题家庭，警惕虐童事件的发生。

(4)预防事故与疾病。

学龄儿童常发生的事故伤害，包括车祸，溺水，在活动时发生擦伤、割伤、挫伤、扭伤或骨折等。儿童必须学习交通规则和事故的防范知识，以减少伤残的发生。常见疾病的预防见本书第六章第四节内容。

(二)青春期保健指导

青春期是个体由儿童过渡到成人的时期，是儿童生长发育的最后阶段，也是人一生中体格、体质、心理和智力发育和发展的关键时期。

1. 生长发育特征

此期青少年的生长发育在性激素的作用下明显加快，表现为体重、身高明显增加，体格发育呈现第二个高峰期，并有明显的性别差异。

2. 保健指导内容

(1)合理营养　青少年体格生长迅速，脑力劳动和体力运动消耗增加，必须供给充足的营养。青少年的食欲通常十分旺盛，但由于受外界影响较大，他们喜欢吃一些营养成分不均衡的流行食品，并常常不吃早餐，从而造成营养不良。女孩开始关心外貌和身材，错误的认知易导致过度偏食或挑食，更有甚者患厌食症，严重危及身体健康。因此，家长、学校和社区卫生保健人员均有责任指导青少年选择营养均衡的食物和保持良好的饮食习惯。

(2)培养良好行为习惯　青少年需要保证充足的睡眠和休息以满足此期迅速生长的需要，应养成早睡早起的睡眠习惯。此外，还要重点加强少女的经期卫生指导，如保持生活规律，避免受凉、剧烈运动及重体力劳动，注意会阴部卫生，避免坐浴等。

(3)心理卫生　家庭和学校都应给青少年以足够的信任、鼓励和尊重，让他们相信自己的能力。其次，应该引导孩子形成正确的世界观、人生观和价值观，培养沟通交流能力，使其热爱生活与社会。另外，还应对他们进行道德、法制和死亡教育，使其有责任感、懂法律、珍惜自己的生命，指导他们将精力放在学习、文体活动和劳动上，发展健康的男女同学关系，正确对待压力和挫折。

(4)性教育　社区护士应配合学校对青少年进行有关性生理、性心理、性道德、性美学等方面的教育，使其了解生殖器官的解剖与生理、第二性征的发育、遗精、月经来潮等现象，让其正确对待青春期的各种现象，解除其对性发育的神秘感和对遗精、月经来潮的恐惧，并明确自己的性别角色，帮助其建立对性问题的正确态度。

(5)预防事故与疾病　由于青少年与外界接触的范围不断扩大，且喜欢冒险、易冲动、常过高估计自己的能力，故易发生车祸、溺水、自杀及运动外伤等意外伤害。因此，应对青少年进行安全教育，训练其预防和处理意外事故的能力，教育他们互相友爱、遇到意外事故要互相帮助、共同克服困难。还应加强吸烟、吸毒的警示教育，使青少年远离毒品，避免不良行为的发生。常见疾病的预防见本书第六章第四节内容。

(6)网瘾　指上网者由于长时间地和习惯性地沉浸在网络时空当中，对互联网产生强烈的依赖，以致达到了痴迷的程度而难以自我摆脱的行为状态和心理状态。判断的基本标准：①行为和心理上的依赖感；②行为的自我约束和自我控制能力基本丧失；③学习和生活的正常秩序被打乱；④身心健康受到较严重的损害。“禁网”不是解决网瘾的有效办法，对青少年的网络行为要立足于青少年的心理健康教育、网络教育及社会－学校－家庭的整体教育。通过改善学校和家庭的环境，塑造青少年的健康人格，从而建立对“网瘾”的免疫力。

第四节 社区儿童及青少年常见健康问题及社区护理

一、呼吸道感染

微课：社区儿童及青少年常见健康问题护理

急性呼吸道感染，如鼻炎、支气管炎及肺炎等，是儿童常见的呼吸道炎症，好发于儿童及青少年的各个年龄段。急性上呼吸道感染指鼻腔、咽或喉部急性炎症的总称，俗称“感冒”。轻症主要以鼻咽部症状为主，重症表现为全身症状。由于婴幼儿的呼吸道抵抗力差，极容易导致肺炎。在寒冷季节及气候骤变时好发，常见的病原体为细菌和病毒。人工喂养儿及体质较差（如营养不良、贫血、佝偻病等）小儿容易发生。社区的主要护理措施：增加户外活动，增强机体抵抗力；尽量避免到人多的公共场所，注意手卫生，以减少感染的机会；季节变换时注意增减衣服，防止感冒；指导家长识别上呼吸道感染的早期症状，使疾病在早期得到有效控制；积极防治营养不良、贫血、佝偻病等。

呼吸系统疾病患儿的护理

二、婴幼儿腹泻

婴幼儿腹泻及护理

婴幼儿腹泻是一组由多病原、多因素引起的以大便次数增多和大便性状改变为特点的消化道综合征。是我国婴幼儿最常见的疾病之一。6个月至2岁婴幼儿发病率较高，是造成儿童营养不良、生长发育障碍的主要原因之一。病原体感染、人工喂养不当（如用具不清洁、牛乳温度过低等）及辅食添加不合理均可导致腹泻。社区的主要护理措施：加强环境卫生及饮食卫生宣教；指导母亲哺乳前洗手，清洁乳头；人工喂养者正确调配奶的浓度，用具及时清洁、定期消毒，配方奶要现用现配、温度适宜；辅食添加时每次限一种，逐步增加，适时断奶；指导家长当发现孩子大便性状改变、次数增多时，应首先分析是否由于牛奶浓度过高或过早添加辅食等喂养不当原因所造成，如调整喂养后仍未改善且伴哭闹、拒食或精神差等，应及时就诊。

三、营养不良

蛋白质—热能营养障碍患儿的护理

营养不良是由于热量和蛋白质摄入不足引起的一种慢性营养缺乏症，多发生于3岁以下的婴幼儿。造成营养不良的主要原因有喂养不当、疾病、先天不足等。营养不良可导致儿童生长发育障碍、智力发育迟缓、机体抵抗力下降等。社区的主要护理措施：①指导早产/低出生体重儿采用特殊喂养方法，定期评估，积极治疗可矫治的严重先天畸形；②及时分

析病史，询问儿童生长发育不良的原因，针对原因进行个体化指导；对存在喂养或进食行为问题的儿童，指导家长合理喂养和行为矫治，使儿童体格生长恢复正常速度；③对于反复患消化道、呼吸道感染及存在影响生长发育的慢性疾病儿童应及时治疗。

四、营养性维生素 D 缺乏性佝偻病

营养性维生素 D 缺乏性佝偻病是由于体内维生素 D 不足引起钙磷代谢失调的一种慢性营养性疾病，婴幼儿，特别是婴儿是高危人群。佝偻病的发生与钙缺乏及日照时间少密切相关。佝偻病不仅影响婴幼儿的神经、肌肉、造血及免疫等系统器官的功能，而且使机体抵抗力下降，容易诱发多种感染性疾病。社区的主要护理措施：①婴幼儿适当进行户外活动接受日光照射，每日 1 ~2 h，尽量暴露身体部位；②补充维生素 D，婴儿（尤其是纯母乳喂养儿）出生后数天开始补充维生素 D 400 IU/d（10 μg/d）；③高危人群补充，早产儿、双胎儿生后应立即补充维生素 D 800 IU/d（20 μg/d），3 个月后改为 400 IU/d（10 μg/d），有条件者可监测血生化指标，根据结果适当调整剂量。

营养性维生素D缺乏性佝偻病

五、缺铁性贫血

该病婴幼儿发病率最高，是我国重点防治的儿童常见病之一。贫血影响小儿的生长发育，使机体的抵抗力下降。造成缺铁性贫血的原因主要是体内铁储备不足、铁摄入不足、铁的需要量增加和胃肠道疾病导致铁的吸收减少等。社区的主要护理措施：①早产/低出生体重儿应从 4 周龄开始补铁，剂量为每日 2 mg/kg 元素铁，直至 1 周岁。纯母乳喂养或以母乳喂养为主的足月儿从 4 月龄开始补铁，剂量为每日 1 mg/kg 元素铁；人工喂养婴儿应采用铁强化配方奶；②幼儿期开始要注意食物的均衡和营养，多提供富含铁的食物，鼓励进食蔬菜和水果，促进肠道对铁的吸收，纠正儿童厌食和偏食等不良习惯；③在寄生虫感染的高发地区，应在防治贫血的同时进行驱虫治疗。

贫血患儿的护理

六、单纯性肥胖

肥胖是由于长期能量摄入超过人体的消耗，造成体内脂肪积聚过多的一种营养障碍性疾病，表现为体重异常增加。诊断标准：10% <（实测体重—标准体重）/标准体重≤20% 为超重；（实测体重 – 标准体重）/标准体重 >20% 为肥胖。不合理的喂养方式、运动过少、遗传因素、社会经济因素等增加了肥胖发生的概率。肥胖儿童容易发生心肺功能障碍，运动能力降低及心理问题。此外，儿童时期的肥胖与成人期代谢综合征的发生密切相关。社区的主要护理措施：加强健康宣教，使家长认识到儿童肥胖的危害，并给儿童平衡膳食，固定家庭吃饭的地点和时间，吃饭时不要看电视；增加运动，限制看电视和玩网络游戏的时间；定期进行生长发育监测，及早发现超重，及时采取预防措施。

七、儿童孤独症

儿童孤独症又称儿童自闭症，是神经系统发育障碍引起的精神障碍性疾病，多在3岁前发病。主要表现为：①交流障碍，对亲人不依赖、缺乏目光对视和交流、不喜欢拥抱、独自玩耍等；②语言障碍，语言发育明显落后或语言内容奇怪难以理解、模仿语言或“鹦鹉语言”等；③刻板行为，表现为转圈、闻味、玩弄开关、来回奔走或特别依恋某种无生命的物品等。社区的主要护理措施：对家长进行自闭症相关知识的宣教，做到早发现、早就医、早确诊、早治疗。目前自闭症无特效药物治疗，多采用以教育和训练为主、药物治疗为辅的方法。指导家长在生活中多与患儿沟通，多创造患儿与他人交流的机会，强化语言和良好行为的训练，帮助其克服异常行为。使患儿在集体生活中成长，在与正常儿童交往中接受帮助，使其精神活动得到发展，获得社会交往的能力。

八、视力低常

视力低常又称为视力不良或视力低下，是指裸眼远视力达不到该年龄期儿童正常远视力标准。儿童视力低常是遗传和环境因素共同作用的结果，是儿童视觉发育过程中的常见问题。近视、远视、散光、弱视、斜视、炎症及外伤等都会导致视力低常。社区的主要护理措施：改善用眼环境，养成良好的用眼习惯，避免过度用眼；均衡饮食；尽量保证每天2 h的户外活动时间；定期进行眼病筛查和视力评估，对筛查中发现的视力异常情况及时指导就诊；强调安全教育，预防眼外伤；开展健康宣教，教会家长识别视力异常的表现，以利于早期发现孩子视力问题，及时就医。

九、龋齿

龋齿是儿童常见的疾病之一，患病率随年龄的增加而上升，6～7岁时达高峰。龋齿的发生与口腔内的产酸细菌和菌斑、食物中的糖类、牙齿发育不良、食物嵌塞等有关。社区的主要护理措施：帮助儿童建立早晚刷牙、饭后漱口的卫生习惯；教会儿童正确的刷牙方法；限制零食、糖、饮料等食物的摄入；定期进行口腔检查；及时对六龄齿进行窝沟封闭。

十、青春期特殊行为问题

青少年由于好奇心强、同伴劝诱或受网络媒体等影响，吸烟、饮酒、吸毒及不当性行为等在青少年中有逐年增加的趋势。而手淫也是青少年常见的行为问题。手淫是指用手摩擦自己的外生殖器，满足性快感的一种自慰行为。男女青少年均可发生，以男性多见。适度手淫对身体健康无害，但传统观念认为手淫是不道德的异常行为，使青少年产生自责、自罪等不良心理状态，进而造成不必要的心理损伤。但是，如果青少年形成一种无法自我控制的过度手淫习惯可造成神经疲劳，使日常工作和学习受到影响，进而导致心理异常和性功能障碍，因此必须及时给予矫治。青少年过早发生性行为的现象也呈现逐渐增加的趋势，家长和社区保健人员应引起高度的重视。社区的主要护理措施：在对青少年的健康教育中，应使其认识到适度手淫不是可耻行为，以及过度手淫的危害

等；鼓励青少年把精力放在学习上，多参加课余活动，尽量缩短在床上入睡的时间；避免阅读和观看黄色书刊和影视；注意内裤不要过紧，睡眠时尽量采取侧位；保持外生殖器清洁，防止因局部炎症刺激而诱发的性冲动，控制手淫的频繁发生；加强青春期性教育。

第五节　预防接种

预防接种是指有针对性地将生物制品接种到人体内，使人对某种传染病产生免疫能力，从而预防该传染病。

一、疫苗的种类与免疫程序

（一）疫苗种类

根据《疫苗流通和预防接种管理条例》，疫苗分为两类。

1. 第一类疫苗

第一类疫苗是指政府免费向公民提供，公民应当依照政府的规定接种的疫苗，包括国家免疫规划确定的疫苗，省级人民政府在执行国家免疫规划时增加的疫苗等。

2. 第二类疫苗

第二类疫苗是指由公民自费并且自愿接种的其他疫苗。

（二）免疫程序

国家免疫规划确定的疫苗免疫程序见下表（表 6－3）。

表 6－3　国家规划的疫苗免疫程序

疫苗	接种对象月（年）龄	接种次数	接种部位	接种途径	接种剂量	备注
乙肝疫苗	0、1、6 月龄	3	上臂三角肌	肌内注射	酵母苗 5 μg/0.5 mL；CHO 苗 10 μg/mL、20 μg/mL	出生后 24 h 内接种第 1 剂次，第 1 与第 2 剂次间隔≥28 天
卡介苗	出生时	1	上臂三角肌中部略下处	皮内注射	0.1 mL	
脊髓灰质炎疫苗	2、3、4 月龄，4 周岁	4		口服	1 粒	第 1、2、3 剂次间隔均≥28 天，第 1 剂可用脊髓灰质炎灭活疫苗注射

续表 6－3

疫苗	接种对象月(年)龄	接种次数	接种部位	接种途径	接种剂量	备注
百白破疫苗	3、4、5 月龄，18～24 月龄	4	上臂三角肌	肌内注射	0.5 mL	第 1 与第 2 剂次，第 2 与第 3 剂次间隔均≥28 天
白破疫苗	6 周岁	1	上臂三角肌	肌内注射	0.5 mL	
麻风疫苗（麻疹疫苗）	8 月龄	1	上臂外侧三角肌下缘附着处	皮下注射	0.5 mL	麻风疫苗不足部分使用麻疹疫苗
麻腮风疫苗（麻腮疫苗、麻疹疫苗）	18～24 月龄	1	上臂外侧三角肌下缘附着处	皮下注射	0.5 mL	麻腮风疫苗不足部分使用麻腮疫苗替代，麻腮疫苗不足部分使用麻疹疫苗
乙脑减毒活疫苗	8 月龄，2 周岁	2	上臂外侧三角肌下缘附着处	皮下注射	0.5 mL	
乙脑灭活疫苗	8 月龄（2 剂次），2 周岁，6 周岁	4	上臂外侧三角肌下缘附着处	皮下注射	0.5 mL	第 1 与第 2 剂次间隔 7～10 天
A 群流脑疫苗	6～18 月龄	2	上臂外侧三角肌附着处	皮下注射	30 μg/0.5 mL	第 1 与第 2 剂次间隔 3 个月
A＋C 流脑疫苗	3 周岁，6 周岁	2	上臂外侧三角肌附着处	皮下注射	100 μg/0.5 mL	两剂次间隔≥3 年；第 1 剂次与 A 群流脑疫苗第两剂次间隔≥12 个月
甲肝减毒活疫苗	18 月龄	1	上臂外侧三角肌附着处	皮下注射	1 mL	
甲肝灭活疫苗	18 月龄，24～30 月龄	2	上臂三角肌	肌内注射	0.5 mL	两剂次间隔≥6 个月

续表 6－3

疫苗	接种对象月(年)龄	接种次数	接种部位	接种途径	接种剂量	备注
炭疽疫苗	炭疽疫情发生时，病例或病畜间接接触者及疫点周围高危人群	1	上臂外侧三角肌附着处	皮上划痕	0.05 mL(2 滴)	病例或病畜的直接接触者不能接种
钩体疫苗	流行地区可能接触疫水的 7～60 周岁高危人群	2	上臂外侧三角肌附着处	皮下注射	成人第 1 剂 0.5 mL，第 2 剂 1.0 mL；7～13 岁剂量减半；必要时，7 岁以下儿童注射不超过成人剂量的 1/4	第 1 与第 2 剂次间隔 7～10 天
出血热疫苗（双价）	16～60 周岁	3	上臂三角肌	肌内注射	1 mL	第 1 与第 2 剂次间隔≥14 天，第 1 与第 3 剂次间隔≥6 个月

二、预防接种的准备及注意事项

1. 环境准备

接种场所室外要设有醒目的标志，室内宽敞清洁、光线明亮、通风保暖，并准备好接种工作台、坐凳以及提供儿童和家长休息、等候的场所。接种及急救用品排放有序。

2. 心理准备

做好解释、宣传工作，消除家长和儿童的紧张、恐惧心理；接种不宜空腹进行。

3. 严格执行免疫程序

接种工作人员必须掌握接种的剂量、次数、间隔时间和不同疫苗的联合免疫方案。一般接种活疫苗后需间隔 4 周、接种灭活疫苗后需间隔 7～10 天，再接种其他疫苗。及时记录及预约，交代接种后的注意事项及处理措施。

4. 严格掌握禁忌证

通过问诊及查体，了解儿童有无接种禁忌证。患急性传染病(包括疾病恢复期、有急性传染病接触史而未过检疫期者)、慢性消耗性疾病、活动性肺结核、过敏性疾病、先天性免疫缺陷疾病、肝肾疾病以及发热的儿童均不能接种疫苗；正在接受免疫抑制剂治疗的儿童，应推迟常规的预防接种；近 1 个月内注射过丙种球蛋白者，不能接种活疫苗。每种疫苗都有其特殊的禁忌证，应严格按照使用说明执行。

5. 严格执行查对制度及无菌操作原则

仔细核对儿童姓名、性别、年龄、疫苗名称、剂量、用药途径；疫苗的储存、运输应符合相应疫苗的冷链要求；疫苗瓶有裂纹、标签不明或不清晰、有异物者均不可使用；

消毒皮肤，待干后方可注射(疫苗开启后切勿与消毒剂接触)；接种活疫苗时，只用75%乙醇溶液消毒；疫苗瓶开封后，应在2 h内用完；接种后剩余活菌苗应烧毁。

6. 其他

2个月以上婴儿接种卡介苗前应做结核菌素试验，阴性者才能接种；脊髓灰质炎疫苗冷开水送服，且服用后1 h内禁热饮；接种麻疹疫苗前1个月及接种后2周避免使用胎盘球蛋白、丙种球蛋白制剂。

三、预防接种的反应及处理

(一)一般反应

一般反应是指在预防接种后发生的，由疫苗本身所固有的特性引起的，对机体只造成一过性生理功能障碍的反应。

1. 局部反应

在接种后数小时至24 h左右，局部出现红肿浸润、疼痛，或伴局部淋巴肿大、淋巴结炎、疼痛。局部反应一般在24～48 h逐步消退。处理：轻度局部反应一般不需处理；较重的局部反应可用干净毛巾热敷，每日数次，每次10～15 min；卡介苗局部反应不能热敷。

2. 全身反应

在接种灭活疫苗后5～6 h或24 h左右，减毒活疫苗可在注射后6～10天出现中低度发热，可伴有头痛、眩晕、恶寒、乏力和周身不适，以及恶心、呕吐、腹泻等胃肠道症状。处理：发生轻度全身反应时加强观察，一般不需处理，必要时适当休息，多喝开水，注意保暖，防止继发其他疾病；全身反应严重者可对症处理，高热不退或伴有其他并发症者，密切观察病情，必要时送医院观察治疗。

(二)异常反应

异常反应是指合格的疫苗在实施规范接种过程中或者实施规范接种后造成受种者机体组织、器官、功能损害，相关各方均无过错的药品不良反应。

1. 过敏性休克

一般在接种后数分钟至1 h内发病。接种者可出现胸闷、气急、面色潮红、皮肤发痒，全身出现皮疹，重者由于喉头水肿、支气管痉挛而导致呼吸困难、缺氧、紫绀、面色苍白、四肢冰冷、脉搏细而弱、血压下降，呈昏迷状，如不及时抢救会有生命危险。此时，应立即使患者平卧、头部放低、保持安静、注意保暖，且皮下注射1:1000肾上腺素，并给予吸氧和其他抗过敏性休克的抢救措施。病情稍有好转时，应立即转院以便进一步处理，或留观至少12 h，以防晚期过敏反应的出现。

2. 晕厥

常在接种时、接种后数分钟或准备接种时发生。轻者有心慌、虚弱感，胃部不适伴轻度恶心、手足麻木等；稍重者面色苍白、恶心、呕吐、出冷汗、四肢厥冷；严重者面色更显苍白、瞳孔缩小、呼吸缓慢、收缩压降低、舒张压无变化或略低、脉搏缓慢、心动徐

缓、肌肉松弛，并失去知觉。数 10 s 至数分钟即可意识清楚，一般可在短时间内完全恢复或有 1 ~2 天头晕无力。此时应保持安静，室内空气新鲜，平卧，头部低下，肢抬高，同时松解衣扣，注意保暖。轻者一般不需要特殊处理，可给予喝热开水或热糖水，短时间内即可恢复。对经过上述处置后不见好转者，可按过敏性休克处理；在 3 ~5 min 仍不见好转者，应立即送附近医疗诊治。

晕厥易误诊为过敏性休克。过敏性休克虽表现有头晕、眼花、恶心、无力、出冷汗，但血压明显下降、脉搏细微而快速，并有胸闷、心悸、喉头阻塞感、呼吸困难等呼吸道阻塞症状。过敏性休克早期意识清楚或仅表现迟钝，但稍后有水肿和皮疹发生。

（三）偶合症

偶合症是指受种者正处于某种疾病的潜伏期，或者存在尚未发现的基础疾病，接种后巧合发病（复发或加重）。因此，偶合症的发生与疫苗接种无关，仅是时间上的巧合。疫苗接种率越高、品种越多，发生偶合症的概率就越大。预防偶合症的主要措施为严格掌握预防接种的禁忌证。

课程思政

为社会主义建设者和接班人保驾护航

儿童和青少年是国家的未来，是我国社会主义的建设者和接班人。坚持“健康第一”的基本理念，完善政策体系和风险防范体系，全面提升儿童和青少年的身体素质，以凝聚人心、完善人格、开发人力、培育人才、造福人民为工作目标，培养全面发展、能担当民族复兴大任的时代新人。

本章小结

儿童及青少年保健是一项根据儿童生长发育的特点开展的以儿童及青少年为对象的健康保健及护理工作。

社区儿童及青少年保健的内容主要包括两方面：学龄前儿童保健和学龄期儿童保健。社区护士开展儿童及青少年保健时，要遵循儿童生长发育的规律，清楚影响生长发育的因素，熟练掌握监测生长发育的主要指标的测量方法。社区卫生保健人员能根据社区儿童的实际情况，运用本章所学的知识，查阅资料，能为儿童制定合适、有效的保健措施。同时针对社区儿童及青少年常见的健康问题，能给予有效的指导和护理。

客观题测验

主观题测验

第七章

社区妇女保健与护理

PPT：社区妇女保健与护理

学习目标

1. 识记：社区妇女保健的概念；围婚期、围绝经期、产后抑郁症的概念。

2. 理解：特殊时期妇女生理、心理变化以及保健指导要点；围婚期、围生期、围绝经期常见症状、体征及护理措施；常见疾病的社区护理保健。

3. 运用：能够运用所学的知识对处于不同生理时期的妇女进行科学的健康教育和保健指导；能够运用相关专业知识为社区妇女提供以生殖为核心的保健工作。

妇女是家庭和社会的核心组成部分，占我国人口数量的一半，由于妇女特殊的社会地位及生殖生理特点，妇女的健康、妇女的卫生知识水平直接影响国家和社会的卫生水平。因此，社区护理人员必须根据妇女生理特点，运用现代医学和护理学知识及科学技术，如妇女健康咨询、健康教育、妇女特殊时期的保健等为妇女进行预防保健和护理工作。

第一节　概述

预习案例

患者，女，43岁，孕2产1，人流1次。因接触性出血3个月余入院检查，医院诊断为宫颈癌。追述家族史其母亲因宫颈癌去世。

思考

1. 宫颈癌的筛查策略是什么？
2. 目前的宫颈癌疫苗有哪些？
3. 针对宫颈癌社区护士应做好哪几方面的保健宣传？

妇女保健是我国卫生保健事业的重要组成部分，维护和促进妇女健康已成为社区护理的重要工作之一。

一、社区妇女保健的概念

微课：社区妇女保健概述及社区妇女健康状况评估

（一）社区妇女保健的定义

社区妇女保健（community women health）是指以维护和促进妇女健康为目的，预防为主，以保健为中心以基层为重点，以社区妇女为对象防治结合，开展以生殖健康为核心的保健工作。社区妇女保健工作要做到以人为中心、以护理程序为框架、以服务对象的需求为评价标准，强调妇女健康的社会参与和政府责任。

（二）社区妇女保健的意义

近些年，我国在强化城市妇女保健机构的同时，加快对农村及少数民族地区的妇女保健机构建立健全工作，农村基本形成了以县级妇女保健机构为中心，以乡、村为基础的妇女保健网。有些地区在建设三级网的过程中，重点加强了乡级妇女卫生组织的建立和管理。自从推广社区卫生服务以来，政府已把社区妇女保健工作作为社区卫生服务的重点工作，积极促进社区妇女保健以预防为主，以提高和维护妇女身心健康为目标，大力开展社区妇女生殖健康工作，对妇科病进行普查普治，分析影响妇女生殖功能及全身健康的工作及环境因素，积极预防妇科恶性肿瘤及性传播疾病。

社区妇女保健意义在于通过积极的普查、预防保健及监护和治疗措施，开展以维护生殖健康为核心的贯穿女性青春期、围婚期、妊娠期、产褥期和围绝经期的各项保健工作，降低孕产妇及围生儿死亡率，减少患病率和伤残率，控制某些疾病的发生和性传播疾病的发生，从而促进妇女身心健康。

第二节　不同生理时期女性社区保健指导

一、围婚期女性社区保健

围婚期指从婚前择偶到结婚后怀孕前。这一阶段的围婚期保健是指围绕结婚前后，为保障婚配双方及其后代健康所进行的一系列保健服务措施，包括婚前医学检查、围婚期健康教育及婚前卫生咨询。做好围婚期保健，可以避免近亲间、传染病及遗传病患者间不适宜的婚配或生育，保证婚配双方的健康，使婚姻生活和谐美满，减少遗传疾病的延续，促进下一代的健康，从而提高生活质量和人口素质。

围婚期保健是为保障婚配双方及其下代健康所进行的保健服务，指导内容包括配偶的选择、婚前检查、最佳生育年龄 、受孕时机的选择、计划生育及家庭成员的适应。

（一）配偶的选择

择偶不仅要有感情和性爱的基础，还要考虑遗传因素、健康因素和适宜年龄等其他因素的影响。我国婚姻法明确规定：直系亲属和三代以内的旁系血亲（三代以内有共同祖先）禁止结婚。

（二）婚前检查

结婚前男女双方均应进行婚前检查（premarriage examination），尽早发现双方遗传性疾病及生殖器官的疾病和缺陷，以避免不适当的婚配，防止遗传性疾病在后代中延续。婚前检查主要包括以下几个方面。

1. 询问健康史

了解双方的患病史、近亲婚配史、女方月经史、男方遗精史，尤其是与婚育密切相关的遗传性疾病、生殖器官感染性疾病、精神疾病、智力发育障碍等。

2. 体格检查

体格检查包括全身一般检查、第二性征及生殖器检查。

3. 实验室检查

婚前进行胸部X线片、血细胞和尿液分析、肝功能及肝炎抗原抗体、阴道滴虫和真菌等检查，必要时做染色体、精液及性病等检查。

婚前检查是一项政策性、技术性很强的工作，必须注意以下几个问题：①对未婚女性的检查须取得受检者的同意，一般只做直肠腹部双合诊检查；②对男女双方有关性方面的问题，如处女膜是否完整等应当保密；③对已怀孕者应视对象的年龄、健康等具体情况区别对待；④婚前检查发现有影响婚育的疾病时应慎重处理，根据具体情况进行指导；如发现近亲婚配者或严重智力低下者应禁止结婚；患有某些传染病或精神病等应暂缓结婚，给予治疗；患有严重的遗传性疾病者可以结婚但不宜生育。

（三）选择最佳生育年龄

我国婚姻法规定的结婚年龄是男性22岁，女性20岁。依据法律规定结婚后即可怀孕。但生理学研究表明，女性生殖器官一般在20岁以后才逐渐发育成熟，23岁左右骨骼才能发育成熟。从医学角度来看，女性最佳生育年龄为25～29周岁，配偶年龄为25～35周岁。

（四）选择适宜受孕时机

1. 良好的身体状况

受孕应安排在双方工作或学习轻松，生理、心理都处于最佳状态的时期。新婚夫妇最好延缓到婚后3～6个月受孕。

2. 避免有害物质

注意怀孕前工作与生活的环境，避免接触对胎儿有害的物质，如放射线、化学物质、致畸或致突变的药物等。如有接触，应与有害物质隔离一段时间后再受孕。例如，服用避孕药物者，应先停服药物，改用工具避孕半年后再受孕为宜。

3. 怀孕时节

从营养供给角度看，受孕的最佳时间应是夏末秋初时7～9月份，此时是蔬菜、瓜果的收获季节，有利于孕妇摄取足够的营养物质。于次年4～6月份分娩，此期正值春末夏初，气候温和，有利于产妇顺利度过产褥期，使身体早期康复。

（五）计划生育的咨询与指导

计划生育（family planning）是控制人口数量，提高人口素质，使人口增长与经济、资源和社会发展相适应的有效措施。社区护士根据夫妇自己的意愿，结合家庭经济、社会、宗教等背景，以及年龄、生育能力、生育要求和全身健康因素，指导妇女科学合理受孕。

计划生育措施主要包括避孕、绝育及避孕失败的补救措施。社区护士需根据夫妇对避孕及生育的要求，指导新婚夫妇选择合理简单且不影响生育能力的避孕方法。

计划生育技术服务机构执业许可制度

1. 避孕

避孕是一种积极的预防生育方式，用科学的方法使妇女暂时不受孕。主要包括工具避孕法、药物避孕法、安全期避孕法、紧急避孕等。

（1）屏障避孕法　该类避孕法分为以下4种。

①阴茎套：为男性避孕工具，使用方便。使用时应选择合适型号，检查有无漏孔，每次性交时均应使用，使用后检查有无破损。

②阴道隔膜：又称阴道套，根据女性个体情况，选择大小合适的阴道隔膜。患有子宫脱垂、膀胱或直肠膨出、急性阴道炎和重度宫颈糜烂的妇女不宜使用。

③外用避孕药：主要是破坏精子膜，使精子丧失活动能力。杀精剂包括胶冻、药膜、片剂等。

④女用避孕套：是由聚氨酯(或乳胶)所制成的宽松、柔软的袋状物，长 15 ~ 17 cm，开口处连接直径 7 cm 的弱韧的"外套"，套内游离直径 6.5 cm 的内环，也具有防止性传播疾病的作用。

(2)宫内节育器　是一种安全、有效、简便、经济、可逆且易于接受的节育器具。放置时间应根据情况满足以下条件：①月经干净后 3 ~ 7 天无性交；②产后 42 天子宫恢复正常大小，恶露干净，会阴切口已愈合；③剖宫产术后半年，哺乳期排除早孕；④人工流产术后，宫腔深度应 <10 cm。放置后应注意：①术后休息 3 天，避免重体力劳动 1 周；②术后 2 周内禁止性生活及盆浴，并保持外阴清洁；③术后 3 个月每次行经时注意有无节育器脱落；④节育器放置后 3 个月、6 个月、12 个月各复查 1 次，早期发现宫内节育器的脱落及移位。出血多者随时可取出，取出节育器时间以月经干净 3 ~ 7 天为宜。

(3)药物避孕法　目前国内常用的多为女性服用的避孕药，由雌激素和孕激素配伍组成，包括短效及长效口服避孕药、长效避孕针、缓释系统避孕药和避孕贴剂。用药前应先询问病史，如果患有严重心血管疾病、急慢性肝炎或肾炎、肝肾功能损害、血液病或血栓性疾病、内分泌疾病、子宫或乳房肿块、恶性肿瘤、癌前病变、精神病生活不能自理、处于哺乳期、月经稀少或年龄 >45 岁者，不宜使用口服避孕药。

(4)安全期避孕　也称自然避孕法，是指根据妇女的自然生理规律，选择在月经周期中不易受孕期内进行性交而达到避孕目的。多数正常育龄妇女排卵多发生在下次月经前 14 天左右，排卵前后 4 ~ 5 天内为易受孕期。采用安全期避孕法，应根据妇女的基础体温测定值、宫颈黏液检查或月经规律确定排卵日期。但由于排卵过程可受情绪、健康状况、性生活及外界环境等多种因素影响，可发生额外排卵，因此安全期避孕法并不十分可靠。

(5)紧急避孕　指在无保护性生活或避孕失败后的 3 天内，妇女为防止非意愿妊娠而采取的避孕方法。有宫内节育器和服用紧急避孕药两种方法。①宫内节育器(intrauterine device，IUD)：常用带铜 IUD，在无保护性生活后 5 天(120 h)内放置。带铜 IUD 避孕有效率达 99% 以上，适合希望长期避孕，且无放置 IUD 禁忌证的妇女。②紧急避孕药：在无保护性生活后 3 天(72 h)内服用紧急避孕药，主要是激素类和非激素类两类药物。激素类，如左炔诺酮片；非激素类，如米非司酮，在无保护性生活后 12 h 内服用有效。该方法只能一次性起保护作用，一个月经周期只能用一次。

2. 绝育

绝育是指通过手术或药物，达到永久不育的目的，女性绝育方法主要有经腹输卵管结扎术、经腹腔镜输卵管绝育术和经阴道穹隆输卵管绝育术。

3. 避孕失败补救

因避孕失败所致的意外妊娠，可在妊娠早期采取措施终止妊娠。早期妊娠可采用药物流产和手术流产，中期妊娠可采用引产术。术后康复期应加强营养，注意休息，提供避孕指导，如有异常及时就诊。

二、围生期女性社区保健

围生期(perinatal period)一般指自怀孕第 28 周到出生后一周这段时期。由于妊娠后期、分娩过程和新生儿出生后产褥期的早期是与妊娠和分娩有关的各种妇科疾病的高发时期，所以围生期作为产科学的一个重要时期而被命名。围生期保健则是预防与生产有关的各种疾病的重要措施，应该受到足够重视。

（一）孕产妇的心理

1962 年成立了国际妇产科身心医学会(International Society of Psychosomatic Obsterics and Gynaecology, ISPOG)。其主要研究孕妇心理，为分娩做准备的心理预防学、分娩瞬间的心理、产褥期的心理、因人工流产而产生的各种变态的心理、心理应激与疾病的关系等。妊娠期心理和生理变化交织在一起形成孕妇所特有的行为和特征，以及独特的心理应激。

1. 孕中期

孕妇适应能力增加，妊娠反应减轻，个别的妊娠反应消失，孕妇的情绪相对稳定，对事物的反应速度略下降。

2. 孕晚期

胎儿长大、腹部膨隆到足月，孕妇各脏器负担加重，此时孕妇的主要心理活动是对分娩的恐惧、焦虑和不安。还会产生行动不便，产生心理冲突，情绪不稳定，精神压抑及心因性乏力，对周围事物相对迟钝，关心他人少等行为。

3. 分娩期

待产的精神状态与环境、医务人员态度、举止行动，技术操作密切相关。分娩期心理与妊娠期心理与分娩能否顺利进行密切相关，如孕妇严重的心理不安和恐惧常可导致分娩异常，出现子宫收缩乏力、孕妇血压升高、产后流血等并发症。

4. 产褥期

产褥期是产妇的心理转移时期，此期产妇如受内、外环境的不良刺激，易导致各种心身障碍。产妇在产后 2 周内特别敏感，情绪不稳定，具有易受暗示和依赖性强等特点。产后疾病及产后轻、中、重度焦虑可影响乳汁分泌，影响新生儿生长发育。心理变态或神经症者中较多，尚有育儿神经症，重症为产后精神病。据统计，发生心理变态或神经症的妊娠期占 17%，产褥期占 38%。因此产后 5 ~ 7 天，使产妇精神愉快是最主要的。产后一个月心理状态虽趋于稳定，但心身症的发病率仍高，须十分重视。

5. 预防和护理

当前有以下几个方面使得我国孕产妇心理无形中增加了紧张和焦虑。

(1)在一对夫妇只生一个孩子的号召下，胎儿是否健康，新生儿是否畸形或智力低下。

(2)产妇年龄较大的，担心难产。

(3)文化程度不高的，遇事易猜疑。

(4)重男轻女的传统观念，给孕妇带来了思想负担。

因此，我们应做孕妇的贴心人，了解孕妇的心理，努力避免不良刺激，积极解除思想顾虑，做好心理防护。

(1)从早孕开始应重视胎教，控制母体外环境，免除不良刺激对胚胎和胎儿的影响。

注意生理和心理卫生，如合理营养、预防疾病谨慎用药，忌烟戒酒，节制房事，心情愉快，避免压力、噪声等均有报道。孕7～10周精神极度紧张可导致胎儿畸形，如唇裂、腭裂或死胎。指导孕妇做“妊娠日记”是一种极益于孕妇身心健康的活动，使孕妇心平气和在自己的日记里对未出生的胎儿寄予愿望，这将成为胎儿的养育和教育记录。孕期孕妇尽量避免情绪激动，精神紧张，保持心情平静、愉快，处理好夫妻之间、婆媳之间、邻里之间的关系。

(2)待产与分娩时，孕妇入待产室感到陌生、孤独、焦虑不安、紧张等情绪，进入产程更难受，常会吃不好、休息不好。医护人员应挤出时间陪伴、安慰、指导待产妇分娩中的松弛技巧，使产妇待产时有安全感、信赖感。现在许多大型医院设有“康乐”待产室，丈夫可陪伴。总之，给予产妇良好的心理应激，增加产力，避免不良的语言或非语言刺激。在为她们做各种治疗或检查时，必须事前耐心细致的解释，消除顾虑，使其有安全感，与医护人员密切配合顺利结束分娩。

(3)产妇对新生儿的情况十分关注，因此抢救时，勿将新生儿放在产妇眼前。新生儿发生任何意外对产妇的刺激都是很大的，可引起重大的心理创伤。因此将病情告诉产妇及家属时注意方式和场合，因为这种心理应激在短期内不会消失，并影响产妇褥期的恢复。

(二)孕产妇的营养

孕妇的营养和胎儿发育、妊娠及分娩经过均有密切关系。妊娠时期不同，孕妇对营养的需要也有差异，妊娠期间应怎样安排好饮食的质和量是每个孕妇普遍关心的问题，也是非常重要的问题。某些孕妇不大了解时会产生各种不正确的想法，如有的孕妇认为妊娠期间应该少吃，避免胎儿生长过快、过大，分娩时顺利，少吃“苦头”；有的孕妇认为，多进食，胎儿长得越大越好。上述两种看法均不全面。怀孕期间饮食会较平常多，质和量的要求也会高一些，但应注意适量、合理安排。否则进食少会发生与营养不良有关的症状和疾患，如出现胎儿宫内生长迟缓，齿龈肥大，易出血，抵抗力下降，甚至易发生流产、早产、产后乳汁分泌不足等。如过多饮食，孕妇消化不了，体重在孕期增加过重，也易发生肥胖后的并发症，因此应注意以下几点。

(1)合理安排，适当调节饮食。

①孕早期：因受早孕反应影响，宜少吃多餐，选择喜欢吃的食物。

②孕中期：宜加强营养。

③孕晚期：胎儿迅速发育成长，需大量营养物质，故应多吃，增加零食和宵夜来提高营养量，合理搭配营养价值高的食品，尤其要注意补充钙、铁、蛋白质及维生素等，这些均为造血的原料。控制刺激性大的食料；过敏体质食用鸡蛋、牛奶、鱼等，应注意过敏反应。贫血的孕妇更需要加强营养。

④产褥期的营养：产后1～2天最好吃清淡而易消化的食物，以后增加含量丰富的奶、鸡、鱼、肉、汤、豆制品等；补充维生素及矿物质，吃新鲜的水果和蔬菜；吃粗粮。产后每天热量为3000 kcal，如果产妇每天吃主食500g，肉类或鱼类150～200 g，鸡蛋3～6个，豆制品100 g，豆浆或牛奶250～500 g，新鲜蔬菜500 g，饭后水果1个，这样可

基本满足产褥期营养的需要。总之，孕妇食物多样化，米面混吃，粗细并用，营养素搭配，蔬果兼用，才能起到互补作用，保证孕期胎儿器官发育所需要的营养。

（2）维生素有保健作用，不要忽视。

妊娠早期缺乏维生素 A、维生素 B、维生素 C、维生素 D、维生素 E 均可引起流产，甚至死胎。妊娠晚期缺乏维生素可引起胎儿宫内窘迫或胎儿死亡。维生素 A 可促进胎儿生长发育，促进母体抵抗感染的能力，对预防产褥热有显著疗效，正常成年人每日需5000～6000 单位，而孕妇需要量比常人多 20%～60%。维生素 B 可预防流产、早产、减轻早孕呕吐，帮助消化，增强食欲，还能维持子宫肌肉的一定张力，使分娩顺利，正常成年人每日需维生素 $B_1$1 mg，维生素 $B_2$1.5 mg，叶酸 200 μg。而孕妇每日需要量是维生素 $B_1$1.8 mg、维生素 $B_2$1.8 mg、叶酸 400 μg。维生素 C 作用更多，加强铁吸收和利用，预防贫血、坏血病、传染病，增强孕妇对疾病抵抗力，避免胎儿发育不全和发生流产、早产等。如果维生素 C 供应不足，新生儿易患先天性心脏病和神经管缺陷，分娩时新生儿易颅内出血。正常成年人每日需 70 mg 维生素 C，孕妇需 80 mg。维生素 D 有帮助肠道吸收大量的钙和磷，使胎儿骨骼充分形成又防止孕妇，胎儿患软骨病，孕妇每日需 400 IU。

（三）孕产妇用药对胎儿婴儿的影响

药物是治疗疾病的重要手段，药物发挥作用时，确实会对胎儿有影响，因此孕产妇用药必须慎重，以防药物对胎儿产生不良反应。

1. 与胎儿生长发育的阶段有关

受精后 7 天内，受精卵尚在输卵管和子宫腔运行，尚未种植，一般不受药物的影响。8～15 天内虽已种植，但组织尚未分化，如有影响多为流产，不致发生畸形，受精后 15～55 天，相当于末次月经 30～70 天，正是胚胎各脏器的分化阶段，易受药物的影响而致畸。例如，神经系统的最敏感为受精后 15～25 天，心脏为受精后 20～40 天，眼为受精后 24～29 天，四肢为受精后 24～46 天，外生殖器为受精后 36～55 天。受精 8 周后各脏器的萌芽已分化完成、初具人形，药物的影响不再是致畸而主要是中毒，影响胎儿发育及器官的功能，严重者导致宫内死亡、致癌或出生后易感疾病。

2. 药物对胎儿或婴儿的影响

（1）毒性大的药物放射性核素　如碘、钾、钠、磷等，容易通过胎盘进入胎儿体内，对胎儿造成不良反应，较常用的^{131}I、^{125}I 能通过胎盘进入胎儿体内损害其甲状腺细胞。胎儿的甲状腺于孕 10 周起开始吸碘，以制造自己的甲状腺素，故此后禁用碘，乳 8 周前误用者对胎儿无影响。

（2）抗癌药物　各种抗癌药物都有致畸作用，而且多见于孕早期用药，中、晚期用药相对比较安全。抗癌药物危害最大的是抗代谢类的药物，如妊娠中、晚期用药时，虽致畸影响较少，但早产率和死胎率略有增加。

（3）四环素　主要与钙盐结合成螯合物，妨碍钙盐进入软骨骼。孕早期服用可引起肢芽发育不全或小肢畸形，孕 16 周后用药可影响胎儿骨骼的发育，使乳齿发黄。

（4）毒性较肯定的药物　①抗甲状腺药和碘剂、硫氧嘧啶或甲巯咪唑，都可能通过胎盘到达胎儿体内，较大剂量可抑制胎儿甲状腺功能，使甲状腺素合成不足而患呆小病或因负反馈使胎儿脑垂体分泌的甲状腺素分泌增多，促甲状腺肿大。因此，如孕妇需用药，剂量宜小，为非孕妇的一半，待症状控制后停药。②性激素，如雄性激素能使女胎男性化，局限外阴部，不影响内生殖器。孕12周用药，可使阴蒂肥大，阴唇粘连；孕12周后用药，仅使阴蒂肥大。雌激素，早孕时服用可致男婴睾丸发育不良；先天性心脏病较对照组高2~3倍。③链霉素，属氨基糖苷类药物，对胎儿听神经有不同程度的损害。氨基糖苷类药物对胎儿神经损害程度从大到小为链霉素 > 卡那霉素 > 丁氨卡那 > 庆大霉素。链霉素危害最大，连续肌肉注射30 g以上，胎儿可致听神经损害。④吗啡，孕妇注射后，胎血中的浓度大于母血的深度，对新生儿的呼吸抑制较强，镇痛效果不优于哌替啶。

(5)可能有毒的药物　①肾上腺皮质激素，有报道腭裂、唇裂畸形；抗癫痫药物，妊娠期间用苯妥英钠者，畸胎率为正常的2~5倍，可致腭裂、唇裂，心与骨畸形，神经系统与消化系统畸形。②解热镇痛剂，阿司匹林，小剂量无影响；大量长期服用，如在孕早期，可致腭裂、唇裂，肾、心血管、神经系统畸形。吲哚美辛可致动脉导管过早关闭，心力衰竭。磺胺类，孕早期、中期用药，对胎儿无毒性反应；孕晚期用药者，由于此药可使胎儿体内已和蛋白质结合的胆红素游离，血中游离的胆红素增高，新生儿因自身肝脏缺乏葡萄糖醛酸转移酶不易消除，解毒、积聚的游离胆红素可渗入中枢神经而致核黄疸。③氯霉素，对胎儿无毒性，但对新生儿尤其是早产儿可发生呼吸功能不全、发绀、腹胀为特点的灰色综合征，所以估计在1~2周内分娩者不宜使用。④甲硝唑，此药及代谢产物对细胞有诱变作用，可致染色体畸变，因此在孕期治疗滴虫性阴道炎避免口服用药。

(6)其他　①避孕药，有报道服用甾体类避孕药可增加体细胞染色体的畸变率，特别是断裂率增高，停药后可恢复正常。但也有的学者通过调查与对照组对比发现，用药者和未用药者的致畸无明显差异。我国目前广泛采用的口服短效避孕药仅为原始剂量的1/4，更为安全。对连续服用甾体类避孕药者，如能在停药半年后再怀孕，则无影响。②维生素 K_3，肝内合成凝血因子Ⅱ、Ⅶ、Ⅸ、Ⅹ均需要维生素K。但维生素 K_3 对红细胞稳定性差的患儿(G－6－PD缺乏)可引起溶血，导致发生肝损害及核黄疸。天然的维生素 K_1 无此不良反应。③镇静安定药，如沙立度胺(thalidomide)导致产生数以千计的畸形婴儿的药物，现已被禁用。地西泮是临床常用药物，在孕早期服药，胎儿可发生唇裂、腭裂，其危险性较对照组高4~6倍。氯氮卓等在早孕6周内服用，可能有致畸作用，在整个孕期服用可致胎儿发育迟缓。

(7)乳母用药对乳儿的影响　乳母用药后，许多药物可通过血浆—乳汁屏障进入乳汁中，但绝大多数药物进入乳汁的量不超过摄入量的1%，一般对乳儿不影响。但不同的药物，在乳汁中的浓度有较大的差异，如母体服用地高辛后，乳汁中含量甚微，服用异烟肼及甲硝唑等药物含量较高。因此哺乳期应禁用激素类、避孕药、抗代谢药、甲状腺功能抑制剂等；有些药物应慎用，如镇静剂、抗惊厥药物、抗精神失常药、阿司匹林、磺胺类药物、广谱抗生素和可吸收导泻剂等。

总之，孕妇必须遵循的原则是在早孕3个月内需谨慎，避免不必要的用药或采用不熟悉的新药；除少数药物忌用外，乳母用药在一般情况下还是安全的。

(四)对围生期孕妇自我监测的保健

妊娠不是病，妊娠要防病，孕妇在围生期不仅要防病于自身，还要防病于胎儿。孕妇在围生期不仅要有良好的心理，充分的营养，合理用药，还必须对胎儿的健康发育有自我监测的意识和行动。护理人员必须在社区、家庭做好孕妇围生期自我监测的保健。第一项是计胎动；第二项是指导其丈夫给予孕妇听胎心音；第三项是测量子宫底高度；第四项测量孕妇的体重与腹围。要开展好此项工作，我们可以开展护理程序。

1. 护理评估

(1)病史　孕妇的一般情况，文化程度、定期产前检查、接受孕妇学校受教育等情况。孕妇有无妊娠合并症、并发症、家庭及社会支持系统情况、孕妇过去的生育史和疾病史、孕妇的嗜好。丈夫有无嗜烟史、嗜酒史及特殊疾病史。

(2)身心状况　孕妇生命体征情况，营养、精神心理状况、胎儿生长情况、每次测量的宫高体重、胎动情况。丈夫及家人对胎儿的期望及给予的支持、关心情况。

(3)诊断检查　①产科检查；②超声检查，胎儿的大体情况，有无畸形、胎儿大小、胎方位、羊水、胎盘等情况；③胎儿电子监护仪，观察胎心与胎动、胎心与宫缩之间的关系。

2. 可能的护理诊断及合作性问题

(1)潜在并发症　胎儿宫内生长迟缓。

(2)胎儿受损的危险　与围生期并发症有关。

(3)恐惧　与知识缺乏及担心胎儿、婴儿的存亡有关。

3. 预期目标

(1)孕妇能认识家庭我监护的重要性。

(2)孕妇及家属能及时发现问题，及时就诊，减少围生儿的死亡率。

(3)通过自我监护，提高优生优育率。

4. 护理措施

孕妇的健康情况不同，文化程度不同，护理措施亦不同。但共同的一项措施相同，即开展家庭自我监护。孕妇于妊娠 18 ~ 20 周开始自觉胎动，孕 28 ~ 32 周达高峰，38 周后又逐渐减少，>42 周胎动更少。胎动的方式有两种类型：①旋转运动，指胎儿翻身运动，即胎儿躯干的回转，平均持续 10 多秒；②单纯运动，即四肢运动，俗称拳打足踢，平均持续 3 s 左右。12 h 的胎动总数为胎动数(decreased fetal movement，DFM)，胎动消失后 12 h 至第 3 天，最长可达 12 天，胎心音消失，胎动消失后为胎动警报，胎儿有死亡的危险。应根据情况马上去医院，早处理，胎儿可以得救。

(1)告知孕妇及家属在妊娠晚期自我监护的意义　解释清楚密切观察胎动、听胎儿心音、测宫高、体重等行为，对于了解胎儿生长情况、胎儿在宫内有无缺氧、判断胎儿在宫内的安危等具有重要意义，如发现异常应立即送医院。

(2)指导孕妇及家属的具体做法　①胎动计数，嘱孕妇常在 26 周后计数，并嘱孕妇计胎动后每天必须记录下来。固定一个最方便的时间数 3 次，胎儿动静结合，一昼夜，8：00 ~ 12：00 胎动均匀；14：00 ~ 15：00 胎动最少；20：00 ~ 23：00 点时胎动频繁。正常值是每小时3～5次。若每小时>4次提示胎儿安适，令人放心；3 h总数乘以4得出12 h总数，若>20次亦为正常，<10次提示胎儿缺氧。严重缺氧时，胎动先消失。胎动消失须引起重视，应立即进行处理，否则胎儿有死亡的危险。②教其丈夫学会听胎心音，最简单的方法是用耳朵直接贴在孕妇的左右下方(指头位)或用木听筒听取胎心音。胎心音像钟摆动均匀的“达达达…”的子宫杂音、腹主动脉音为“咚咚咚”的强音调，两者的速率与脉搏一致。正常胎心率120～160次/分；若>160次/分提示轻度缺氧；若<120次/分，则提示胎儿重度缺氧，如胎心率<120次/分且胎心音不规则，则缺氧更严重。如发现异常，应赶快上医院就诊。③测量子宫底高度，妊娠4个月后，在孕妇腹部摸到子宫底部，嘱孕妇排空膀胱，仰卧位，沿腹中线测量耻骨联合上缘中点到子宫底间的距离，每周一次，正常20～34周，每周约增加1 cm，34周后增长较慢，平均每周长0.8 cm，孕40周时子宫底平均高度34 cm。每次记录下来。连续数周不增，子宫横径不增宽，提示胎儿宫内生长迟缓，增加过快过多提示羊水过多或双胎，均应去医院就诊。④测孕妇的体重与腹围，整个孕期，即妊娠足月时体重约增加12.5 kg，孕中晚期每周体重增加350 g。腹围每周增加约6.9 mm，孕月增加2.7 cm。如上述标准相符，说明胎儿生长发育正常。

(3)配合医师对自我监护的异常进行处理　首先对孕妇及家属所发现的异常情况认真进行复查，不轻易地否定，一边做好心理护理，一边协助医师进行其他必要的监护，如B超下检测生物物理评分；在胎儿电子监护仪下检测胎动与胎心率的变化；实验室检查。如需中止妊娠则协助做术前准备。

(4)结果评价　通过护理活动结果评价围生期母儿的安危。①孕妇及家属能否叙述出家庭自我监护的意义，并坚持进行自我监护；②孕妇及家属是否学会了自我监护的方法；③孕妇及家属能否发现问题及时来医院就诊，降低了围生儿的死亡率。

(五)产褥期保健

课程思政

古人的“月内”

坐月子可以追溯至西汉《礼记内则》，称之为“月内”，距今已有两千多年的历史，为产后必须的仪式性行为。从社会学和医学的角度来看，坐月子是协助产妇顺利渡过人生生理和心理转折的关键时期。对坐月子进行追根溯源，不仅提升了学生的人文修养，也培养了学生对产褥期妇女的尊重和人文关怀的医学素养。

产褥期(puerperium)是指从胎盘娩出至恢复或接近正常未孕状态所需的时期，一般规定为6周。

1.注意休息、营养、卫生保健

产妇应有一个冷暖适宜、安静舒适的休养环境，应经常通风换气，使空气新鲜，保护产妇勿直吹冷风。夏季要注意防暑，冬季用煤炉取暖防一氧化碳中毒。衣服厚薄要适应，产妇出汗较多，可用热水擦身，更换干净衣服。刚分娩，因腹压突然降低常有胃内空虚感，应立即给产妇有营养的液体或食物，营养应是丰富而易于消化的，少吃多餐。汤汁类可促乳汁分泌。产后24 h内以卧床休息为主，但现在要求产后6～12 h起床稍活动。产后2日可在室内随意走动，并可按时做产后健身操。行全阴侧切或剖宫产的产妇，可推迟到第3日起床稍活动，待伤口愈合后做产后健身操，有助于体力恢复、排便排尿、避免或减少静脉栓塞的发生，而且能使盆底及腹肌张力恢复，避免腹壁皮肤过度松弛。产后健身操包括抬腿、仰卧起坐动作和缩肛动作，产后2周采用胸膝卧位，防止子宫后倾和纠正子宫后倾，每日3次，每次15 min。外阴、会阴有伤口需每天用消毒液抹洗2次，便后随时抹洗；每天坚持梳洗、刷牙、勤换衣服及床单，保持整洁及个人卫生。

注意观察产后血压、脉搏、体温变化，分娩的劳累和消耗可使体温在产后24 h内略有升高，如超过38℃应及时处理。

2. 生殖器官的观察与保健

（1）子宫复旧　胎盘娩出后，子宫圆而硬，在宫底脐下一指处；产后第一天因宫颈外口升至坐骨棘水平，宫底稍上升平脐；以后每日下降1～2 cm，至产后10日子宫降入骨盆，耻骨联合上方扪不得子宫底。如不按期复旧或有压痛，应及时检查并处理。

（2）恶露　产后随子宫蜕膜的脱落，含有血液、坏死蜕膜组织的血性液体经阴道排出，此称为恶露（lochia）。分为血性恶露、浆液恶露、白色恶露三种类型。正常恶露有腥味无臭味，持续4～6周，血性恶露约持续3日转为浆液性恶露，约2周后变为白色恶露，约持续2周干净。如合并感染，恶露变混浊，有臭味，增多，持续时间长或伴有全身症状，此时应预防产褥感染。

3. 计划生育

产褥期内禁忌性交，产后42天起应采取避孕措施。原则是不哺乳者，可选用药物避孕。哺乳者以工具避孕为宜，正常分娩者产后3个月可放宫内节育环，剖宫产者一般产后6个月放环；产后42天至此时间前用避孕套。

4. 产后检查

产后检查包括产后访视和产后健康检查。产后访视至少3次，第一次在产后出院3天内，第二次在产后14天，第三次在产后28天，了解产妇及新生儿健康状况和哺乳情况，并给予及时指导。产妇应于产后42天去医院做产后健康检查了解内生殖器恢复情况。同时带婴儿来医院做全面检查。

（六）产后抑郁

1. 概述

产后抑郁（postpartum depression）是常见的产褥期并发症，产后抑郁患者占分娩期妇女的15%～20%，多胎者可高达25%。

（1）对产妇的影响　产后抑郁常发生于产后4周，如果不及时治疗将持续数月，甚至更长时间。产妇表现对周围事物不感兴趣，对家人的问候失去反应；尽管每天在护理新生儿，

爱丁堡产后抑郁量表（EPDs）

但从中没有感受到快乐和爱；产妇可感到生活没有意义、内疚、羞愧和失落；身体方面常有疲乏、虚弱、注意力不集中等；同时食欲不振、睡眠障碍、恐惧，甚至有自杀的念头。

(2)对家庭的影响　产后抑郁对整个家庭都有较大的影响，如果家庭成员用一般的方式应对，就会使家庭关系紧张。家庭成员往往在产妇最需要支持的时候，却减少与抑郁产妇的互动。

①对丈夫的影响：对丈夫的关心减少，与丈夫不像以前那样关系密切；在丈夫面前常感到失去控制、气愤和有挫折感等。丈夫可能包揽了全部家务和照顾新生儿，其丈夫也有可能患上抑郁。

②对新生儿的影响：产妇表现出紧张、易激惹，感到作为母亲的无能为力。产妇不能感受新生儿的暗示或者微笑的含义，因此，不能满足新生儿的需要。抑郁产妇的新生儿也有可能易激动、不满、很少表现积极的面部表情，持续时间长将影响新生儿的行为、智力发育。

2. 应对措施

(1)积极的自我评价　护士关爱的态度能帮助产妇减少抑郁的情绪，也有利于产褥期妇女的良好恢复。经常与产妇在一起，向她们解释出现这样的问题不是她们的过错，是一种疾病现象，只要及时治疗会很快康复的。

(2)提供产前教育　有些年轻、没有经验的产妇对孩子出生以后生活方式的迅速变化并没有很好的准备。所以，在产前应把产后回家以后前几周的基本健康知识教授给产妇；并告诉产妇需要与其他成人接触，避免孤独，当感到孤独、焦虑时，多与丈夫沟通交流，与朋友接触，以获得支持；产后需要充足的休息、营养。

(3)帮助产妇表达自己的感受　不少产妇及其家庭成员由于缺乏产后抑郁的相关知识，对产妇出现异常重视不够。因此，当产妇出现不合情理的表现(如愤怒、内疚、羞愧等)时，医护人员应鼓励她们承认，并力劝其家庭成员接受这种负面情绪。在产前，可以模拟婴儿的哭闹、孤独无援等场景，训练其应对方法，这样有助于产妇提早认识问题，并找到解决问题的办法。

(七)产后康复

产后康复又叫产后恢复，指女性在生产完毕之后，常常会因为身体过于虚弱而需要一定的恢复和保养，而这种恢复和保养被称为产后康复。

无论是顺产，还是剖宫产，产褥期间的饮食调养和妊娠期间的饮食调养都很重要，同时，产后康复越早进行越好。产后康复的最佳时间一般为顺产后 2 ~ 3 天，剖宫产后 15 天。产后康复治疗最好坚持一段时间，产妇要在医生和家人配合下，积极进行康复治疗和锻炼，加强营养，放松情绪。当然，产后康复有诸多注意事项，最好在医生指导下进行。有的产妇治疗前须进行常规妇科检查，只有条件符合了才能进行康复治疗。需要提醒的是，高血压、心脏病、生命体征不平稳、安装了心脏起搏器的患者，以及不能经受刺激的精神患者等不能进行康复治疗。

1. 健康生活方式的指导

(1)适宜的环境　保持居住环境适宜的温度和湿度，勤开窗有利于室内空气清新，这样不仅使产妇得到良好的休息，也有利于新生儿的成长。

(2)良好的卫生习惯　在尊重个人意愿的基础上保持良好的卫生习惯，勤擦身，勤换衣，用软毛牙刷刷牙，保持外阴清洁，产后四周内禁止盆浴。

(3)均衡的营养　产妇不仅自身机体需要恢复，而且还担负着哺育新生儿的责任，因此，合理营养对产妇非常重要。产妇应增加高蛋白食物和营养丰富的汤类，如鱼汤、骨头汤、鸡汤等，以利于乳汁分泌；适当摄入高质量的脂肪不仅有利于婴儿大脑的发育，也有利于脂溶性维生素(如维生素 A、维生素 D、维生素 E、维生素 K)的吸收；新鲜的蔬菜水果也是不可少的，应避免辛辣、刺激性饮食，禁止烈性酒类、咖啡，禁止吸烟；在医生指导下合理用药和保健品。

(4)适宜的运动　自然分娩者产后 24 h 可下床活动，行会阴切开术或剖宫产的产妇可推迟至产后第 3 日起床适当活动。产后尽早活动，有助于子宫复旧、体力恢复、排尿及排便，避免或减少静脉栓塞，且能使骨盆底及腹肌张力恢复，避免腹壁皮肤过度松弛。但尽量避免重体力劳动或蹲位活动，以防子宫脱垂。此外，自然分娩 48 h 后、剖宫产拆线后可进行产后康复操，产后康复操应包括能增强腹肌张力的抬腿、仰卧起坐动作和能锻炼骨盆底肌及筋膜的缩肛动作。产后 2 周开始加作胸膝卧位，以预防或纠正子宫后倾。上述动作每日 3 次，每次 15 min，运动量应逐渐加大。

2. 促进子宫复旧指导

产后哺乳、适宜的活动、产后康复操和良好的卫生习惯有利于子宫的复旧。产后 1 周在耻骨联合上尚能触及宫底；产后 10 天子宫降至骨盆，腹部已不能触及宫底。指导产妇识别异常恶露，如果恶露时间延长或有异味，提示子宫复旧不良或感染，应及时就诊。

3. 外阴及腹部伤口的护理

检查外阴伤口或腹部切口愈合情况，有无红肿、裂开和感染迹象。指导产妇每天用水清洗会阴两次，保持会阴清洁。指导会阴部有伤口的产妇休息时尽量采用伤口对侧卧位，以免恶露浸润伤口。

4. 母乳喂养技巧指导

宣传母乳喂养的优点和增强产妇母乳喂养的信心：母乳喂养不仅有利于新生儿的生长发育、良好的情感发展及母子感情的建立，而且也有利于母体自身的恢复，还可以减少乳腺小叶增生、乳腺癌的发病率。社区护士应向母亲及家属宣传母乳喂养的优点，评估影响母乳喂养的因素，为产妇提供母乳喂养的信息，并调动其家庭成员支持，以增强母乳喂养的信心。

(1)指导正确的哺乳方法　哺乳前先给新生儿更换干净的尿布，清洗双手后，用温开水清洁乳房和乳头。指导产妇采取母婴均舒适的体位哺乳，使新生儿贴近母亲，让新生儿含住乳头和大部分乳晕，并注意不能堵住新生儿的鼻子。哺乳时，一般让新生儿先吸空一侧乳房，再吸吮另一侧，下次哺乳时可以从另一侧乳房开始，这样可以保证新生儿吃到含蛋白质丰富的前乳，又可以吃到含脂肪丰富的后乳。哺乳完毕后，将新生儿竖抱起，轻轻地拍打其背部，将胃内吸入的空气排出，以防溢奶。哺乳后指导母亲将新生儿右侧卧位半小时，以防溢奶或呕吐造成窒息。

(2)哺乳时间指导　以按需哺乳为原则，但尽量减少夜间喂养次数，增加白天喂养次数，以免夜间频繁哺乳影响产妇休息，不利于乳汁分泌。此外，由于新生儿的大脑皮层处于抑制状态而需要较长的睡眠时间，所以应指导产妇，如果白天喂养间隔时间超过 3 h，可唤醒新生儿进行哺乳。每次哺乳时间控制在 15 ~ 20 min，不要超过半个小时，避免使新生儿养成含乳头睡觉的习惯。

母乳喂养技巧指导

(3)促进乳汁分泌和提高乳汁质量　保持精神愉快、充足的睡眠，多食营养丰富的汤汁有利于促进乳汁的分泌；增加哺乳次数，多次反复吸吮也有利于乳汁分泌；切勿过早添加辅食。此外，如果母亲发生乳腺炎或出现其他感染症状时，应暂停母乳喂养，但需定时用吸奶器吸出乳汁以防回奶，并在医生指导下服用药物。由于药物可通过乳汁分泌，因此，哺乳期间母亲不应随意服用药物。

(4)教会母亲正确挤奶的技术　挤奶对母乳喂养的建立和维持都很有益，在产后 1 ~ 2 天应教会母亲挤奶的技术。指导母亲用拇指和示指放在乳晕处，先向胸壁方向轻按，再相对轻地挤乳晕下面的乳窦，将乳汁挤出。在每次哺乳后挤出多余的乳汁不仅可以促进乳汁分泌，还可以预防乳房胀痛。

(5)母乳是否充足的判断　指导母亲通过观测新生儿的喂养及排泄情况来判断母乳是否充足：①每天哺乳次数为 8 ~ 10 次；②哺乳时可看到吞咽动作及听到吞咽声；③两次限养之间新生儿安静、满足、睡眠良好；④每天有 1 次量多或少量多次的软便，至少 6 次小便；⑤新生儿体重增加正常，出生后头 3 个月每月增长 800 ~ 1000 g；⑥母亲在哺乳前乳房有肿胀感，哺乳时乳房有下乳感，哺乳后乳房较松软。

5. 乳房护理指导

(1)哺乳期乳房日常护理　指导母亲佩戴合适的棉质胸罩，以支托乳房和改善血液循环。哺乳前柔和的按摩乳房，以刺激泌乳反射。切忌用肥皂或酒精等擦洗乳头，避免引起局部干燥、皲裂。哺乳结束后不要强行拉出乳头，应让婴儿张口使乳头自然从口中脱出。

(2)乳房胀痛、乳头皲裂的预防及护理　尽早哺乳及每次哺乳后挤出多余乳汁，可以预防乳房胀痛。一旦发生乳房胀痛，可以采取以下方法：哺乳前热敷乳房；两次哺乳间按摩乳房或用生面饼外敷乳房，以促进乳腺管畅通；每次哺乳时先让婴儿吸吮胀痛侧的乳房；增加喂奶的次数，并注意饮食清淡。采取舒适的哺乳姿势、避免婴儿长时间吸吮乳头，可以预防乳头皲裂。一旦发生乳头皲裂，可以指导产妇如下操作：增加哺乳次数，减少每次哺乳的时间；让婴儿含住大部分乳头和乳晕；每次哺乳后，涂少量乳汁于乳头上，乳汁具有抑菌作用并含丰富的蛋白质，可以起到修复表皮的作用；乳头皲裂严重者可暂停哺乳，将乳汁挤出后再喂给婴儿。

(3)平坦/凹陷哺乳指导　对于凹陷乳头产前未能纠正者或者平坦乳头者，应指导产妇在哺乳前热敷乳房 3 ~ 5 min，同时按摩乳房以引起排乳反射，并向外牵拉乳头，利于新生儿含接。对吸吮失败者，可用玻璃乳罩间接哺乳，或者将乳汁挤出用汤匙喂养。

(4)退乳指导　对因疾病(如妊娠合并心脏病等)或其他原因不适宜哺乳或需要终止哺乳的妇女，社区护士应指导产妇合理退乳。指导产妇避免进食汤类食物，停止吸吮及挤奶，必要时用芒硝 250 g 碾碎装布袋敷于两侧乳房上，受潮变硬后更换，同时可以生麦

芽茶 50 g 泡饮；或遵医嘱服用己烯雌酚，通过大剂量的雌激素抑制垂体生乳素的分泌，从而达到退乳的目的。

三、围绝经期女性社区保健

围绝经期是指围绕妇女绝经前后的一段时间，包括从接近绝经并出现与绝经有关的内分泌、生物学和临床特征起至最后一次月经后 1 年。世界卫生组织将卵巢功能衰退直至绝经后 1 年内的时期称为围绝经期。绝经(menopause)分为自然绝经和人工绝经。每一位妇女生命进程中必然发生绝经这一生理过程，绝大部分女性绝经前后经历平均4～5年的绝经过渡期，面临着生理和心理的变化。

(一)围绝经期妇女的生理和心理社会变化

1. 生理变化

(1)月经紊乱　是绝经过渡期的常见症状，与卵巢、下丘脑和垂体功能状态的波动有关，尤其是卵巢渐趋停止排卵，激素的分泌相应减少。表现为月经周期不规则、经期持续时间长及经血增多或减少。

(2)心血管系统　可能与雌激素低下和雄激素活性增强有关。妇女绝经后动脉硬化、冠心病较绝经前明显增加。

(3)泌尿生殖道退行性病变　主要表现为泌尿生殖道萎缩症状，出现阴道干燥、性交困难和反复阴道感染，排尿困难、尿痛、尿急及反复发生的尿路感染。

(4)骨质疏松　绝经后妇女雌激素分泌减少，使骨质吸收增加，导致骨量快速丢失而出现骨质疏松。50 岁以上妇女大多数会发生绝经后骨质疏松、一般发生在绝经后5～10 年，通常发生在椎体。

(5)其他　潮热、出汗为雌激素降低的典型症状。其特点为反复出现的短暂的面部、颈部及胸部皮肤发红，伴有潮热，继之出汗，持续时间长短不一。严重者可影响妇女的工作、生活和睡眠。此外，还常出现心悸、眩晕、头痛、失眠、耳鸣等自主神经失调的症状。

2. 心理社会变化

由于围绝经期妇女内分泌环境的改变，自主神经紊乱，加之家庭和社会环境的变化，情绪、记忆及认知功能发生改变，常感觉烦躁易怒、易激动，焦虑不安或情绪低落、精神抑郁、记忆力减退等。

(二)围绝经期妇女的保健指导

由于围绝经期妇女个人健康状况、性格特点、文化水平、道德观念和生活阅历的不同，可出现不同程度的情绪变化和心理反应。社区护士应正确评估围绝经期妇女的生理、心理和社会状况，有针对性地给予保健指导。

1. 提供信息

开展围绝经期科学知识讲座，让妇女了解围绝经期的正常生理、心理特点，掌握必要的卫生保健知识，正确对待围绝经期，消除绝经变化产生的恐惧心理；同时学会并加强自我监测能力，定期进行自我监测并做记录。

2. 心理调整

可通过多种途径，如宣传资料、广播、电视、网络、科普读物等介绍有关围绝经期的知识，使处于围绝经期的女性认识到围绝经期症状的出现是人体生理变化的一种自然过渡。在这一时期机体为适应这种变化而出现一些暂时的症状，经过一段时间机体的自我调节，这些症状大多会自然消失。鼓励其以平静的心态、愉快的心情迎接此期出现的各种生理和心理上的变化；参加社区组织的集体活动，培养广泛的兴趣爱好，增加人际交往；保持乐观性格和良好的心理状态，放松思想；营造良好的生活环境，不断提高生活质量。

3. 合理饮食

平衡膳食，限制摄入高脂肪、高胆固醇食物，多食富含纤维素的水果蔬菜，避免食用糖分过高的食物，适量补充钙剂。将牛奶、豆浆等易于消化的富含丰富蛋白质的食物作为每日的常规食物。适当控制饮食量，防止肥胖。

4. 活动与运动

运动是减缓身体各种组织器官衰老的重要条件。社区护士应指导围绝经期女性参加各项体育活动，根据个人爱好及具体情况选择运动方式，使运动成为常规的项目，以每周 3 ~4 次为宜。

5. 性生活指导

绝经后随着雌激素逐渐下降，最普遍遇到的问题是阴道黏膜萎缩、分泌物减少、润滑度减弱，造成性生活困难。社区护士应从妇女个人的生理及心理考虑，建议其保持每月 1 ~2 次性生活，有助于保持生殖器官的良好状态。

6. 定期进行健康检查

（1）常见疾病普查　根据普查结果，掌握、总结、分析社区妇女疾病的发生发展规律、特点和相关的致病因素，制定切实可行的妇女疾病防治目标与对策，促进和维护其身体健康。

（2）恶性肿瘤的普查　开展肿瘤防治宣传教育是控制或消除致癌因素、预防肿瘤发生的重要措施之一。通过社区护士宣传教育，使围绝经期女性了解产生恶性肿瘤的主要危险因素，改变不良的生活方式，增强自我保健意识，减少恶性肿瘤的发生。同时让其了解各种常见肿瘤的早期症状，及早发现异常，早期诊断可提高治疗效果和生存率。建议围绝经期妇女每年进行一次体检，及早发现病变，包括做宫颈黏液涂片细胞学检查、专科医生乳房检查；并针对个人情况选择性地进行其他项目的检查，如宫颈活检、乳房 B 超、乳房 X 线片检查等，做到疾病的早期发现和早期治疗。

乳腺癌是危害妇女健康的主要恶性肿瘤之一。随着生活方式的改变，药物避孕、终止妊娠、拒绝母乳喂养、独身女性的增加，乳腺癌的发病年龄有所减小，发病率也有所增加。早发现、早诊断、早治疗的效果和预后均较好。对 20 岁以上女性，特别是伴有危险因素的女性，每月自我检查乳房一次，是早期发现乳腺肿块的有效措施。自查乳房最好选择在月经结束后 7 天左右进行，此时乳房最松弛，病变容易被检出。

（三）围绝经期妇女常见健康问题及护理

1. 骨质疏松症

骨质疏松症是以低骨量、骨微细结构异常导致骨脆性增加、易骨折为特征的一种全身代谢性疾病。围绝经期过程中约25%的妇女患有骨质疏松症。主要健康指导内容如下。

（1）注意合理补充营养素　其中钙、维生素D蛋白质是主要的营养素。应及早增加并长期补充含钙质丰富的食物，如牛奶、排骨、豆类等。必要时可服用钙片。

（2）良好的生活习惯　根据个人身体状况选择适宜的运动项目，如慢跑、快速步行等小负荷锻炼，避免吸烟、酗酒、过量饮用咖啡、跌倒等。

（3）及早就医，规范治疗　必要时，及时就医，接受治疗。

2. 围绝经期妇女功能失调性子宫出血

由于卵巢功能不断衰退，卵巢对促性腺激素敏感性降低，或下丘脑和垂体对性激素正反馈调节的反应性降低，出现无排卵性功能失调性子宫出血。主要健康指导内容如下。

（1）加强营养，改善全身情况　可补充铁剂、维生素C和蛋白质。推荐含铁较多的食物，如猪肝、豆角、蛋黄、胡萝卜、葡萄干等。按照饮食习惯，制订合适的饮食计划。

（2）预防感染　保持会阴清洁。出血量较多者，嘱其卧床休息，避免过度疲劳和剧烈活动。

（3）指导用药　帮助患者了解用药目的、药物剂量、适应证、禁忌证及用药时可能出现的反应。激素替代治疗需在专业医师指导下进行，不得随意停服和漏服，用药期间注意观察，定期随访，如出现子宫不规则出血应做妇科检查，并做诊断性刮宫，排除子宫内膜病变。

第三节　女性常见健康问题及社区护理

一、宫颈癌

课程思政

宫颈癌疫苗

宫颈癌疫苗，又称为人乳头状瘤病毒（human papilloma virus，HPV）疫苗，可以防止HPV感染。自2016年7月18日HPV疫苗（商品名：希瑞适）在中国批准上市以来，全球科学家们对于该疫苗的适宜接种人群、疫苗效价及疫苗设计等进行了大量的科学研究。其中中国科学家率先敲开了第三代宫颈癌疫苗研制的大门，为中国乃至全球的女性同胞带来了福音。科学是不断进步的，科学的研究是永不停歇的。

宫颈癌是最常见的妇科恶性肿瘤之一，在全球女性恶性肿瘤中的发病率仅次于乳腺癌，全球每年宫颈癌新发人数约50万，死亡人数约25万 。近年研究表明，HPV感染是感染相关癌症和其他相关疾病的主要原因之一。全世界每年新发生的1000多万癌症患者中，估计有4.8%是由HPV感染引起的。HPV感染与宫颈癌、阴茎癌、外阴癌、阴道癌、肛门癌和头颈部癌症有关。高危型别的HPV感染是宫颈癌发生的重要条件，普查可减少宫颈癌发生的危险性，但不能阻止HPV的感染。因此，以HPV感染为出发点研究宫颈癌疫苗可能是防治宫颈癌的好方法。

（一）具体的社区护理指导

1. 首先要建立和实施宫颈癌筛查制度和方法

中国是人口大国，是子宫颈癌发病率和死亡率均高的大国，又是发展中国家，根据国情制定筛查策略十分重要。宫颈癌筛查目前常用的策略主要为宫颈细胞学检查、HPV检测和肉眼观察法。

（1）筛查的目的是识别和检出有子宫颈上皮内瘤病变的患者，有报告说明1/4患者从未行过细胞学抹片检查，并且几乎1/4患者在浸润癌前5年内未进行过细胞学检查。

（2）要推行薄层细胞学检测系统及液基细胞学检测系统，必须加强细胞学技术人员的培训、考核及资格准入制度等。

（3）筛查的起始年龄和间隔时间的确定也非常重要，这涉及到筛查工作的基础。高危人群的筛查起始要早，终止要晚，甚至需要终生检查随诊。医生应该有一个理念或习惯，即对所有到妇科门诊就诊者（只要有性生活，不一定是宫颈病变）和各种妇科体检者，都应建议她们做细胞学检查，有高危因素者尤其应行检查、处理及随诊。

2. 健全社区护理的组织管理系统

首先加大对社区护理的资源投入，卫生行政管理部门应高度重视，加大对社区护理的资源投入，借鉴国外经验，由政府资助组建社区护理组织，社区护士只提供服务而不盈利。

3. 加强信息科学和公众教育

信息和教育很重要，妇女需了解以下的信息：①对宫颈癌发生发展的理解；②对细胞学、筛查和检查的理解；③对HPV致癌、HPV感染与消除、HPV随诊的意义的理解；④对治疗及随诊的理解；⑤其他更多知识和信息。研究表明，年龄越大，患宫颈癌的可能越大。因此，凡35岁以上妇女，最好每隔3～5年进行一次阴道脱落细胞涂片检查。对高危人群、高发区妇女、性紊乱者、HPV感染者，应每隔1～2年检查一次。

4. 建立社区护理中心和网络，改善社区护理环境建立

社区护理中心和网络，将本社区的已婚妇女资料建立成社区护理专门病案，加强社区妇幼卫生服务网络。定期组织该社区已婚妇女到附近的社区医疗机构进行检查，做到早期发现、早期诊断、早期治疗。

5. 加强对社区护士的技术培训

在新的医学模式中，护理工作者的任务和职责不断扩大，护士在护理实践中承担多种角色，未来大部分的初级保健任务将由护士承担，社区护理是未来护理事业的重要组

成部分。在社区妇幼卫生服务网络系统中，除了要充实网底人员外，还要对社区护士进行适宜的技术培训。可以由具有一定规模和条件的医院成立专门的社区护理组织，对在职护士进行社区护理培训和实践；或与社区医疗机构联合，负责培训基层社区护理人才，全面提高广大护理人员的社区护理理论水平和实际工作能力，推进社区护理事业的发展。

6. 加强卫生保健知识及社区医疗护理保健的宣传

通过多种媒介宣传卫生保健知识及社区医疗护理保健的重要性，提高人们的保健意识及对社区护理工作的认识。另外，还要向社会支持系统，尤其是家属和性伴侣宣传，取得他们的配合。护士应做好以下几方面的保健宣传工作。

(1)鼓励适婚青年实行晚婚和计划生育　宫颈癌的流行病学调查肯定了它与早婚、早产、多产有密切关系。因此，积极推行晚婚和计划生育，实行优生优育，是预防宫颈癌的重要措施。

(2)教育青年妇女注意个人卫生　应保持正当性行为，避免早婚早育、多产及婚外性行为。要注意会阴部清洁，应用干净、消毒的卫生巾。

(3)教育男性应注意包皮的清洁　包皮过长者应进行手术治疗，性生活前应注意清洗干净。

7. 创建流动社区康复中心

有报道，以流动社区康复中心为依托，以建立的户籍健康档案的电子网络管理为基础，固定专业技术人员，成立妇科普查小组，在流动社区康复中心辐射半径范围内到达居委、居民小组、社区居民家中进行普查，利用流动社区康复中心车把可移动的设备和专业人员带到各居委、居民小组、社区居民家中进行卫生知识的宣传教育、疾病普查，使部分受传统观念影响和自认为“健康”的已婚妇女得到全方位的宫颈病变普查。

8. 加强对社区妇女宫颈癌机会性筛查的临床研究

医疗机构应积极配合当地三级甲等医院做好妇女宫颈癌机会性筛查的临床研究工作，鼓励社区的已婚妇女定期到大医院进行宫颈癌机会性筛查，为临床研究提供有利的数据。

(二)宫颈癌疫苗

宫颈癌疫苗由最初的单价疫苗发展到多价疫苗，按作用分为预防性和治疗性两大类。因为在 HPV 病毒中主要是 E6 和 E7 抗原起作用，故治疗性疫苗主要针对 E6 和 E7 抗原。HPV 疫苗是预防宫颈癌的一项革命性举措。2016 年，临床试验已经证明了疫苗的有效性，然而在一些国家，HPV 疫苗的低覆盖率导致了宫颈癌的发病率升高。可见，在国家疫苗接种计划中实施 HPV 疫苗接种是有必要的，特别是在中低收入国家。

目前为止认为，疫苗不太可能对已存在 HPV 感染及宫颈癌的患者产生作用。免疫实践咨询委员会推荐的指标是女性可在 11 或 12 岁接种二价或四价疫苗，而男性可在同一年龄段接种四价疫苗；13 ~ 26 岁的女性及 13 ~ 21 岁的男性可接种九价疫苗，男 – 男性接触者及免疫功能不全可推迟至 26 岁。怀孕期间不推荐使用预防性疫苗。但研究表明孕期应用宫颈癌疫苗与致畸、致死等不良妊娠反应并无直接关联。研究表明，四价疫苗对人类免疫缺陷病毒(human immunodeficiency virus，HIV)感染患者同样具有免疫效应，基于其安全性及可耐受性，HIV 感染患者同样可从接种免疫中受益。

二、乳腺癌

乳腺癌是一种严重影响妇女身心健康，甚至危及生命的疾病。近年来，其发病率逐年上升并趋于年轻化，成为导致妇女死亡最常见的恶性肿瘤之一。本文主要从乳腺癌的筛查及术后的社区护理两方面对其进行阐述。

(一)乳腺癌的筛查策略

1. 乳腺 X 线片检查

乳腺 X 线片检查对降低 40 岁以上妇女乳腺癌死亡率的作用已经得到了国内外大多数学者的认可，对 40 岁以上亚洲妇女乳腺 X 线片筛查的准确性高。但乳腺 X 线片对年轻致密乳腺组织穿透力差，故一般不建议对 40 岁以下、无明确乳腺癌高危因素或临床体检未发现异常的妇女进行乳腺 X 线片检查。常规乳腺 X 线片检查的射线剂量低，不会危害妇女健康。

2. 乳腺临床体检

将乳腺 X 线片检查单独作为乳腺癌筛查的方法效果不佳，尚无证据显示该方法可以提高乳腺癌早期诊断率和降低死亡率。一般建议作为乳腺 X 线片筛查的联合检查措施，可能弥补乳腺 X 线片筛查的遗漏。

3. 乳腺自我检查

不能提高乳腺癌早期诊断率和降低死亡率。由于可以提高妇女的防癌意识，故仍鼓励社区护士向妇女传授每月 1 次乳腺自我检查的方法，绝经前的女性应建议选择月经来潮后 7 天左右进行。

4. 乳腺超声检查

单独作为乳腺癌筛查的措施尚有待证实，可能对致密型乳腺的筛查有价值。

5. 乳腺磁共振成像(magnetic resonance imaging，MRI)检查

可作为乳腺 X 线片检查、乳腺临床体检或乳腺超声检查发现的疑似病例的补充检查措施。MRI 检查设备要求高，价格昂贵，检查费时，需静脉注射增强剂。可与乳腺 X 线片检查联合用于某些乳腺癌高危人群的乳腺癌筛查。

(二)乳癌术后的社区护理

目前，治疗乳腺癌最有效的方法是乳腺癌改良根治术 + 化疗。因此，社区护士主要从以下几方面进行护理指导。

1. 活动

近期避免患侧上肢搬运或提拉过重物品，继续进行功能锻炼。

2. 避孕

术后 5 年内避免妊娠，以防止乳腺癌复发。

3. 坚持放疗、化疗

放疗期间应注意保护皮肤，出现放射性皮炎时及时就诊。化疗期间定期检查肝、肾功能，每次化疗前 1 天或当日查血白细胞计数，化疗后 5 ~ 7 天复查，若白细胞计数 $<3\times10^9$ L，需及时就诊。放疗、化疗期间，因机体抵抗力低，应少到公共场所，以减少感染机会；加强营养，多食高蛋白、高维生素、高热量、低脂肪的食物，以增强机体抵抗力。

4. 出院后上肢功能锻炼

乳腺癌根治术须切除患侧的乳腺、胸大肌、胸小肌、腋窝淋巴结及结缔组织。由于切除范围较广，术后如果不能及时进行功能锻炼，将会造成患侧上肢功能障碍，给患者的生活和工作带来影响。患者出院后，应坚持患肢的功能锻炼。可重复各项功能锻炼，特别是扶墙抬高上肢，可使上肢及肩关节的活动逐渐恢复正常。为了进一步使各项动作协调、自然，还可以进行以下功能锻炼。

（1）上肢旋转运动，先将患侧上肢自然下垂，无名指伸直并拢，自身体前方逐渐抬高患侧上肢至最高点，再从身体外侧逐渐恢复原位，注意上肢高举时要尽量伸直，避免弯曲，动作应连贯，亦可从反方向进行锻炼。

（2）上肢后伸运动，患者应保持抬头挺胸，还可在日常生活中制定提、拉、抬、举物体的各种负重锻炼，以增强患侧上肢力量，使其功能完全恢复。以上锻炼要求每日锻炼 1 ~3 次，每次 30 min。注意避免过度疲劳，应循序渐进，适可而止。对有特殊情况的患者应酌情减少或延缓锻炼时间，但不可停止练习。

5. 乳房定期检查

定期的乳房自我检查有助于及早发现乳房的病变，因此 20 岁以上的女性，特别是高危人群应每月进行 1 次乳房自我检查。术后患者也应每月自查 1 次，以便早期发现复发征象。检查时间最好选在月经周期的第 7 ~10 天，或月经结束后 2 ~3 天；已经绝经的女性应选择每个月固定的 1 天检查。40 岁以上女性或乳腺癌术后患者每年还应行钼靶 X 线检查。乳房自我检查方法如下。

（1）视诊　站在镜前取各种姿势（两臂放松垂于身体两侧、向前弯腰或双手上举置于头后），观察双侧乳房的大小和外形是否对称；有无局限性隆起、凹陷或皮肤“橘皮样”改变；有无乳头回缩或抬高等。

（2）触诊　乳房较小者平卧，乳房较大者侧卧，肩下垫软薄枕或将手臂置于头下进行触诊。一侧手的示指、中指和无名指并拢，用指腹在对侧乳房上进行环形触摸，要有一定的压力。从乳房外上象限开始检查，依次为外上、外下、内下、内上象限，然后检查乳头、乳晕，最后检查腋窝有无肿块，乳头有无溢液。若发现肿块和乳头溢液，应及时到医院做进一步检查。

本章小结

社区妇女保健：是指以维护和促进妇女健康为目的，以预防为主，以保健为中心，以基层为重点，以社区妇女为对象防治结合，开展以生殖健康为核心的保健工作。

围婚期的保健指导包括：配偶的选择、婚前检查、最佳生育年龄、受孕时机的选择、计划生育及家庭。

围生期：自怀孕28周到出生后1周这段时期。该时期要注意孕产妇的心理（尤其注意产后抑郁症的识别及护理）、营养、用药对胎儿的影响、孕期自我监测、产褥期保健及产后康复等。

宫颈癌疫苗分为预防性和治疗；20岁以上的妇女，特别是高危人群应每月进行1次乳房自我检查。

客观题测验

主观题测验

第八章

社区老年人的保健与护理

PPT：社区老年人的保健与护理

学习目标

1. 识记：社区老年人健康状况评估的内容。

2. 理解：老年人健康照护的居家照护模式、机构照护模式、社区照护模式。

3. 运用：老年人尿失禁和卧床不起的护理措施。

随着社会变革、经济发展、科学进步及医疗水平的提高，人类平均寿命不断延长，老年人口逐渐增加，将给家庭和社会带来前所未有的困难，因而人口老龄化已成为全球关注的焦点，社会老龄化趋势加剧被很多人看成是“大问题”。其实，“老”是一种人生常态，也是社会常态。它不应该是“问题”，而是“议题”，值得全社会关注和面对。人人向老而生，我们应该学会如何“与老共处”，积极面对老龄化社会，帮助老年人实现积极主动的健康养老。

第一节 概述

预习案例

社区护士定期整理社区老年人的资料和健康档案，发现某社区 80 岁以上老年人比例占总老年人口的 26.6%，失能比例达到了 32.8%，空巢、独居者达到 58.3%，老年人需要临时或长期照护的需求增加。在社区工作中经常听到老年人抱怨请不到家政人员、找不到保姆、入住机构难等。社区某护士计划进一步了解该社区高龄老年人的失能现状、原因，计划实施社区老年人健康促进项目，改善老年人生活自理能力。

思考

1. 如何制订这一项目的规划？
2. 可以利用社区中的哪些资源来达成这一目标？

随着科学技术和医疗卫生事业的迅猛发展，人民生活水平不断改善，人类寿命不断延长，社会老龄化日益突显。世界人口的快速老龄化，对社会养老保障及老年人医疗、长期照护等提出了严峻的挑战。如何维持和促进老年人健康，尽可能地延长老年人自理生活的能力，实现居家养老，促进社会和谐发展，是社区护理面临的重大问题。

一、概念

(一)老年人

人体衰老是一个渐进的过程，通常大多数人在 30 ~ 40 岁开始出现生理功能减退，60 岁后出现生理功能明显减退，因此人为地规定 60 岁为老年人的年龄标准。1956 年联合国在人口老龄化及其社会经济意义一书中以 65 岁作为老年人标准，当时人口问题主要以发达国家为研究对象，与许多国家的退休年龄一致。随后由于发展中国家老年人比例逐渐升高，人口老龄化已成为全球性趋势，1982 年联合国在维也纳召开了老龄问题世界大会，提出以 60 岁作为老年人的标准。由于各国的种族、环境及平均寿命不同，老年人标准也不一样。许多欧美国规定≥65 岁作为老年人标准，亚太地区则以≥60 岁作为老年人起点，我国采用后者。从 60 岁或 65 岁到死亡这段时间称为老年期。随着人类生活水平的提高，平均寿命不断延长，老年期是一段较长的时期。对于老年期的不同阶段，老年人的生理、心理方面亦有很大差别，因此，通常将老年期划分为不同阶段。联合国卫生组织将老年期划分为：60 ~ 74 岁为年轻老年人，75 ~ 89 岁为老老年人，90 岁以上为长寿老年人。我国将老年期划分为：45 ~ 59 岁为老年前期，60 ~ 89 岁为老年期，90 岁以上为长寿期。

（二）老龄化社会

人口老龄化（aging of population）简称人口老化，它是指老年人口数占总人口数的比例不断上升的一种动态过程。出生率和死亡率的下降，平均预期寿命的延长，是世界人口趋向老龄化的直接原因。人口老龄化是世界人口发展的趋势，是科学与经济不断进步的标志。

联合国将60岁及以上人口占总人口的10%以上，或65岁及以上人口占总人口的7%以上称为老龄化社会。中国国家统计局最新公布的《2017年国民经济和社会发展统计公报》显示，截至2017年底，中国60岁及以上人口达2.4亿。预计到2020年，全国60岁以上老年人口将增加到2.55亿左右，占总人口比例的17.8%左右；高龄老年人将增加到2900万左右，独居和空巢老年人将增加到1.18亿左右，老年抚养比例将提高到28%左右；用于老年人的社会保障支出将持续增长；农村实际居住人口老龄化程度可能进一步加深。

二、老龄化社会的特点

微课：人口老龄化及老年人社区保健

（一）生产型社会向消费型社会转化

随着人口老化，创造财富的人口比例相应减少，劳动力下降，创造财富减少。在生产力削弱的同时，消耗财富的人口却大量增加，使消费水平上升。根据人口学统计预测，60岁以上老年人口比例从10%增长到20%，在瑞典需要87年，荷兰57年，瑞士和意大利56年，芬兰48年，而我国只需要27年。

（二）农村劳动力向城市转移

随着人口的不断增长，大型企业的迅猛发展，农村耕地不断减少，劳动力过剩。人口发展的总趋势是农村劳动力逐渐向城市转移，寻找工作与生活的出路。我国近几年的统计资料表明，每年约有1500万人口流入城镇，从事为老年人服务、照顾婴幼儿、建筑、清洁和勤杂工等工作。

（三）老年病占比上升

由于老年人增加，一些老年常见病也相应增多。2008年的第四次国家卫生服务调查显示，我国60岁以上的老年人的慢性病患病率是总人口慢性病患病率的3.2倍，60岁以上的老年人中60%～70%的有慢性病史，15%的患有严重疾病，伤残率是总人口伤残率的3.6倍。

（四）增设老年服务机构

老年人需要社会照顾，他们希望晚年能生活得更好，因而社会必须有专为老年人服务的管理机构，如干休所、安乐村、老年公寓、敬老院、老年病院等。

（五）老年人参与社会活动和家务劳动增多

目前，老年人比例增多，寿命延长，身体健康的老年人是家庭中受欢迎的人。这些老年人将以不同形式发挥“余热”，从家庭到社会各个领域都将有老年人涉足。

课程思政

习近平总书记在2019年指出，我国现有老年人口近2.5亿，我国老年人口增加很快，老年服务产业发展还比较滞后，要推动养老事业多元化、多样化发展，让所有老年人都能老有所养、老有所依、老有所乐、老有所安。

第二节　社区老年人健康状况的评估

老化不是一种疾病，而是生命历程中的一部分，机体老化主要表现为组织器官的生理功能的减退，以及心理上的各种变化，因此社区老年人生理状况和心理状况的评估是必须关注的两个重要方面。

一、老年人的生理特点

微课：社区老年人健康评估及常见健康问题护理

（一）外貌形态变化

老年人常出现身高比成年时降低的现象。这是由于椎间盘脱水变薄，出现萎缩性变化，脊柱弯曲度增加，弯腰驼背，躯干变短，椎骨扁平化及下肢弯曲所致。皱纹是皮肤衰老的重要指标之一，面部皮肤皱纹最先见于前额，其次眼角、鼻根部和鼻唇沟。老年人由于皮下脂肪逐渐减少、弹性纤维退化、外分泌腺萎缩、免疫应答功能降低，会出现皮肤变薄、弹性变差、出汗少、皱纹增多、干燥松弛、知觉减退、伤口愈合缓慢等表现。

（二）感官的变化

1. 视力的变化

老年人随年龄增加，其视细胞感光性能逐渐减退，视觉灵敏度降低，导致视力下降。眼部晶体的调节能力减弱，出现远视的倾向。老年人常见的视力障碍有老年性白内障、玻璃体混浊、视网膜萎缩、青光眼等。

2. 听力的变化

老年人的鼓膜和听小骨活动迟钝，感受声音的内耳退化。听神经的神经纤维数减少，听觉中枢的细胞数也减少。一般60岁以上的老年人由于中高音部的听力阈值上升，

可出现老年性耳聋。

3. 嗅觉的变化

由于鼻黏膜变性、部分或完全性的消失，嗅神经元的数目随年龄而减少、萎缩、变性，老年人的嗅觉迟钝。80 岁以后的老年人嗅觉显著减退。

4. 味觉的变化

由于味蕾及舌乳头的明显减少，甚至消失，味阈升高，使老年人对酸、甜、苦、辣等味觉的敏感性降低。

5. 皮肤感觉的变化

由于皮肤的感觉敏感性降低，阈值升高，皮肤感觉迟钝，主要表现在触觉、痛觉、热觉的减弱。

（三）呼吸系统的变化

随着机体老化，呼吸系统在功能上呈现进行性减退。气管内径变窄，支气管黏膜腺体萎缩，杯状细胞增多，分泌物增加并黏稠，黏液纤毛运载系统清除功能降低，易有痰液流留和感染。肺泡弹力纤维减少，肺泡及肺泡管扩大，肺泡面积减少，肺通气功能降低，肺活量减少，残气量增多，气体交换能力下降等。胸廓呈桶状胸胸式呼吸减弱，肋间肌和膈肌萎缩，呼吸功能降低。

（四）循环系统的变化

动脉管壁因胆固醇、脂肪和钙的沉积，管壁变窄而缺乏弹性，周围血管阻力增加，心脏负荷加大，易出现高血压；冠状动脉供血量减少，心肌缺血性变化，可能发生心绞痛、心肌梗死；心排血量减少，引起全身各脏器供血不足，血氧供给受到影响，常易出现直立性低血压而晕倒。

（五）消化系统的变化

老年人易出现的消化不良、腹泻或便秘是由于胃收缩力降低、蠕动减弱、扩张排空迟缓、吞咽功能下降，以及食管括约肌松弛所致。另外，由于胆汁分泌减少变浓和胆固醇含量增多，易形成胆石，胰液分泌量减少和酶活力降低妨碍脂肪的吸收。

（六）泌尿生殖系统的变化

随着机体的老化，部分肾组织失去功能而肾脏自身也失去修复或再生能力，同时心排血量减少，肾小球滤过率及肾小管浓缩稀释功能减退；膀胱与尿道括约肌松弛、容量减少、排尿反射减慢，导致老年人常有尿急、尿频和夜尿增多；男性老年人常有睾丸萎缩和前列腺肥大。前列腺肥大又可造成排尿困难；女性老年人常有压力性尿失禁出现；女性老年人因雌激素不足，可导致子宫、阴道、生殖器官和乳房萎缩。

（七）神经系统的变化

老年人脑组织萎缩、脑重量减轻，神经细胞数量逐渐减少，脑血管壁增厚、钙化、纤维化，可引起脑动脉粥样硬化，导致老年人常出现头晕、头痛、健忘，感觉、运动、语言、定向功能障碍。

（八）免疫系统的变化

随着免疫器官的逐渐减退，免疫细胞数量减少，机体产生抗体能力下降，对外来抗原的识别能力下降，免疫功能减退，易产生自身抗体，因此老年人易患癌、自身免疫性疾病及传染病。

二、老年人的心理特点

在躯体生理功能衰退的同时，老人的心理状态也在发生变化，加上老年人社会角色的改变，引起老年人出现特殊的心理变化。老年人的心理变化特点主要表现在以下几个方面。

1. 智力的变化

智力是学习能力或实践经验获得的能力。老年人在限定时间内加快学习速度比年轻人难，老年人学习新东西、新事物不如年轻人，其学习也易受干扰。

2. 记忆的变化

随年龄增长，老年人记忆能力变弱、下降，以有意识记忆为主，无意识记忆为辅，再认能力尚好，回忆能力较差，表现为能认识熟人但叫不出名字。老年人意义记忆完好，但机械记忆不如年轻人。

3. 思维的变化

由于老年人记忆力的减退，无论在概念的形成、解决问题的思维过程，还是创造性思维和逻辑思维推理方面都受到影响，而且个体差异很大。

4. 人格的变化

个性是一个人在与周围环境的相互作用中表现的与他人不同的稳定的个人特点。人到了老年期，人格（即人的特性或个性，包括性格、兴趣、爱好、倾向性、价值观、才能和特长等）也相应有些变化。老年人一般具有小心、谨慎、固执和刻板等特殊的心理特征，表现在老人处世沉稳、不冒风险、讲究准确性、不重视速度。例如，对健康和经济的过分关注与担心所产生的不安和焦虑，保守、孤独、任性，把握不住现状而产生的怀旧和发牢骚等。

5. 情感与意志的变化

老化过程中情感活动是相对稳定的，即使有变化也是生活条件、社会地位的变化所决定的。

（1）老年人更善于控制自己的情绪　调查结果表明，老年人比青年人和中年人更遵循某些规范以控制自己的情绪，尤其表现在控制自己的喜悦、悲伤、愤怒和厌恶情绪方面。

（2）老年人的情绪体验比较强烈而持久　就情绪体验而言，由于老年期中枢神经系统有过度活动的倾向和较高的唤醒水平，老年人的情绪呈现出内在强烈而持久的特点，尤其是对消极情绪的体验强度并不随年龄的增长而减弱。老年人由于比较理性，往往通

过认知调节来减弱自己的情绪反应，但老年人对于负性应激事件所引发的情绪体验要比青年人和中年人持久得多。

(3)有些老年人容易产生消极情绪　由于个性、环境条件等多种因素的影响，有些老年人容易产生消极情绪，如有的老年人由于职务地位变化等引起失落感和疑虑感，有的因为健康问题等引起的焦虑、抑郁和孤独感，还有的容易产生不满情绪。

三、社区老年人健康状况的评估

对社区老年人做健康评估，要结合老年人的特点进行，评估内容包括以下4个方面。

(一)生理方面的评估

除去常规的病史、体格检查以外，还要了解老年人最近服用药物的情况，家里积存了哪些药品，哪些是遵医服用的，哪些是自行服用的。有些病的症状是需要通过交谈和观察才能发现，而不是通过检查发现。

(二)生活能力的评估

老年人独立生活能力的高低对其生活质量有直接的影响，也是评价老年人健康水平的重要指标，如吃饭、穿衣、如厕等基本日常生活能力，也包括管理钱财、购物、接听电话及使用家用电器的能力等社会适应能力。功能性能力的评估可以采用老年人的日常生活能力量表和日常生活中操作家用设施的能力量表进行评估，前者包括无他人照顾时老年人能否自己进食、穿衣、洗澡、室内活动及大小便，后者则包括老年人能否在家接听电话、上街采购、操作常用家用电器、自己管理财物等。

(三)心理、社会方面的评估

心理方面可通过对生活的态度、对家庭成员的评价，回答问题的准确，反应速度等反映出来，还包括认知能力及情绪状态等方面的内容。心理健康的评估包括两项主要内容，量化测定老年人的认知能力(智力状态)及其影响(常导致抑郁症和焦虑症)。认知的定量测定可以监控患者认知能力受损的程度，我们可以用简易精神状态检查表来评估老年人的定向、记录、注意计算、回忆和语言能力。在总分30分的基础上，低于24分者提示有痴呆或谵妄，也可能有严重的抑郁症，需作进一步的确诊。抑郁症也是老年人最常见的精神障碍之一，社区中老年人的患病率为8%～15%。重度抑郁症可导致老年人自杀，因此社区卫生保健工作者应掌握一些方法，对抑郁症进行初步筛查。

(四)社会方面的评估

社会方面的评估包括社会支持系统的情况、经济来源、老年人对医疗服务的利用情况等。有些时候，心理社会方面的问题成为影响健康的主要因素，如评估老年人的消瘦状况时，不仅仅考虑营养的摄入和消化功能方面的问题，还需考虑有无孤独感，经济是否拮据、外出购物是否缺乏交通工具等，因这些情况可直接影响老年人食物的获得。

课程思政

有关老年人的研究在我国蓬勃发展。中山大学的李智认为，在老龄社会中“以生活照顾为主，医疗照护为辅”的长期照护需求日益重要。从老年人需求入手，落实“智能生活”于老年人八大服务中，并考虑健康照顾、个人照顾与社会服务这3大需求。

第三节　社区老年人常见健康问题及护理

预习案例

2018年11月26日，某社区老年人刘某，男，70岁，因骨盆骨折后入院手术，手术治疗出院后第3天，刘大爷出现刚感觉要排小便就产生很强的尿意，来不及上厕所尿液就已经排出。

思考

1. 刘大爷出现了什么健康问题？
2. 刘大爷需要得到什么样的支持照顾和护理？

一、老年人尿失禁及其护理

尿失禁(incontinence of urine)是不能自主控制排尿而引起的一种临床症状。随着年龄的增加，尿失禁的患者逐渐增多。据统计65岁以上的人约10%有尿失禁，高龄者由于脑血管障碍、中枢神经系统疾患、痴呆等原因，实际发病率往往高于这个比例，特别是卧床不起的患者几乎半数以上都是尿失禁。尿失禁不仅给这些老年人带来了严重的生理、心理影响，也给护理人员造成了一定压力。尿失禁对高龄社会来说无疑是值得探讨的重要问题，因此应引起广大从事老年医学工作者的高度重视。

(一)尿失禁的分类

尿失禁指排尿失去意识控制或不受意识控制，尿液不自主地流出。根据尿失禁原因进行分类，尿失禁一般分为六种类型。

1. 持续性尿失禁

即尿液持续地从膀胱或尿道瘘中流出，膀胱处于空虚状态。常见的原因为外伤、手术或先天性疾病引起的膀胱颈和尿道括约肌的损伤。多见于妇科手术、产伤所造成的膀胱阴道瘘。

2. 充溢性尿失禁

由于各种原因使膀胱排尿出口梗阻或膀胱逼尿肌失去正常张力，引起尿液潴留，膀胱过度充盈，造成尿液从尿道不断溢出。常见原因有：①神经系统病变，如脊髓损伤早期的脊髓休克阶段、脊髓肿瘤等导致的膀胱瘫痪等；②下尿路梗阻，如前列腺增生、膀胱颈梗阻及尿道狭窄等。体格检查常有膀胱充盈，神经系统有脊髓病变或周围神经炎的体征，排尿后膀胱残余尿量常增加。

3. 急迫性尿失禁

由于膀胱局部炎症、出口梗阻的刺激，可使老年人反复出现低容量不自主排尿，常伴有尿频和尿急；或由于大脑皮质对脊髓排尿中枢的抑制减弱，引起膀胱逼尿肌不自主收缩或反射亢进，使膀胱收缩不受限制。高龄者中的许多尿失禁属于此类，尿液贮存到某种程度就产生很强的尿意，来不及上厕所就出现尿失禁。主要原因包括：①膀胱局部炎症或激惹致膀胱功能失调，如下尿路感染、前列腺增生症及子宫脱垂等；②中枢神经系统疾病，如脑血管意外、脑瘤及帕金森病等。

4. 压力性尿失禁

膀胱逼尿肌功能正常，但由于尿道括约肌张力减小或骨盆底部尿道周围肌肉和韧带松弛，导致尿道阻力下降，老年人平时尚能控制排尿，但当腹内压突然增高(如咳嗽、喷嚏、大笑、举重等)时，使膀胱内压超过尿道阻力，少量尿液不自主地由尿道口溢出。常见于多次分娩或绝经后的妇女，因阴道前壁和盆底支持组织张力减弱或缺失所致。也常见于根治性前列腺切除术的老年人，因该手术可能会损伤尿道外括约肌。这类尿失禁多在直立体位时发生。

5. 功能性尿失禁

由于身体活动受限，或由于痴呆等原因引起沟通障碍，不能如厕，这种失禁的排尿功能没有障碍。

6. 一过性尿失禁

由于药物因素、尿量增加、便秘等诱发的尿失禁。

(二)老年尿失禁的处理原则

老年人尿失禁及其恶化的原因有身体的、物理化学的、超高龄等因素，但还有一点不可忽视，那就是护理人的放任态度，因工作太忙则任其尿失禁，或者对老年人尿失禁也只是一味地更换裤子、衣服和尿片，没有让老年人产生控制排尿的意识。另外心理护理是非常重要的。尿失禁的处理应遵循的原则是：①去除引起尿失禁的因素；②改善老年人日常生活能力；③医护人员对处理老年人尿失禁应具有积极的态度。

(三)老年尿失禁的护理

1. 皮肤护理

注意保持皮肤清洁干燥。床上铺橡胶单和中单，也可以使用尿垫或一次性纸尿裤。经常用温水清洗会阴部皮肤，勤换衣裤、床单、尿垫。根据皮肤情况，定时按摩受压部位，防止压疮的发生。

2. 外部引流

女性老年人可用女式尿壶紧贴外阴部接取尿液；男性老年人可用尿壶接尿，也可用阴茎套连接集尿袋，接取尿液，但此方法不宜长时间使用，每天要定时取下阴茎套或尿壶，清洗会阴部和阴茎，并将局部暴露于空气中。

3. 重建正常的排尿功能

如果病情允许，指导老年人每日白天摄入液体2000～3000 mL，以促进排尿反射预防泌尿系统的感染；睡前限制饮水，减少夜间尿量，以免影响老年人休息；观察排尿反应，定时使用排便器，建立规则的排尿习惯，刚开始时每1～2 h使用排便器1次，以后间隔时间可以逐渐延长，以促进排尿功能的恢复；指导老年人进行骨盆底部肌肉的锻炼，以增强控制排尿的能力。具体方法是老年人取立、坐或卧位，骨盆底部肌肉锻炼时先慢慢收紧盆底肌肉（想象尝试停止从肛门排气，为了阻止排气，你必须收缩肛门扩约肌同时不能移动臀部和大腿，必须感觉到你的肛门扩约肌在收缩，肛门抬高并离开坐位接触面；想象正在厕所排尿并试图中止排尿，为停止排尿必须收缩尿道括约肌，增加会阴部的压力），再缓缓放松，每次10 s左右，连续10次为1个周期。每日进行周期数以不觉疲乏为宜。训练时间1～2个月，第一周，每天进行100次收缩，第二周，每天200次收缩，从第三周起每天300次收缩。持续1～2个月后显现效果，约半数尿失禁者症状消失。下述为六种盆底肌训练体操的具体方法。

（1）仰卧式　双足分开同肩宽，膝弯曲稍抬高，利用身体的力收缩肛门和阴道，慢慢从1数到5，并坚持一定的时间。若中途没有力气，再重新开始收缩，尽可能反复练习。

（2）四肢着地式　双膝跪在床上，双肘立于床，双手从两侧托住头，慢慢收缩肛门和阴道，并坚持一定的时间，不断重复收缩肛门和尿道括约肌的动作。

（3）桌旁站立式　站立于桌旁，双手、双腿分开同肩宽，手掌撑于桌面，身体重力落到腕部，背伸直，面朝前方，借助腹肌力收缩肛门和尿道括约肌。这是最容易使盆底肌运动的姿势，利用灶台、书桌亦可练习。

（4）坐式　双足着地，分开同肩宽，背伸直，面朝前方，借助背部肌力慢慢收缩肛门和阴道，注意不要运动腹部，也不要将力用到腹部上。这种方法乘车或坐在家里看电视也可以做。

（5）运动背肌　运动背肌也能有效改善尿失禁。这是比较简单的方法，仰卧位，抬高臀部和腰部，同时收缩肛门和阴道。

（6）运动腹肌式　腹肌在阻止漏尿和协助排便方面具有很重要的作用。由仰卧姿势支起上半身，双手枕于头部或伸直均可，同时收缩肛门。这项运动对于腹肌力量弱的患者有点困难，不过换种方式亦可，即仰卧位，双脚并拢伸直再上抬，坚持一段时间再放下，反复练习。

4. 功能康复训练

由于各种原因引起的老年人活动受限而不能如厕，或语言功能障碍引起交流困难等出现尿失禁，针对这些情况，应注意加强老年人康复训练，包括肢体功能、语言功能、智能训练等，力求提高老年人生活自理能力，从而改善尿失禁状况。

5. 注意水的问题

因尿失禁，往往会减少摄水，但进水少，尿液浓缩，必定刺激膀胱生产尿意导致尿急，而且尿少不能使膀胱完全充盈，膀胱容量缩小，进一步加剧尿频尿急。此外，进水少易致老年人脱水，水电解质失衡和便秘。因此，怕尿失禁而少饮水，其结果会加剧尿失禁形成恶性循环。老年人每天摄水量应保持在 1500～2000 mL，且平均安排在白天，睡前 2 h 最好不饮水。

二、老年人卧床不起及护理

(一)概念

老年人卧床不起是指因长期患病、伤残、衰老而导致的日常生活能力减退，部分或全部需要他人帮助的一种现象，包括长期卧床或坐在椅子上，只能在室内活动。根据其生活自理能力，老年人卧床不起分为 4 级。生活自理(J 级)：虽有残疾，但日常生活能自理，并能自行外出。卧床前期(A 级)：室内生活能自理，但无人扶持不能外出。卧床期(B 级)：室内生活须人扶持，以床上生活为主。卧床期(C 级)：全天床上生活。65 岁以上卧床时间超过 6 个月的老年人叫“长期卧床老年人”或“卧床不起老年人”。老年人卧床不起不仅严重影响了自身的生活质量，而且给社会、家庭带来了沉重的负担，这不仅是一个医学问题，同时也是老年型社会的严峻问题。

(二)卧床不起的病因

1. 躯体原因

引起卧床不起原因半数约为脑血管疾病(占 30% ～50%)，其次是衰老(占 20%)和骨折(10%)，其他为阿尔茨海默病、关节痛、帕金森病、心力衰竭、糖尿病、晚期癌症等。

2. 心理原因

老年人由于社会角色和行为目标逐渐丧失、生活空间缩小、生活内容单调等因素，生活热情减退，依赖性增加，很容易出现忧郁、闷坐，从而促进了卧床不起的发生。

3. 家庭及社会环境的原因

老年人生活热情减退和对他人依赖性增强是伴随着自身身体状况不佳和“存在价值观”改变而形成的，同时与老年人所处的环境有着十分密切的关系。居住环境的物理因素也会影响老年人生活，如高层住宅、房屋的结构、室内陈设等不适合老年人居住。许多老年人不愿活动和外出，一方面有其心理原因，但更重要的是缺乏帮助老年人活动的器械或方便外出的工具。多数老年人常常想和他人交流，或会挚友、远方亲人，但缺乏合适的场所或交通工具，缺乏社区服务机构和必要的服务，缺乏社会资源。

(三)卧床不起对人体的影响

人由于地球的吸引具有重力，人在坐位、立位、行走时，为了保持身体的平衡必须有赖于神经系统、肌肉、关节等多方面的协同作用，即人体必须启动抗重力机制与重力抗衡，否则身体就会倾倒。卧床状态虽然同样有重力作用，但由于有床铺或轮椅支持整个重力，机体则处于无紧张力的状态。正如宇宙医学研究的太空人那样，虽然有重力作用，但不是抗重力体位，一旦进入这种失重状态，就会给机体带来一系列严重的后果。

1. 对脑及神经系统的影响

人体要保持一定的姿势，必须启动抗重力机制，而保持姿势并非完全不动，身体总会前后左右做微小运动，这时重心的位置也随之不断地移动，以保持身体平衡。这种重心调节有赖于中枢神经系统的参与，而卧床却是一种非抗重力的体位，神经系统处于低水平活动状态，从而导致了中枢神经系统功能的减退。

2. 对骨的影响

骨的作用是为了支撑身体各部位的重量，若这种作用一旦缺如，钙离子就会从骨骼中解离出来。有研究表明，持续卧床时，尿钙浓度出现持续高值，若中止卧床，尿钙浓度很快就降低。在无重力状态下生活，骨会变得脆弱，加之消化吸收功能较差，所以对钙的吸收明显减少。

3. 对肌肉、关节的影响

人处于无重力状态时，附着于骨的肌肉无需收缩，长时间处于松弛状态会引起肌肉萎缩。长期卧床，活动减少，最终导致关节僵直。

4. 对循环系统的影响

人处于无重力状态时，血液也似没有重量，心脏泵血、动脉收缩和自主神经的活动只需保持最低限度。卧床这一姿势使心脏、脑和重力在位置上没有上下关系，呈水平状。因此，心脏将血液泵到头部及全身则无需抗重力，从而心脏、血管的功能明显减弱。

此外，以失去活动，卧床不起为诱因，还将引起废用性综合征。

（四）卧床不起的并发症

1. 压疮

长期卧床或活动受限，对皮肤最主要的影响是形成压疮。

2. 骨骼、关节和肌肉并发症

骨骼、关节和肌肉组织长期处于活动受限的状态，会导致下列情况的出现：腰背痛；肌张力减弱肌肉收缩；骨质疏松、骨骼变形，严重时会发生病理性骨折；关节僵硬、挛缩、变形，出现垂足、垂腕、髋关节外旋及关节活动范围缩小。

3. 心血管系统并发症

长期卧床心血管系统的并发症主要有以下两个方面。

（1）体位性低血压（postural hypotension） 指老年人从卧位到坐位或直立位时，或长时间站立出现血压突然下降超过20mmHg，并伴有头昏、头晕、视力模糊、乏力、恶心等表现。长期卧床的老年人，第一次起床时常常会感到眩晕、心悸、虚弱无力。发生这种现象的原因，一是由于长期卧床造成的肌肉无力；二是老年人长期卧床，血液循环量下降，头部供血不足，由卧位突然直立时，小动脉尚未收缩，造成血压的突然下降，导致出现眩晕等低血压的症状。

（2）深静脉血栓形成（venous thrombosis） 指血液在深静脉内不正常地凝结，阻塞管腔，导致静脉血液回流障碍，并伴有继发性血管腔内血栓形成的疾病。全身主干静脉均可发病，以左下肢多见。老年人卧床的时间越长，发生深静脉血栓的危险性越高，特别是肥胖、脱水、贫血及休克的卧床老年人发生的概率则更高。深静脉血栓形成的主要原因是静脉壁损伤、血流缓慢和血液高凝状态。长期卧床的老年人，由于机体活动量减少，血容量相对不足，其中血浆的减少比血细胞减少要多，因此出现血液黏稠度增高，血液流速减慢，形成血栓的危险性增加。同时因为缺少肢体活动，引起下肢深静脉血流缓慢，影响了深静脉的血液循环，如果血液循环不良的时间超过机体组织受损的代偿时间，就会发生血管内膜受损，进一步促进血栓的形成。血栓的整体或部分可以脱落，形成栓子，随血流运行，引起栓塞。最主要的危险是血栓脱落栓塞于肺部血管，导致肺动脉栓塞。

4. 肺部并发症

长期卧床可导致坠积性肺炎的发生。老年人长期卧床肺底部长期处于充血状态，肺部扩张受限，有效通气减少，影响氧气的正常交换，导致二氧化碳潴留，严重时会现呼吸性酸中毒。此外，长期卧床老年人大多处于衰竭状态，全身肌肉无力，呼吸肌运动能弱，胸廓与横膈运动受限，无力进行有效的深呼吸；加之老年人无力咳嗽，不能将痰液咳出，导致呼吸道内分泌物排出困难，痰液大量堆积，并因重力作用流向肺底，如果不及时处理，将会造成肺部感染，导致坠积性肺炎。

5. 消化系统并发症

长期卧床由于活动量的减少和疾病的消耗，老年人常出现食欲下降、厌食，摄入的营养物质减少，不能满足机体需要量，导致负氮平衡，甚至出现严重的营养不良。长期卧床还会减慢胃肠道的蠕动，加之老年人摄入的水分和纤维素减少，经常会出现便秘，并且因腹肌和提肛肌无力而进一步加重，出现头痛、头晕、腹胀、腹痛等症状，严重时出现粪便嵌塞，使排便更加困难。

6. 泌尿系统并发症

长期卧床的老年人，由于其排尿姿势的改变，会影响正常的排尿活动，当处于站姿或坐姿时，能使会阴部肌肉放松，同时肌肉下压刺激排尿。平躺时上述情况改变，出现排尿困难，若长期存在，膀胱膨胀造成逼尿肌过度伸展，机体对膀胱胀满的感知性变差，形成尿液潴留。由于机体活动量减少，尿液中的钙磷浓度增加，因同时伴有尿液潴留，进而可形成泌尿道结石。另外，由于尿液潴留，正常排尿对泌尿道的冲洗作用减少，大量细菌繁殖，导致病菌可由尿道口进入，上行到膀胱、输尿管和肾脏，造成泌尿系统感染。

7. 心理影响

长期卧床往往会给老年人带来一些社会心理方面的问题。老年人常出现焦虑、恐惧、失眠、自尊心的改变、愤怒、挫折感等。此外，有些制动老年人容易出现情绪波动，甚至会在行为上处于敌对好斗的状态，还有一些老年人会变得胆怯畏缩，或出现定向力障碍，不能分辨时间和地点。由于疾病的影响，部分老年人会造成身体残疾无法就业，面临经济困难。这些都对其心理产生重要影响。

（五）卧床不起的预防及护理

1. 病因预防

预防老年人卧床不起，首先是要预防脑卒中、骨折等引起卧床不起的疾病。要告诫或帮助老年人改变不良生活习惯，注意防止过食和运动不足引起的肥胖，多吃低盐低脂及富含维生素和钙的食物，禁烟酒，既要加强锻炼又要防止疲劳，要注意劳逸结合，防止受凉；定期去医院进行健康检查，需服药者应按时服药，有条件者可自备血压计，每日进行血压监测。日常生活中注重防止跌倒，上下楼梯时抓好扶手，不要穿拖鞋。

2. 预防闷坐

近年来，有学者强调忧郁、闷坐在发病学中的作用。由于孤独、忧郁，导致行动范围小、生活内容单调，会使老年人自我封闭、自我隔离而一味地闷坐，久而久之引起活动水平低下，出现废用性综合征，从而导致卧床不起。因此，高度重视老年人的忧郁、闷坐，设法解除老年人的孤独，切实加强心理护理，增加交流，同时创造条件、改善环境，扩大老年人的活动空间，丰富老年人的生活，这对于老年人健康来说尤为重要。

3. 尽早进行康复训练

康复训练应尽早开始，即从床上开始进行有效的康复训练。脑卒中急性期可以适当地进行肢体被动运动，病情平稳后应不失时机地尽早康复治疗，包括肢体功能、语言功能、膀胱功能、智能训练等。特别要重视日常生活能力的训练。这些训练不光是医生、康复师的工作，护士及家庭照顾者同样可以指导训练。

4. 避免对老年人的过度护理

过度护理只能加快机体功能的老化，所以要注意激发老年人的残存功能，鼓励老年人自己的事自己做。护理人员要学会“等待护理”，即放手不放眼的护理形式，同时，设法调动老年人热爱生活的激情，使他们真正做到老有所为，老有所乐。

5. 改善居住环境

改善居住环境使之方便老年人生活，如楼层的变更、房屋结构的改造等；并尽可能为老年人提供各种生活辅助用具，如靠背架、床边椅、轮椅、扶手、大小便器具；室内灯光、陈设、地板等都应设计合理，以免老年人跌倒。

6. 充分利用社会保健服务设施和服务网络

扩大服务范围，提高老年人生活质量，利用社会财力，建立老年人疗养、娱乐、学习的场所，如老年人之家、老年人院、老年人福利院、老年人会馆、老年之友沙龙，以及保健功能训练场馆和设施。

7. 促进福利用具的开发研究与普及政府应给予的恰当的政策

促进科研机构、民用企业对老年人康复用品的开发、研究和生产，在老年人福利院等单位举行福利用具的展销、洽谈会。发展对卧床不起老年人日常生活用具发放或借贷事业，利用社会保险和多方资助，促进老年人对辅助器械的利用，从而全面提高老年人的生活质量。

8. 对家庭护理者的指导和对家庭照顾者的支持

心理援助，即减轻老年人家属的孤独感，改变其家属的态度，由消积悲观变为积极

向上，从而解除心理疲劳。同时，提供家庭护理的指导，减轻照料者的负担，如指导由坐位、立位向轮椅车或椅子移动的方法，利用电动床、电动椅等工具减轻照料者的体力消耗。此外，利用社区服务机构为老年人提供各种不同形式的服务，以减轻家庭照料者的心身疲劳。

第四节　老年人的保健与护理

养老模式是指一切有利于老年人生活和满足老年人需求的方法、途径、形式和手段。影响我国老年人养老模式的因素：老年人的经济能力、老年人的工作背景、老年人的子女数量及相处关系、老年人的年龄和身体状况、老年人家庭观念、老年人的性格和精神状况、老年人的生活方式，以及老年人生活的地区等。老年人养老模式主要有：居家养老模式、社区养老模式、机构养老模式，这 3 种模式在我国占主力地位。2016 年中国养老现状分析显示，我国老龄人口的养老方式主要为居家养老，占比约为 96%，机构养老占比约为 3%，社区养老占比约为 1%。在我国还开展了社会助力养老、智能养老、医养结合养老等。

一、老年人健康照护体系的内容

老年人的健康照护内容主要包括老年人的饮食照护、老年人的排泄照护、老年人的睡眠照护、老年人的居室清洁照护、老年人的用药照护、老年人的冷热照护、老年人的体位变换照护、老年人的安全照护、老年人的心理照护、老年人的康乐照护等。

1. 老年人的饮食照护

老年人的饮食照护包括老年人自主进食与饮水的照护、吞咽困难老年人的饮食与饮水的照护、管饲和鼻饲的饮食照护、老年人呕吐时的饮食照护。

2. 老年人的排泄照护

老年人的排泄照护包括协助老年人正常如厕、帮助卧床老年人使用便盆、帮助卧床老年人使用尿壶、帮助老年人更换尿垫(尿布)或尿裤、帮助老年人更换和留置导尿集尿袋、使用开塞露或其他简易方法辅助老年人排便、使用取便器辅助老年人排便。

3. 老年人的睡眠照护

老年人的睡眠照护包括对失眠老年人的照护、对睡眠过度老年人的照护、对间歇性睡眠呼吸暂停综合征老年人的照护。

4. 老年人的居室清洁照护

老年人的居室清洁照护包括老年人家居的设施及消毒、老年人被套及衣物更换、老年人口腔健康、老年人卧床洗头及擦浴照护、各期压疮的照护。

5. 老年人的用药照护

老年人的用药照护包括协助老年人对药物的保管、不同剂型口服药的照护、中药煎药的照护、外用制剂使用的照护、老年人常用雾化吸入药物的照护。

6. 老年人的冷热照护

老年人的冷热照护包括老年人冷热疗法的禁忌证、注意事项及使用方法。

7. 老年人的体位变换照护

老年人的体位变换照护包括协助老年人从仰卧变换为侧卧、协助老年人从侧卧位变换为仰卧位、协助老年人从卧位变换为坐位、协助老年人从床边坐到普通桌椅上、协助偏瘫老年人从床边或桌椅上起立、搀扶偏瘫老年人上下楼梯、指导老年人正确使用手杖、使用轮椅推送老年人。

8. 老年人的安全照护

老年人的安全照护包括老年人意外跌倒后如何自救、老年人窒息的防护措施、老年人烧烫伤的防护及分级处理、老年人走失的防护措施、老年人心跳呼吸骤停的急救方法。

9. 老年人的心理照护

老年人的心理照护包括老年人焦虑症的识别与照护、老年人孤独的识别及照护、老年人抑郁症的识别与照护、老年人阿尔茨海默病的心理照护、临终老年人及家属的心理照护。

10. 老年人的康乐照护

老年人的康乐照护包括老年人常见手工活动、常见娱乐活动及常见体育活动。

二、老年人健康照护的模式

(一)居家照护

居家养老模式以血缘关系为纽带，由子女、配偶或其他直系亲属为老年人提供经济、生活和精神照顾，以保障老年人基本生活。中国是崇信儒家文化的国家，养儿防老、家长有主导地位、几代同堂等传统观念在中国人心理根深蒂固，长期以来形成了“居家养老”的传统养老模式。居家养老一方面可以促进代际交流，给予老年人“儿女孝顺，含饴弄孙”的精神归属感；另外，从社会的角度考虑，不仅可以降低社会成本，更有利于养老尊老的社会风气的形成。然而，随着当代社会居家养老成本的剧增，农村居家养老压力增大，“421 型”家庭的增多、“空巢家庭”“代际倾斜”“重幼轻老”等一系列现象和问题的出现，居家养老逐步凸显出其脆弱性和历史局限性，对老年人的心理健康和实际生活质量均产生了严重影响。

(二)机构照护

机构养老是指由专门的养老机构(包括福利院、养老院、托老所、老年人公寓、临终关怀医院等)将老年人集中起来，进行全方位的照顾。包括提供饮食起居、清洁卫生、生活护理、健康管理和文体娱乐活动等一系列综合性服务。机构养老是一种专业化、效率化、规模化的养老模式，符合规模经济原理，将老年人集中起来，实现老有所交，老有所乐；同时子女可以不时探视，实现多方照顾。然而我国目前养老机构仍存在供需矛盾突出(数量较少、质量较差、增速较慢)，经营管理困难多，政策措施落实不到位，民办养老机构发展艰难，农村养老机构发展滞后等诸多亟待解决的问题。以北京为例，公立养老院的入住率常年为100%，而民办养老院平均入住率只有66.7%左右。全国其他城市状况虽有所不同，也是各方面条件优越的养老机构入住率较高。

（三）社区照护

社区居家养老模式是家庭居住与社会化上门服务相结合的一种养老模式，是指在社区内为老年人提供的包括物质、设施、衣食住行方便和生活照料、医疗护理、心理保健、文化教育、体育娱乐、法律咨询等方面的服务。1982年，联合国在《老龄问题国际行动计划》指出，应设法按一个社会文化价值和家庭的老年成员的需求来资助、保护和加强家庭。1992年，联合国在《全球解决人口老龄化问题方面的奋斗目标》中提出了“支持以社区为单位，为老年人提供必要的照顾，并组织由老年人参加的活动”的目标。社区居家养老模式像一个无围墙的养老院，与发达国家近年来逐步推行的“就地老化”的养老政策相一致，弥补了居家养老的不足，可以确保老年人、子女、养老服务人员、政府各取所需，促使资源得到充分利用，是目前政府大力倡导的一种新型养老模式。但与发达国家相比，我国的社区居家养老模式还存在基础设施差、养老设施使用率低、专业化水平低、服务内容过于简单等问题。

课程思政

《中华人民共和国老年人权益保障法》是保障老年人合法权益，发展老龄事业，弘扬中华民族敬老、养老、助老的美德而制定的法律。该法于1996年8月29日第八届全国人大常委会第21次会议通过，现行版本于2015年4月24日第十二届全国人民代表大会常务委员会第十四次会议修正。

本章小结

随着中国老年人口的快速增加和物质社会的发展，老年人随之产生了不同的社会需求。在此情景下，我国老年人养老模式逐渐迎来家庭以外的养老模式，社会的进步为老年人养老模式的发展提供了机会。

知识拓展

2017年国务院印发的《十三五国家老龄事业发展和养老体系建设规划》中明确提出，推动医疗卫生和养老服务相结合（“9073”规划），完善医养结合机制。医养结合不单是一种“养老院＋医院”的简单叠加，要从资源整合、服务内容和方式上入手。医养结合下的养老服务行业就是将医疗卫生领域与养老服务领域有机地结合在一起，“养”是为老年人提供社会参与、精神心理、生活照护等服务和帮助；“医”是为老年人提供健康咨询、康复保健、护理、健康巡查及临终关怀等服务。在养老服务领域中，医疗卫生服务是保障老年人生活质量的必备前提。在新时代中国特色社会主义的大视野下，完善医养结合养老服务业，经济发展建设是一种供给侧结构性改革问题，借助新时期下科技发展带来的巨大变革优势，将一些高科技的助老辅助产品应用到医养结合的养老服务工作当中，即增加经济消费，又提升养老服务质量，使医养结合的养老服务模式产生事半功倍的效果。

客观题测验

主观题测验

第九章

社区慢性病患者的护理与管理

学习目标

1. 识记：慢性病的概念和危险因素；高血压的诊断标准和分类；糖尿病的诊断标准和分类；安宁疗护的概念及内涵。

2. 理解：高血压、糖尿病的社区管理流程与随访监测；高血压、糖尿病的健康指导。

3. 运用：能为社区高血压患者制订管理计划；能指导社区糖尿病患者进行疾病管理；能对社区临终患者提供安宁疗护服务。

随着时代的进步和社会的发展，以及医学技术水平的不断提高，人口老龄化进程的加快、人类期望寿命的延长，人民生活方式及工作形式的改变，人群的疾病谱和死因谱已经发生了很大变化。慢性病的发病率和病死率越来越高，全世界已经将慢性病列为重要的公共卫生范畴。本章主要介绍慢性病的概念、社区慢性病健康管理的内容和方法、安宁疗护。

第一节 概述

预习案例

患者，男，51 岁，健康体检发现血压 150/100 mmHg，偶感轻度头晕、乏力、视力模糊。饮食规律，无烟酒嗜好。查体：身高 170 cm、体重 80 kg，心、肺未见异常；心电图未见异常，未进行其他检查。

思考

1. 若对该患者进行规范的高血压患者管理，还应采集哪些信息？

2. 社区护士应如何对该患者进行高血压患者管理及护理指导？

慢性病是导致全球人类死亡与伤残的主要原因，是威胁人类健康的最大问题，而且其影响在稳步增大，慢性病所造成的疾病风险和经济负担已经超过全世界金融危机所造成的影响。据 WHO 推测，到 2030 年，全球慢性病的死亡率可达到 70%，占全球疾病总负担的 57%。在我国，慢性非传染性疾病已成为危害人民健康的主要问题。我国目前已经确诊的慢性病患者超过了 3 亿，2012 年全国慢性病病死率为 533/100 000，占总死亡人数的 86.6%，导致的疾病负担已占总疾病负担的 70%，我国正进入慢性病的高发期。

一、慢性病的概念、特点及分类

微课：社区慢性病管理模式与策略

（一）概念

慢性病全称是慢性非传染性疾病（noncommunicable chronic disease，NCD），不是特指某种疾病，而是对一类起病隐匿、病程长且迁延不愈、缺乏明确的传染性生物病因证据、病因复杂或尚未完全确认的疾病的总称。

从广义上讲，慢性病一般指不是由微生物引起的，而是由于不良的生活习惯、长期紧张疲劳、社会环境因素、忽视自我保健和心理失平衡逐渐积累而发生的，长期的、不能自愈的、也几乎不能被治愈的疾病。这一类疾病在世界上广泛流行，对任何国家、任何年龄层及社会阶层的人都产生着普遍影响。常见的慢性病有心脑血管疾病（如高血压、冠心病、脑卒中等）、代谢性疾病（如糖尿病）、慢性呼吸系统疾病（如慢性气管炎、慢性阻塞性肺气肿）、恶性肿瘤。

（二）慢性病的特点

从慢性病的发生过程看，有以下几方面的特点。

1. 一果多因，一因多果

一果多因指一种慢性病可由多种因素共同作用所致。一因多果指同一病因，如不健康饮食、缺乏身体锻炼、使用烟草和乙醇、空气污染等可导致多种疾病。例如，心血管疾病、恶性肿瘤、糖尿病和慢性呼吸道疾病等。

2. 发病隐匿，潜伏期长

慢性病的早期症状常比较轻且易被忽视，慢性病在病因的长期作用下，器官损伤逐步积累，直至急性发作或者症状较为严重时才被发现。

3. 病程长

大多数慢性病的病程长，甚至是终身患病。

4. 可预防

通过对环境、生活方式等可改变因素的干预能够预防或减缓发病。

5. 不可治愈

大多数慢性病的病因复杂或不明，故无法进行病因治疗，主要是对症治疗以减轻症状，预防伤残和并发症。

6. 对生活质量影响大

因慢性病的病程长，不可治愈，而且同时患多种慢性病，对患者的生活质量影响较大。

课程思政

慢性病心理护理

对慢性病患者的心理护理，必须紧紧围绕慢性病病程长、见效慢、易反复等特点，调节患者情绪、变换心境、安慰鼓励，使其不断振奋精神，顽强地与疾病斗争。心理护理是在护理人员与患者的相互交往中进行的，建立良好的护患关系，是心理护理能否取得成效的关键。这种关系应该是建立在相互尊重、信任和合作基础上的平等关系。

（三）慢性病的分类

从慢性病对个人和家庭影响的角度出发，罗兰于1987年将慢性病从4个方面加以分类，现分别说明如下。

1. 发病形态

根据发病时呈现急发性或渐发性的症状分为急发性慢性病和渐发性慢性病。如脑卒中和心肌梗死的临床症状突然出现属于急发性，但其实身体内已有相当长时间的病理改变；风湿性关节炎和风心病属于渐发性，其临床症状出现后会经过或长或短的一段时间才能确定诊断。急发性慢性病对患者及其家庭造成的压力较渐发性慢性病大，因其需要在短时间内做出很多的适应，包括家庭结构、个人角色和情绪等；渐发性慢性病则需要较多的精力与耐力应对，但有较多的时间可以让患者与其家庭调适。

2. 疾病病程

慢性疾病依病程分为进行期、稳定期、复发期。

(1)进行期　疾病在进行期时，症状与严重度都在持续地进行，而家庭成员需要不断地调适。

(2)稳定期　是身体状况相对稳定的一段时间。慢性疾病在此阶段可能有明显的功能缺陷，如瘫痪或认知障碍，而导致身体承受压力减少或活动受限。

(3)复发期　慢性疾病经过一段稳定期之后骤发或恶化，这种可能复发慢性疾病的家庭必须要更有弹性，要做随时应付突发情况的准备。

3. 疾病结局

根据慢性病对于患者产生的影响程度不同可分为致命性慢性病、非致命性慢性病和可能威胁生命的慢性病3大类。有些慢性疾病为进行性和具有致命性，如艾滋病、各种肿瘤等；有些慢性病显然不至于威胁生命，如关节炎、痛风、胆石症、支气管哮喘、青光眼、创伤或烧伤后遗症等；某些慢性疾病亦可能介于两者之间而较难预料后果，如高血压、冠心病、脑出血、脑梗死、慢性肾衰竭、血友病、先天性心脏病、风湿病等。慢性病几乎都会对患者及其家属心理上造成或多或少的失落感；患者会失去对自己身体的控制，担心自己无法存活；家属担心自己会成为孤独的存活者；患者与其家属彼此担心，因即将分离而哀伤。

4. 疾病造成的损伤

不同疾病会造成不同程度的损伤。脑性麻痹、阿尔茨海默病和中风患者会有记忆、判断、语言等方面的障碍；脑卒中、多发性硬化和帕金森病患者会导致运动障碍；失明和耳聋引发感觉障碍；还有一些疾病，如神经性纤维瘤、严重烧烫伤造成外形的改变可能会影响正常的社交活动。

二、慢性病发生的危险因素

慢性病是一类受多种因素共同作用的疾病，它的主要危险因素可分为生活行为方式因素、环境因素、精神心理因素和不可改变因素。

(一)生活行为方式因素

生活行为方式因素主要包括吸烟、酗酒、不健康饮食习惯及缺乏体力活动等。同时该因素是可控的，通过个人的努力可减少影响，甚至是可避免的。减少或避免不利于健康的行为，建立健康积极的生活行为方式可改变人的身体健康状态。

1. 吸烟

世界卫生组织称吸烟为“慢性自杀行为”。烟草中含有苯和焦油，还有多种能致癌的放射性物质。吸烟是导致心脑血管疾病、慢性呼吸系统病、恶性肿瘤等多种疾病和死亡的重要危险因素，世界卫生组织发布的《烟草与烟草控制经济学》研究报告指出，全球每年约有600万人因吸烟死亡。预计到2030年，因吸烟而死亡的人数将增长超过1/3。目前在全球11亿吸烟者中，近80%生活在低收入和中等收入国家。

2. 饮酒

饮酒与冠心病、原发性高血压密切相关，中度饮酒即可增加脑卒中和原发性高血压发生的可能性。饮酒可增加某些癌症的发病率。资料表明，饮酒与咽喉癌、口腔癌和食管癌相关。过量的饮酒是对身体有害的，长期过量危害更大，饮酒和吸烟的协同作用会加剧慢性病的发生。

3. 不健康饮食习惯

与慢性病相关的不健康饮食习惯种类较多，主要包括蔬菜及水果摄入不足、脂肪摄入过多和钠盐摄入过多等。根据国家统计局有关数据显示，家庭人均每日食盐摄入量超过6 g、食用油摄入量超过25 g、蔬菜水果摄入量小于400 g的人的比例分别为72.6%、83.4%和52.8%。另外，我国常见的不良饮食习惯及烹调习惯也是重要的危害健康的因素。

4. 缺乏体力活动

缺乏体力活动目前已成为全球健康的第四大危险因素，空闲时身体活动不足、在工作场所或家中久坐不动、被动的交通运输方式是导致身体活动不足的主要原因。

(二)环境因素

1. 自然环境

环境污染破坏了生态平衡和人们正常的生活条件，对人体健康产生直接、间接或潜在的有害影响。汽车尾气、工业废气、废水对外部大环境的污染，以及室内装修、厨房烹调油烟对生活环境的污染，都是导致肺癌、白血病等恶性肿瘤，以及慢性阻塞性肺部疾病的危险因素。此外，气候因素的变化会诱发慢性病的发作，例如，超常高温和冬季的低温会直接造成呼吸系统疾病患者和心脑血管疾病患者死亡，气候因素也可与空气污染等因素产生交互作用从而引起慢性病的发作。

2. 社会环境

政府的卫生政策，卫生资源的配置，医疗系统的可利用程度，社会风俗习惯，人口的构成与流动状况，个人的受教育程度，社会经济地位等因素也影响着居民的健康。

(三)精神心理因素

现代社会生活、工作节奏加快，竞争激烈，人际关系复杂，使生活中的紧张刺激增加，心理因素和情绪反应已成为一个重要的致病因素。愤怒、恐惧、焦虑、忧愁、悲伤、痛苦等情绪虽然是适应环境的一种必要反应，但强度过大或时间过久，都会使人的心理活动失去平衡，而导致神经系统功能失调，对健康产生不良影响。与一般人群相比，患有精神障碍的个体发生躯体疾病，尤其是慢性病的比例较高。在慢性病与精神障碍关系的研究中发现，心理问题的产生可能受患慢性病后躯体功能和生活方式限制的中介调节作用的影响。躯体功能和生活方式受限对个体的情感控制、自尊心、社会功能等产生负性影响。

(四) 不可改变因素

该因素包括年龄及遗传因素，这些因素在目前的医疗条件下是不可改变的。随着年龄的增长，人体各种器官老化，身体机能降低。许多慢性病的发病率与年龄成正相关，即年龄越大，患病的机会越大。遗传因素也是影响慢性病的重要因素之一。例如，原发性高血压、糖尿病，对处于相同环境下的不同个体所表现出的不同发生率，其中遗传因素起着绝对重要的作用，父母双方或单方的家族遗传史在很大程度上影响了子代疾病的发生率。

三、慢性病对患者、家庭和社会的影响

慢性病对患者的影响不仅仅局限于身体功能的损害，而且涉及到患者生活的方方面面，包括患者身体、心理、社会、经济，患者的家庭、家属、照顾者也会受到不同程度的影响。

(一) 对患者的影响

慢性病的各种症状及后遗症，如疲劳、疼痛、畸形和残疾等，对患者生理、心理、工作、社会活动等方面都会产生影响，使患者的自理能力、自我评价和对生活的满意度降低。诊断过程中的等待，某些症状的反复出现，病情的恶化，会使患者产生一种不确定感和无力感。对于慢性病患者，无力感与病情的好转、恶化有关。无力感使得患者表现被动，不愿参与照顾和决策过程，依赖他人。帮助患者建立自我照顾和症状管理的能力，有助于减轻或消除无力感。了解患者的精神状态，是提供整体护理的基础。社区护士要掌握沟通的技巧，关心患者，尊重患者。另外，慢性病消耗大量医疗费用，造成个人、家庭和社会的沉重负担，加重患者的精神压力。

(二) 对家庭的影响

慢性病患者的家庭需要做很多工作，如抢救生命、防止意外发生、协助并监督患者按计划接受治疗等。有一些慢性病是突然发作的，例如，脑卒中、心肌梗死等，对家庭造成的压力较大，家庭需要在较短的时间内做出必要的调整，包括家庭结构、个人角色和情绪等。渐发性的慢性病，其临床症状出现后需经过或长或短的一段时间才能被确诊。当患者处在慢性病的不同时期(急性期、稳定期、复发、恶化、临终)时，护士要帮助家庭成员不断地调适。许多慢性病患者是由配偶、子女或兄弟姐妹在家照顾的，这样有利于其康复，提高生活质量。长期照顾患者，会影响照顾者的身体和精神健康状况。他们会感到虚弱、筋疲力尽、孤独，甚至绝望。社区护士在对患者进行照顾和管理的同时，也应该关注照顾者的身心健康，向他们提供必要的信息和培训，尊重他们的工作，并给予帮助，特别是那些自身也患有一种或多种慢性病的老年照顾者。

(三)对社会的影响

1. 慢性病流行病学负担

资料显示，2012年全球约有5600万人死亡，其中约有3800万人死于慢性病，占总死亡人数的68%，因此慢性病是全球人口的主要死因。WHO发布的《全球非传染性疾病现状报告》显示，发展中国家慢性病流行的情况更为严重，2012年因慢性病导致的死亡人数中近75%(2800万人)来自低收入和中等收入国家。而且发生在这些国家的慢性病死者年龄不大，约48%的死者在70岁以下，而这在高收入国家则为28%。由于慢性病具有病程长、进展缓慢的特点，伤残调整寿命年(disability adjusted life year, DALY)更能充分说明其危害程度。2012年全球每10万人的总DALY约为38779.9人年，由慢性病所致的每10万人的DALY为21377.8人年。

2. 慢性病相关医疗经济负担加重

慢性非传染性疾病对卫生保健系统造成的代价很高，并且仍在加剧。个人、家庭、企业、政府和卫生系统需支付的巨额费用构成了主要的宏观经济影响。经济资料分析表明，慢性非传染性疾病每上升10%，便会导致年均经济增长降低0.5%。慢性病的卫生服务需求与利用的增加直接导致我国医疗费用的迅速上升，且上升速度已经超过国民经济和居民收入的增长速度，带来了沉重的社会和经济负担。

第二节　社区慢性病健康管理的内容和方法

当前，我国已经进入慢性病高负担期，具有“患者数多、医疗成本高、患病时间长、服务需求大”的特点，慢性病的防治工作刻不容缓。国内外实践证明，社区卫生服务机构在提供安全、有效、方便、快捷、优质、价廉、连续、综合的卫生服务方面具有不可取代的地位。在社区中加强慢性疾病的干预和预防，对促进社区慢性疾病患者群的健康、控制慢性病的发病率和病死率、提高患者的生存质量具有积极作用。

一、慢性病的自我管理

微课：社区慢性病健康管理的内容与方法

(一)自我管理的概念与特点

慢性病自我管理(chronic disease self - management, CDSM)是指用自我管理的方法来控制慢性病，即在卫生保健专业人员的协助下，个人承担一些预防性或治疗性的卫生保健活动，其实质为一种患者健康教育项目。慢性病自我管理通过传授健康知识，使患者了解慢性病管理应具备的知识、技能、信念，以及与医师沟通的技巧，在医师有效的支持下，帮助患者依靠自身解决疾病带给日常生活的各种生理和心理方面的问题。

其特点有两点。①注重以技能培训为主的健康教育，而非简单的知识培训。在管理中患者是积极的参与者，承担一定自我保健职责，包括自我监测病情，如测血压、测血糖、报告病情等；专业医生是患者的伙伴、顾问、老师，为患者提供建议。医生与患者共同参与，互为支持。②关注患者担心的问题，以患者意识到的和关注的问题为前提。如对糖尿病患者，医生不仅要教其如何服降糖药、进行体育锻炼、控制体重，同时也要关注患者关心的问题，例如，我还能否像正常人一样与家人进餐，能否保持过去的社会交往等问题。

(二)慢性病自我管理的三大任务

慢性病自我管理的三大任务包括：①医疗行为的管理，如应该如何监测自己的病情，如何向医生报告病情，如何正确服药；②角色管理，即患者不应将自己作为患者，而应像正常人一样，要承担一些任务，如工作、做家务等；③情绪管理，如何控制自己的情绪等。

(三)自我管理患者必须掌握的基本技能

完成上述管理任务所必须掌握的5个基本技能：①解决问题的技能，如怎样发现问题、病情变化及其原因，并报告给医生；②决策技能，如制订锻炼计划等；③建立良好医患关系的能力，如何在较短时间内向医生提问等；④寻找和利用社区资源的能力，如找居委会或社区医院帮助自己；⑤目标设定及制订行动计划的能力，如降低体重的目标及如何实施等。

(四)自我管理的影响因素

自我管理的效果与患者的受教育水平、病程长短、病情严重程度、社会支持和自我效能等因素有关。其中，自我效能被认为是影响自我管理最重要的因素。

二、慢性病患者的就诊指导

(一)慢性病患者就诊的注意事项

(1)家中备有综合医院专家门诊时间、预约就诊电话。

(2)就诊时间，避开门诊高峰时段。

(3)医院确诊后，选择社区医院继续治疗。

(4)就诊中，向医生汇报健康情况和用药情况，以得到正确指导。

(二)慢性病患者应明确的急诊就医指征

1. 高血压患者

患者出现明显头晕、剧烈头痛，鼻出血、视物模糊，短暂意识不清，一侧肢体麻木、活动障碍，言语不清，恶心、呕吐等，应立即就医。

2. 糖尿病患者

患者发生感染、心肌梗死、脑血管意外、暴饮暴食、中断或突减胰岛素等降糖药治疗时，要特别注意糖尿病酮症酸中毒的发生，若出现应及时抢救。其急诊就医指征有：

①精神极差，软弱无力，神志恍惚或不清；②病情突然加重，多饮、多尿；③突然食欲下降，并有轻度恶心、呕吐；④高热；⑤少数患者突起腹痛。

三、慢性病的社区管理

（一）慢性病社区管理的意义

1. 有利于根据慢性病的自身特点，提高治疗效果

慢性病往往是由不健康的生活方式造成的，治疗方法以非药物治疗为主，药物治疗为辅。社区卫生服务机构对慢性病患者进行健康管理，可以有目的地改善患者的生活方式，改变导致慢性病发生或发展的危险因素，可以从根本上提高对慢性病的治疗效果。

2. 有利于降低医疗成本，增强社区居民的健康

社区卫生服务机构在社区开展健康管理，可以利用慢性病的一些相同危险因素，对社区居民进行群体健康管理；针对社区全体人群和不同疾病的高危人群，预防和控制一组慢性病的共同危险因素。这从管理学和经济学的角度分析，都是一种低投入、高效益的慢性病防治措施。

3. 有利于发挥社区卫生服务机构的优势，更好地利用卫生服务资源

社区卫生服务机构在防治慢性病方面，有较多优势。例如，面对的是相对稳定的社区居民；慢性病患者居住地距离社区卫生机构近；社区卫生服务机构服务价格较低廉；有相对完备的卫生人力资源。这些都有利于对慢性病的持续、稳定的治疗，便于社区卫生服务人员与居民之间的充分沟通，提高防治效果；另一方面，也有利于分流患者，实现合理利用卫生资源的目标。

4. 有利于降低医疗费用

社区健康管理的投资小，效益高。在社区卫生服务机构开展慢性病的健康管理，不仅可缓解国家不断增长的医疗费用，还可减轻慢性病患者及其家庭的经济负担。

（二）社区慢性病管理原则和策略

1. 原则

WHO 防治慢性病的行动框架中强调，个人在慢性病防治中的责任和建立伙伴关注等。任何地区和国家在制定慢性病防治的策略以及选择防治措施时，至少应该考虑以下原则。

（1）强调在社区及家庭水平上降低最常见的慢性病的共同危险因素，进行生命全程预防。

（2）三级预防并重，采取以健康教育、健康促进为主要手段的综合管理措施，把慢性病作为一类疾病来共同防治。

（3）全人群策略和高危人群策略并重。

（4）改变传统的卫生服务内容、方式，发展新型慢性病保健模式，如鼓励患者共同参与、促进和支持患者自我管理、加强患者定期随访、加强与社区和家庭合作等。

（5）加强社区慢性病的防治行动。

(6)通过改变行为危险因素来预防慢性病时，应该以生态健康促进模式及科学的行为改变理论为指导，建立以政策和环境改变为主要策略的综合性社区行为干预项目。

2. 策略

WHO 制订的慢性病防治行动计划主要含有 3 个层面。

(1)环境层次，通过政策监管干预。

(2)共同和中间危险因素的层次，通过人群生活方式进行干预。

(3)疾病早期和已明确阶段的层次，通过对全人群(筛查)、高危个体(改变危险因素)和患者(临床管理)进行干预。

促使在 3 个层次发生变化，需要宣传；研究、监测和评价；领导、多部门合作和社区动员；加强卫生系统等。

(三)慢性病社区管理的任务与模式

慢性病社区管理的任务主要有 3 个方面，即健康调查、健康评价和健康干预。健康调查是指收集社区居民的健康资料；健康评价是指根据所收集的健康资料信息对居民的健康状况和存在的危险因素进行评估、分析；健康干预是指针对居民的健康状况和存在的危险因素，制订并实施合理的健康改善计划，达到控制危险因素、促进健康的目的。

目前，社区卫生服务机构开展慢性病患者的社区管理多采用全科团队的模式，由全科医生、社区护士、公共卫生医生等组成专业团队，为社区居民提供服务。这一管理模式可以充分发挥团队成员的各自优势和特长，相互协作，共同为社区居民提供卫生保健服务。社区护理人员在慢性病管理中的作用主要体现在以下几个方面。

1. 作为全科团队成员与其他卫生技术人员协同开展工作

社区护理人员在全科团队的工作中，应该充分发挥自己的专业特长，与团队其他成员共同完成社区慢性病的管理工作，收集和分析社区居民的健康状况，解决社区居民的主要健康问题。

2. 利用全科知识及技能延伸护理服务范围

社区护士是面向社区居民的复合型护理专业人员，是在一个相对开放、宽松的工作环境中为社区居民进行健康服务的。由于影响人群健康的因素是多方面的，社区护士除了提供预防疾病、促进健康、维护健康等基本护理服务外，还要从卫生管理、社会支持、家庭和个人保护、咨询等方面对社区居民提供全面的健康服务。

3. 一专多能的综合服务能力满足社区居民多方面需求

社区护理是一专多能的综合性服务，服务目标是满足社区居民的健康保健需求。因此，社区护理既要对重点患者进行身心整体护理，又要能针对重点人群进行公共卫生指导；既要指导患者进行恢复期康复锻炼，又要开展健康教育；既要开展社区卫生防疫，又要协助管理慢性病患者。

4. 在社区卫生服务中心、社区居委会与社区居民中起到重要的桥梁和纽带作用

社区护理人员需要与社区居委会建立良好的合作关系，定期深入每一个家庭进行有效的沟通，建立相互信任的人际关系，及时将各种信息进行传递和反馈，为深入开展社区卫生服务工作做好准备。

课程思政

团队式延续性护理

团队式延续性护理是以团队形式进行延续、规范、科学式护理，使团队在潜移默化中获得良好的护理干预，以提高患者生活质量。团队式延续性护理的应用，强调护士和患者以团队形式共同参与，每位护士对应一位患者，共同参与科学、有趣的体验活动，进行总结与分享，以此提高患者的自我效能感及生活质量。

第三节　常见社区慢性病患者的护理与管理

一、高血压病社区护理与管理

微课：社区高血压患者的管理与护理

高血压(hypertension)是以体循环动脉血压增高(收缩压≥140 mmHg和(或)舒张压≥90 mmHg)为主要临床表现的一种常见病和多发病，是多种心血管、脑血管疾病的重要病因和常见危险因素。在许多国家，高血压是造成残疾及死亡的主要原因之一，且随着经济和生活水平的不断改善，发病率逐年增长，严重危害社区居民的健康。2002年，我国18岁及以上成人的高血压患病率是18.8%，但2015年上升到25.2%。高血压被认为是危害社区居民健康最严重的疾病之一，被列为国家社区慢性病管理和预防的重点疾病。在临床上，根据病因的不同，高血压又分为原发性高血压和继发性高血压两类，其中原发性高血压简称高血压病，占所有高血压患者的90%以上，是社区居民中最常见的高血压类型。

(一)高血压的流行病学特点

1. 患病率逐年升高

《中国高血压防治指南》指出，我国人群高血压患病率仍呈增长态势，每10个成年人中就有2个患高血压。估计目前全国高血压患者达2.45亿。我国人群高血压流行有两个比较明显的特点：从南方到北方，高血压患病率递增；不同民族之间高血压患病率存在一些差异。

2. 致残率和病死率高

高血压是脑血管病和心脏病的主要危险因素，而脑血管病和心脏病均位居我国城乡居民死因的前4位。血压水平的升高和人群心脑血管疾病危险因素的持续增加是导致高血压患者致残的主要原因。血压升高也是中国人群冠心病发生的主要危险因素，血压急剧升高可诱发急性心肌梗死。有高血压病史的患者发生心力衰竭的危险度比无高血压病史的患者高6倍。

3. 知晓率、治疗率和控制率偏低

高血压知晓率、治疗率和控制率（以下简称“三率”）是目前高血压流行病学和防治研究的重要参数。国家卫计委疾病预防控制局《中国居民营养与慢性病状况报告（2015年）》指出，2012年全国18岁及以上成年人高血压患病率为25.2%，高血压的知晓率为46.5%、治疗率为41.1%、控制率为13.8%，治疗控制率为33.6%。我国高血压患病率逐年升高，但知晓率、治疗率和控制率均较低，这势必导致我国高血压患者发生心脑血管疾病的比率增加。

（二）高血压的危险因素

原发性高血压的病因尚未阐明，目前认为病因是多因素的，可分为遗传因素和环境因素两个方面。通俗地讲，高血压的危险因素可分为不可改变因素和可改变因素。

1. 不可改变因素

遗传、年龄和性别是高血压不可改变的危险因素。高血压的发病以多基因遗传为主，有较显著的家族聚集性。父母均有高血压者，其子女的危险率高达46%，约60%的高血压患者有高血压家族史。高血压发病的危险度随年龄而升高，老年人心血管发病率高，绝对危险也很高。男性发病率高于女性，但60岁以后性别差异减小。

2. 可改变的危险因素

超重和肥胖、膳食高钠低钾、吸烟、饮酒、缺少体力活动等不良行为和心理因素是高血压可改变的危险因素。

（1）超重、肥胖或腹型肥胖　超重和肥胖是高血压的主要危险因素，同时也是多种慢性病的独立危险因素。随着体质量指数（body mass index，BMI）的增加，超重组和肥胖组的高血压发病风险是体重正常组的1.16～1.28倍。超重和肥胖与高血压患病率关联显著。男性的腰围达到或超过85 cm者，女性的腰围达到或超过80 cm者，其高血压患病率是腰围低于上述上限值人群的2.3倍。由此可见，肥胖与高血压发生的关系密切。因此，加强对高血压的控制，应强化对超重和肥胖者的管理，减轻体重，可减少高血压发病的概率。

（2）膳食高钠低钾　钠盐的摄入量与血压水平呈正相关。调查发现，2012年我国18岁及以上居民的平均烹调盐摄入量为10.5 g，虽低于1992年的12.9 g和2002年的12.0 g，但较推荐的盐摄入量水平依旧高75.0%，且中国人群普遍对钠敏感。人群平均每人每天摄入食盐增加2.0 g，收缩压和舒张压分别升高2.0 mmHg和1.2 mmHg。钾盐的摄入则与钠盐的摄入相反，保持足量的钾盐摄入可降低血压，同时也降低心血管疾病的发病率和病死率。

（3）饮酒　过量饮酒包括危险饮酒（男性41～60 g，女性21～40 g）和有害饮酒（男性60 g以上，女性40 g以上）。我国饮酒人数众多，18岁以上居民饮酒者中有害饮酒率为9.3%。对我国10组人群前瞻性研究显示，饮酒量与高血压发病率呈正相关，饮白酒每人每天增加100 g，患高血压的危险性增高19%～26%。

（4）吸烟　是目前公认的心脑血管疾病发生的重要危险因素。烟草中的尼古丁等有害物质可损害血管的功能和结构，对心脏结构和功能也有影响。高血压作为心血管疾病的重要危险因素，与吸烟也有显著的相关性。

(5)缺少体力活动　是造成超重和肥胖的重要因素。这一因素可增加高血压患者心血管病发生的危险。

(6)心理因素　长期情绪紧张、压力过大、容易冲动等不良心理因素，也是导致血压升高的重要因素之一。紧张刺激使交感神经兴奋性增高，增加了末梢的神经递质释放，使血浆中儿茶酚胺类激素水平升高，进而心跳加快、血压升高。长期的精神应激最终导致高血压发生。

(三)高血压的诊断与评估

1. 高血压的诊断

首次测量发现血压增高的患者，还应在不同的时点多次测量血压，在未服用抗高血压药物的情况下，非同日测量3次血压，收缩压≥140 mmHg(18.7 kPa)和(或)舒张压≥90 mmHg(12 kPa)，可诊断为高血压。此外，患者既往有高血压病史，现正在服用抗高血压药物，血压测量虽低于140/90 mmHg，也应该诊断为高血压。收缩压≥140 mmHg和舒张压≥90 mmHg可诊断为收缩期和舒张期(双期)高血压；收缩压≥140 mmHg而舒张压<90 mmHg，可诊断为单纯收缩期高血压；收缩压<140 mmHg而舒张压≥90 mmHg可诊断为单纯舒张期高血压。同时，还应进行相关辅助检查，排除继发性高血压，才能确诊为原发性高血压。确诊后按血压增高水平分为1级、2级、3级(表9－1)。

表9－1　高血压分级

类别	收缩压(mmHg)	舒张压(mmHg)
1级高血压(轻度)	140～159	90～99
2级高血压(中度)	160～179	100～109
3级高血压(重度)	≥180	≥110

2. 按患者的心血管危险水平分层

影响高血压患者预后的因素包括心血管的危险因素、靶器官损害以及并存临床情况。心血管的危险因素包括年龄≥55岁、吸烟、血脂异常、早发心血管病家族史、肥胖、缺乏体力活动；靶器官损害包括左心室肥厚、颈动脉内膜增厚或斑块、肾功能受损；并存的临床情况包括脑血管病、心脏病、肾脏病、周围血管病、视网膜病变、糖尿病。对初诊患者可通过全面询问病史、体格检查及各项辅助检查，找出影响预后的因素。

主张从指导治疗和判断预后的角度，对高血压患者做心血管危险水平分层。按血压分级和影响预后的因素(包括危险因素、靶器官损伤及并存临床情况)的合并作用，将高血压患者的心血管危险水平分为低危、中危、高危、很高危(又称极高危)4层。

心血管危险水平分层，根据患者血压水平、现存的危险因素、靶器官损害、并存的临床情况进行危险分层。低危：1级高血压，不伴有其他危险因素。中危：2级高血压，不伴有其他危险因素；或1～2级高血压，同时有1～2个危险因素。高危：3级高血压，不伴有其他危险因素；或1～2级高血压，同时有3种或更多危险因素、或兼患糖尿病、或靶器官损伤。很高危：3级高血压伴有至少1种危险因素或靶器官损害；或任何级别高血压并存任何一项临床情况（表9－2）。

表9－2 高血压患者心血管危险水平分层

其他危险因素和病史	高血压分级		
	1级	2级	3级
无其他危险因素	低危	中危	高危
1～2个危险因素	中危	中危	很高危
≥3个危险因素	高危	高危	很高危
靶器官损害	高危	高危	很高危
并存临床情况	很高危	很高危	很高危

常见继发性高血压有肾脏病、肾动脉狭窄、原发性醛固酮增多症、嗜铬细胞瘤、皮质醇增多症、大动脉疾病、睡眠呼吸暂停综合征、药物引起的高血压等。以下几种情况应警惕继发性高血压的可能，应及时转上级医院行进一步检查确诊：发病年龄＜30岁；重度高血压（高血压3级以上）；血压升高伴肢体肌无力或麻痹，常呈周期性发作，或伴自发性低血钾；夜尿增多，血尿、泡沫尿或有肾脏疾病史；阵发性高血压，发作时伴头痛、心悸、皮肤苍白或多汗等；下肢血压明显低于上肢，双侧上肢血压相差20 mmHg以上、股动脉等搏动减弱或不能触及；夜间睡眠时打鼾并出现呼吸暂停；长期口服避孕药；降压效果差，不易控制等。

（四）高血压患者的社区管理

根据《国家基本公共卫生服务规范（2011年版）》的要求，高血压患者的社区管理内容如下。

1.高血压筛查

要求对辖区内35岁及以上的常驻居民，在其每年第一次到乡镇卫生院、村卫生室、社区卫生服务中心（站）就诊时为其测量血压。对第一次发现收缩压≥140 mmHg和（或）舒张压≥90 mmHg的居民在去除可能引起血压升高的因素后预约其复查，非同日3次血压高于正常，可初步诊断为高血压。如有必要，建议转诊到上级医院确诊，转诊后2周内随访转诊结果，对已确诊的原发性高血压患者纳入高血压患者健康管理中。对可疑继发性高血压患者，及时转诊。建议高危人群每半年至少测量1次血压，并接受医护人员的生活方式指导（图9－1）。

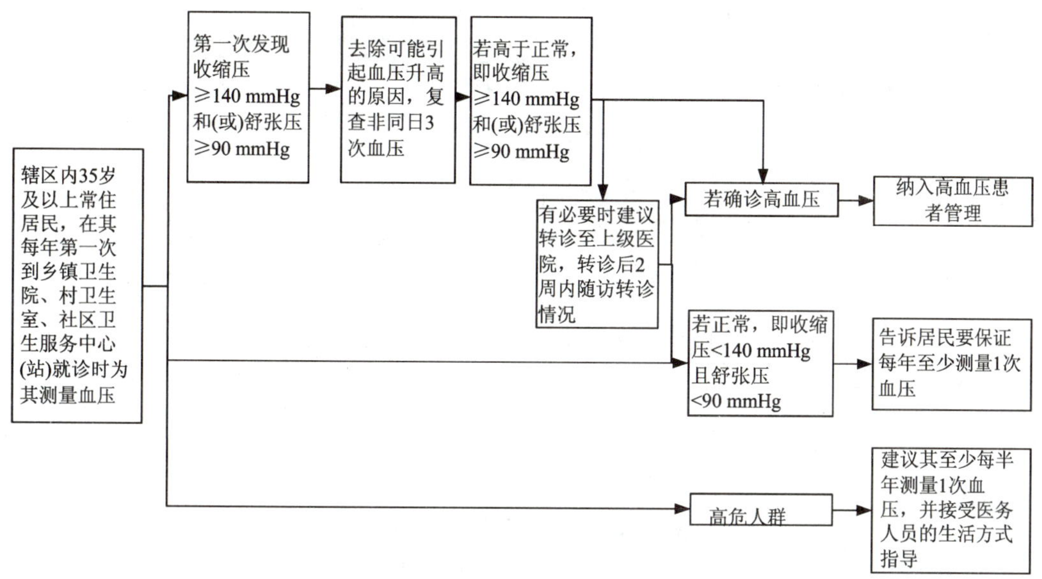

图 9－1　高血压筛查流程图

摘自《国家基本公共卫生服务规范(2011 年版)》

2. 高血压患者随访

对原发性高血压患者，每年要提供至少 4 次面对面的随访(图 9－2)。随访内容包括以下几点。①测量血压并评估是否存在危急情况，如出现收缩压≥180 mmHg 和(或)舒张压≥110 mmHg、意识改变、剧烈头痛或头晕、恶心、呕吐、视力模糊、眼痛、心悸、胸闷、喘憋不能平卧，或处于妊娠期或哺乳期同时血压高于正常，或存在不能处理的其他疾病时，有上述情况之一者须在处理后紧急转诊。对于紧急转诊者，乡镇卫生院、村卫生室、社区卫生服务中心(站)应在 2 周内主动随访转诊情况。②若不需紧急转诊，询问上次随访到此次随访期间的症状。③测量体重、心率，计算 BMI。④询问患者疾病情况和生活方式，包括心脑血管疾病、糖尿病、吸烟、饮酒、运动、摄盐等情况。⑤了解患者服药情况。

3. 分类干预

对血压控制满意(收缩压＜140 mmHg 且舒张压＜90 mmHg)、无药物不良反应、无新发并发症或原有并发症无加重的患者，预约下一次随访时间。对第一次出现血压控制不满意，即收缩压≥140 mmHg 和(或)舒张压≥90 mmHg，或出现药物不良反应的患者，结合其服药依从性，必要时增加现用药物剂量、更换或增加不同类的降压药物，调整治药方案 2 周后随访。对连续两次出现血压控制不满意或药物不良反应难以控制，以及出现新的并发症或原有并发症加重的患者，建议其转诊到上级医院，转诊后 2 周内主动随访转诊情况。对所有的患者进行有针对性的健康教育，与患者一起制定生活方式改进目标，并在下一次随访时评估进展，指导患者出现哪些异常时应立即就诊。

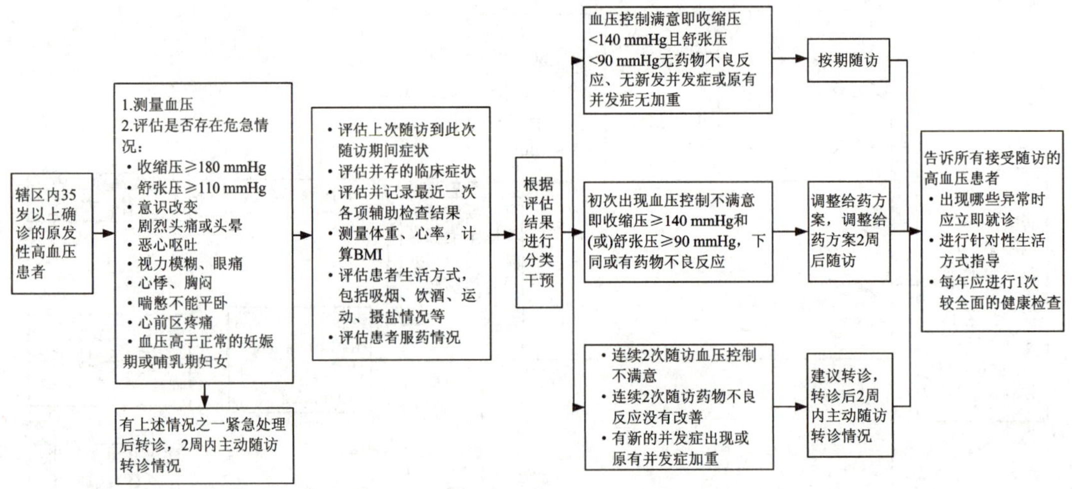

图 9－2　高血压患者随访流程图

摘自《国家基本公共卫生服务规范(2011 年版)》

4. 健康体检

对原发性高血压患者，每年进行 1 次较全面的健康检查，可与随访相结合。内容包括体温、脉搏、呼吸、血压、身高、体重、腰围、皮肤、浅表淋巴结、心脏、肺部、腹部等常规体格检查，并对口腔、视力、听力和运动功能等进行粗测判断。

(五)高血压的健康教育

1. 生活方式指导

对正常人群、高危人群、处于血压正常高值者以及所有高血压患者，不论是否接受药物治疗，均需针对危险因素进行改变不良行为和生活方式的指导。《中国高血压防治指南》指出，针对高血压发病的主要危险因素的 3 个预防措施是减重、限酒和低盐。超重者应注意限制热量和脂类的摄入，并增加体育锻炼。有饮酒习惯的高血压患者最好戒酒，特别是超重的高血压患者更应戒酒。高血压患者的食盐摄入量应低于健康人群，建议每日低于 5 g。此外，高血压患者生活方式指导的内容还包括合理膳食、戒酒、平衡心理、预防便秘、提高服药的依从性、规范监测血压等，并持之以恒，以达到预防和控制高血压及其他心脑血管疾病的发病危险。

2. 药物治疗的指导

药物治疗指导的主要内容包括以下 4 点。①监测服药与血压的关系，指导患者及其家属测量血压，并记录血压与服药的关系。②强调长期药物治疗的重要性，用降压药使血压降至理想水平后，应继续服用维持量，以保持血压相对稳定，对无症状者更应强调。③要求患者必须遵医嘱按时按量服药。如果患者根据自己的感觉来增减药物、忘记服药或试着在下次吃药时补服上次忘记的药物，都可导致血压波动。如血压长期过高会导致靶器官损害，出现心脏、脑、肾脏等重要脏器供血不足，出现头晕，甚至发生休克、急性脑血管病、肾功能不全等。④高血压在经过药物治疗恢复正常水平后，仍需继续通过服用药物来维持血压的正常水平，因此要指导患者不能擅自停药，否则可导致血压突然升高，出现停药综合征，冠心病患者突然停用β受体阻滞剂可诱发心绞痛、心肌梗死等。

3. 血压监测指导

指导内容主要包括监测频率、血压控制目标、血压测量方法及注意事项。患者在家中应该监测以下几种情况的血压。①6：00～10：00和16：00～20：00，这两个时间段的血压是一天中最高的，测量这两个时段的血压可以了解血压的高峰。特别是每日清晨睡醒时，此时的血压水平可以反映服用的降压药物的降压作用能否持续到次日凌晨。②服药后，在药物的降压作用达到高峰时测量。短效制剂一般在服药后2 h测量；中效药物一般在服药后2～4 h测量；长效药物一般在服药后3～6 h测量。③血压不稳定或更换治疗方案时，应连续测2～4周，掌握自身血压规律、了解新方案的疗效。高血压患者的降压目标：①普通患者血压降至<140/90 mmHg；②年轻患者、糖尿病患者及肾病患者血压降至<130/80 mmHg；③老年人收缩压降至<150 mmHg，如果能耐受，还可以进一步降低。

二、糖尿病患者的社区护理与管理

糖尿病（diabetes mellitus，DM）是社区常见病和多发病，糖尿病的防治和管理是社区卫生服务面临的重要任务。2009年国家卫生部颁发了《国家基本公共卫生服务规范》，并于2011年进行了修订，进一步帮助基层医护人员提高社区糖尿病防治水平，指导和规范了糖尿病的社区综合防治与管理。

糖尿病是由于胰岛素分泌绝对或相对不足而引起的一种代谢紊乱综合征，临床以慢性血糖升高为主要特点，是一种慢性、终身性疾病。如病情控制不佳，可引起酮症酸中毒、高渗性昏迷等急性代谢紊乱，也可导致眼、肾脏、神经、血管、心脏等器官的慢性损害，重者可致残、致死，给患者及其家属带来巨大的痛苦。

（一）糖尿病的流行病学特点

2017年国际糖尿病联盟（International Diabetes Federation，IDF）发布的《全球糖尿病地图（第8版）》数据显示，目前全球共有4.25亿成年糖尿病患者（20～79岁），估计患病率为8.8%；而中国成年糖尿病患者数量高达1.14亿，位居世界第一，占全球成年糖尿病患者总数的1/4以上，且这一数据仍在继续增长，预计到2045年将增至1.2亿。我国糖尿病的发病特点主要有：城市高于农村；患病率随着年龄增长而升高，女性发病高峰在60岁组，男性发病高峰则在70岁组。但是近些年来糖尿病的发病有年轻化的趋势，中年人糖尿病的发病率增长最迅速，可能与其不健康的生活方式有关。新的糖尿病分类法建议将糖尿病分成1型、2型、妊娠型和其他特殊类型4大类，其中2型糖尿病约占糖尿病患者总数的90%。1型糖尿病是由于免疫因素导致胰岛β细胞被破坏，胰岛素分泌缺乏，患者必须依赖外源性胰岛素以降低血糖，多见于儿童和青少年。2型糖尿病是由于胰岛素的分泌功能下降和（或）胰岛素抵抗，导致胰岛素分泌相对不足，多见于中老年人。

（二）糖尿病的危险因素

目前普遍认为，糖尿病的发生发展主要与下列几方面因素有关。

1. 不可改变的危险因素

不可改变的危险因素包括遗传因素、年龄、先天性子宫内营养环境不良等。

（1）遗传因素　国内外报道显示，糖尿病具有遗传倾向，表现为糖尿病有明显的家族聚集现象。有糖尿病家族史者的患病率显著高于无糖尿病家族史者，其中2型糖尿病的遗传倾向更明显。

（2）年龄　随年龄的增长，身体各组织器官老化，功能下降，胰岛素分泌不足，加之运动、饮食和健康问题的积累等，糖尿病的发病率随着年龄增长而逐渐增加。

（3）先天性子宫内营养环境不良　子宫内营养不良可导致胎儿体重不足，低体重儿在成年后肥胖，则其发生糖尿病及胰岛素抵抗的概率增高。

2. 可改变的危险因素

可改变的危险因素包括不良生活方式、生物源和化学因素等。

（1）不良生活方式　不合理饮食，如高热量、高脂肪、高胆固醇、高蛋白、高糖、低纤维食物；长期静坐的生活方式；酗酒；心境不良等。

（2）生物源因素　病毒感染，如1型糖尿病与柯萨奇B4病毒、腮腺炎病毒、风疹病毒、EB病毒等感染有关。有专家指出，持续性病毒感染可引起自身免疫反应，T淋巴细胞亚群的改变与2型糖尿病的自身免疫疾病有关。

（3）化学因素　化学毒物和某些药物可影响糖代谢并引起葡萄糖不耐受，对这类药物敏感者也可引起糖尿病。

（三）糖尿病的诊断和评估

1. 糖尿病的诊断标准

糖尿病的新的诊断标准为，糖尿病症状加任意时间血浆葡萄糖水平≥11.1 mmol/L（200 mg/dL）；或空腹血浆葡萄糖（fating blood glucose，FBG）≥7 mmol/L（126 mg/dL）；或口服葡萄糖耐量试验（oral glucose tolerance test，OGTT）中2 h葡萄糖水平≥11.1 mmol/L（200 mg/dL）。诊断标准中，空腹是指8～10 h无任何热量摄入；血浆葡萄糖推荐采用葡萄糖氧化酶法测定静脉血浆葡萄糖；空腹血浆葡萄糖正常值为3.9～6.0 mmol/L（70～108 mg/dL）；任意时间是指一天内任何时间，无论上一次进餐时间及食物摄入量；任意时间血浆葡萄糖水平与OGTT中2 h葡萄糖水平相同，均以≥11.1 mmol/L（200 mg/dL）为诊断标准。

2. 常见健康问题

糖尿病患者的常见健康问题包括糖尿病症状、急性并发症、慢性并发症等。

（1）糖尿病症状　糖尿病患者可无明显症状，仅于健康检查时发现高血糖；也可表现为“三多一少”的典型症状，即多尿、口渴多饮、多食和体重减轻。除典型症状外，患者还常伴有疲劳、乏力、皮肤瘙痒、容易感染、伤口长时间不愈合、便秘、腹泻等症状。

(2)急性并发症　常见有低血糖、酮症酸中毒等。低血糖多由于进食量过少、药物剂量过大、活动量过多等引起，轻者表现为心慌、大汗、无力、手抖、饥饿感等；严重者可出现意识模糊、嗜睡、抽搐、昏迷，甚至死亡；部分患者在多次低血糖症发作后可出现无警觉性低血糖症，患者可无先兆直接进入昏迷状态，实验室检测血糖值≤2.8 mmol/L (50 mg/dL)。糖尿病酮症酸中毒是糖尿病一种严重的急性并发症，1 型糖尿病患者常见，多发生于代谢控制不良、感染、胰岛素治疗中断、严重应激、饮食不当等情况，2 型糖尿病如果代谢控制不好、伴严重应激时亦可发生。糖尿病酮症酸中毒主要表现为糖尿病原有症状加重，患者极度口渴、多饮、多尿、恶心、呕吐、头痛、头晕、烦躁、口唇发绀、血压下降、四肢厥冷等症状，血糖显著升高 > 16.7 mmol/L，尿酮体 + ~ + + + +，如不及时控制，病情恶化，重者可出现神志不清、昏迷，甚至死亡。

(3)慢性并发症　包括心脑血管病、糖尿病肾病、糖尿病眼病和糖尿病足等。糖尿病患者发生高血压、冠心病、脑卒中等心脑血管系统疾病的概率是正常人的 2 ~ 3 倍。冠心病和脑血管病是糖尿病患者的主要致死原因。糖尿病肾病是一个逐渐发展的过程，患者早期一般没有症状，尿常规检查正常或只有微量白蛋白，经合理治疗大多可以逆转；但是一旦出现大量蛋白尿、全身水肿、高血压、贫血等症状，提示已进入晚期阶段，此时病情已不可逆转，最后逐渐发展为肾衰竭。糖尿病眼部病变包括视网膜病变、白内障和青光眼等。糖尿病眼病的发生率高，对视力损害严重，重者可导致失明，据统计糖尿病患者失明的发病率是正常人的 25 倍。糖尿病导致的神经病变以多发性周围神经病变最常见，可表现为对称性肢端感觉异常，呈袜套状分布，伴麻木、针刺、灼热感，继之出现感觉减弱、肌萎缩和瘫痪。自主神经病变也较常见，可表现为排汗异常、腹泻或便秘、直立性低血压、尿失禁或尿潴留等。下肢血管病变以下肢动脉硬化较常见，血管病变的早期表现为足部皮肤干燥、汗少、肢体发凉、怕冷、下肢疼痛、间歇性跛行，严重供血不足者可发生肢端坏疽。糖尿病足是指糖尿病患者在足部神经病变和血管病变的基础上合并感染。糖尿病足发生的原因是足部神经病变使足部的感觉异常，从而使足容易发生损伤；血管病变则使足部损伤后不易愈合，继发感染使病情进一步恶化，如不及时治疗，很可能引起足坏死，甚至需要截肢。此外，糖尿病患者还易出现骨质疏松、牙周炎、皮肤感染、甲状腺功能亢进、性功能障碍等问题。

(四)糖尿病患者的社区管理

1. 糖尿病患者的社区管理内容

根据《国家基本公共卫生服务规范(2011 版)》的要求，糖尿病患者社区管理包括以下内容。

(1)糖尿病筛查　社区卫生服务机构应对辖区内 35 岁及以上的 2 型糖尿病患者进行规范管理。对在工作中发现的 2 型糖尿病高危人群进行有针对性的健康教育，建议其每年至少测量 1 次空腹血糖，并且接受医护人员的健康指导。

(2)糖尿病患者随访　对于确诊的 2 型糖尿病患者，社区卫生服务机构每年应提供 4 次免费空腹血糖监测，至少进行 4 次面对面的随访。随访的内容包括以下 5 个方面。

①测量空腹血糖和血压，评估是否存在危急情况，如出现血糖 >16.7 mmol/L 或血糖 <3.9 mmol/L；收缩压≥180 mmHg 和(或)舒张压≥110 mmHg；有意识或行为改变、呼气有烂苹果样气味、心悸、出汗、食欲减退、多饮、多尿、恶心、呕吐、腹痛、深大呼吸、皮肤潮红；持续性心动过速(心率超过 100 次/分)；体温超过 39℃或伴有其他的突发异常情况(如视力突然骤降、妊娠期或哺乳期血糖高于正常等)，或者存在不能处理的其他疾病时，出现上述危险情况之一者须在处理后紧急转诊。对于紧急转诊者，乡镇卫生院、村卫生室、社区卫生服务中心(站)应该在转诊后 2 周内主动随访转诊情况。②如果不需要紧急转诊，询问上次随访到此次随访期间的症状。③测量体重，计算 BMI，检查足背动脉搏动情况。④询问患者疾病情况和生活方式，如心脑血管疾病、吸烟、饮酒、运动、主食摄入情况等。⑤了解患者的服药情况。

(3)分类干预　根据患者的具体情况，对于处在不同健康状况的糖尿病患者给予不同的有针对性的干预措施。①对血糖控制满意(空腹血糖值 <7.0 mmol/L)、无药物不良反应、无新发并发症以及原有并发症无加重的患者，预约下一次随访。②对第一次出现空腹血糖控制不满意(空腹血糖值≥7.0 mmol/L)或药物不良反应的患者，结合其服药依从情况给予指导，必要时增加现有药物剂量、更换或增加不同类的降糖药物，调整给药方案后 2 周内随访。③对于连续两次出现空腹血糖控制不满意或药物不良反应难以控制，以及出现新的并发症或原有并发症加重的患者，建议其转诊到上级医院，转诊后 2 周内应主动随访转诊情况。④对所有患者开展针对性的健康教育，与患者一起制定生活方式改进目标并且在下一次随访时评估进展，告诉患者出现哪些异常时应该立即就诊。

(4)健康体检　对于确诊的 2 型糖尿病患者，每年应进行 1 次较全面的健康体检，体检可与随访相结合。内容包括体温、脉搏、呼吸、血压、体重、身高、腰围、皮肤、浅表淋巴结、心脏、肺部、腹部等常规体格检查，并对口腔、视力、听力和运动功能等进行粗测和判断。

2. 糖尿病患者的社区管理流程

糖尿病患者的社区管理流程图如下图(图 9-3)，摘自《国家基本公共卫生服务规范(2011 年版)》。

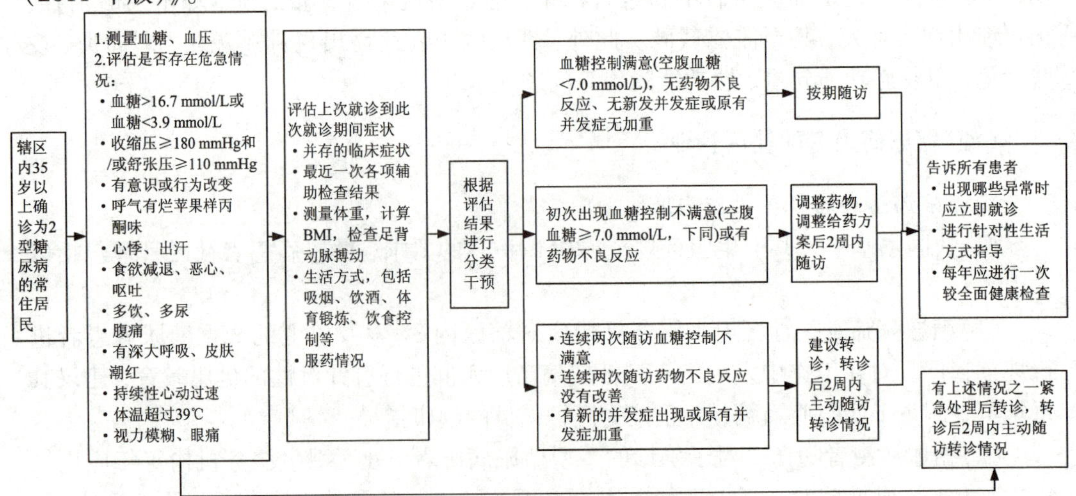

图 9-3　糖尿病患者的社区管理流程图

(五)糖尿病患者的健康指导

1. 饮食指导

合理饮食是糖尿病治疗的一项基础措施，无论糖尿病类型、病情轻重，也不论是否使用药物治疗，都必须持之以恒地严格执行合理饮食。糖尿病合理饮食的目的是纠正代谢紊乱，减轻胰岛负荷，改善整体的健康水平，有利于患者减肥，降低餐后高血糖，防治并发症。糖尿病合理饮食的总原则是：①控制总热量，均衡营养；②定时定量，少量多餐；③饮食清淡、避免高糖、高脂、高盐饮食；④适当增加膳食纤维的摄入；⑤多饮水，限制饮酒，坚决戒烟。

2. 运动指导

运动治疗是糖尿病治疗的另一基础措施。糖尿病患者运动指导的具体内容有：①运动要保证一定的强度和频率，每周至少运动 3 ~5 次，每次运动至少 30 min；尽量选择中等强度的有氧运动，如慢跑、快走、爬楼梯、爬山、骑车、游泳等；老年糖尿病患者可以选择低强度的有氧运动，如慢跑、快走、气功、太极拳、保健操等；②选择合适的运动时间，一般以饭后 1 h 为宜，不宜在空腹时进行运动；③运动过程要注意安全，选择合适的运动场地、穿合适的服装和鞋子，随身携带易于吸收的含糖食物，如糖块、甜果汁等以防治低血糖症的发生；④有下列情况的患者不宜运动，血糖未得到较好控制（血糖 >14 mmol/L，尿酮体阳性）或血糖不稳定者；合并严重眼、足、心、肾并发症者，如近期有眼底出血，尿蛋白在 + + 以上，足部有破损、心功能不全等；近期发生血栓者。

3. 药物治疗指导

糖尿病药物治疗主要包括口服降糖药物和胰岛素治疗。口服降糖药物主要用于 2 型糖尿病患者，或 1 型糖尿病患者由于肥胖等存在胰岛素抵抗的情况。对于口服降糖药物治疗的患者，社区护士应指导患者遵医嘱服药，根据所服用药物的特点，掌握正确的服药方法，同时熟悉药物可能引起的常见不良反应，做好应对措施。

4. 自我检测与检查指导

糖尿病患者应该进行病情的自我检测与定期复查，及时了解血糖控制情况，为药物治疗和非药物治疗的调整提供有利依据；这也有助于早期发现和治疗糖尿病的各种急慢性并发症，减少因并发症而导致的严重后果。

5. 足部护理指导

糖尿病足溃疡和坏疽是糖尿病患者致残、致死的重要原因之一。在日常生活中，糖尿病患者应该重视足部护理，防止足部发生外伤，或发生之后能够及时处理，防止足部感染和病情进展。

(1)应每天检查足部　常自我检查足部是否出现水泡、疼痛、皮肤松弛以及瘀斑等损伤情况。在进行检查时应先自足背、足底至足趾细缝处进行全面肉眼检查，若无法看清足底情况可使用镜子进行观察。

(2)应养成每日用温水洗脚的良好习惯　水温不宜太冷或太热，一般应不超过 40℃；泡脚时间不宜过长，以 10 ~15 min 为宜。洗前用手腕掌侧测试水温，若已对温度不太敏感，应该请家人代劳；洗完后用柔软的毛巾擦干，注意擦干足趾细缝处；如果足部比较干燥，可涂抹适量的润肤乳，以保持足部皮肤的润滑，防止发生皲裂。

(3)定期修剪趾甲　在进行趾甲修剪前，患者应使用温水进行泡脚，时间3 min左右即可。在修剪趾甲时应掌握好尺度，尽量不要太贴近皮肤，也不要将趾甲修剪得太短，修剪到患者的脚趾外围即可，通常会同患者的趾尖处在一个平齐的状态里，剪完后将趾甲前端的毛糙与尖锐状态磨平，确保不会对皮肤造成伤害。若患者的视力情况较差或为行动不便的老年人，应由其家属代为修剪。

(4)选择合适的鞋袜　糖尿病患者鞋袜的选择必须非常注意，如穿着不合脚的鞋袜，不但不能保护足部，反而会引起足部损伤。袜子最好选择透气性好、吸水性好的纯棉袜子，袜子口不能太紧，以免影响血液循环；如果袜子有破损，应尽量换新的袜子，不宜修补后再穿，因为修补的位置不平整，长期摩擦，容易引起足部损伤。鞋子应选择透气、合脚的棉质布鞋或者真皮皮鞋；不宜穿露出脚趾的凉鞋；不要穿鞋跟过高的鞋或者鞋头过尖、过紧的鞋。患者应该尽量选择中午或者黄昏去买鞋，因此时双脚会比早上略大，买回来的鞋不致过紧，新鞋开始穿的时候不宜过久，可第一天穿半小时，然后逐渐延长时间。

(5)防冻伤、烫伤、外伤　糖尿病患者由于足部感觉神经病变，足部感觉不敏感，易受到创伤；一旦发生创伤，由于血管病变，破损伤口不易愈合，容易发生感染。因此，糖尿病患者在生活中应注意保护足部，避免发生冻伤、烫伤和一切外伤。冬天应注意足部保暖，但严禁用热水袋、火炉等对足部取暖；每次穿鞋前应检查鞋内有无异物等。

(6)定期专科门诊复查　糖尿病病程5年以上的患者，应每年至少1次到医院检查足部血管、神经，以早期发现和治疗血管、神经的病变。

6. 低血糖的预防指导

低血糖是糖尿病治疗过程中常见的急性并发症，尤其是接受胰岛素或长效磺脲类药物治疗的患者、老年患者以及肾功能不全容易发生低血糖者。社区护士应指导糖尿病患者加强低血糖的预防，熟悉低血糖的症状，及时发现低血糖并处理。糖尿病低血糖预防的原则包括：①遵医嘱服药，定时定量，不能擅自加大药物剂量，也不能随意调整服药时间，尤其胰岛素注射的患者，胰岛素注射过早、量过大都易引起低血糖；②患者饮食应规律，定时定量，如由于各种原因引起的食欲减退、进食量少或胃肠道疾病引起呕吐、腹泻时，应相应减少药物剂量；③运动应该适时适量，糖尿病患者的运动最好在餐后1 h进行，选择强度适宜的运动，避免过量运动；④尽量减少饮酒，尤其是勿空腹饮酒，因乙醇可刺激身体分泌胰岛素，易引起低血糖；⑤平时应随身携带糖果，以备发生低血糖时急用；⑥随身携带糖尿病病情卡，卡上注明姓名、诊断、电话等，一旦患者出现严重低血糖，便于其他人了解病情、紧急施救并通知家属。如患者出现饥饿感、乏力、头晕、心慌、出虚汗、双手颤抖、手足口唇麻木、视力模糊、面色苍白等症状，应高度怀疑发生低血糖症。有血糖检测条件者，应立即测定血糖以明确诊断；无血糖检测条件时，也应先按低血糖处理。糖尿病并发的低血糖紧急处理包括：①对清醒的患者，应尽快吃一些含糖高的食物或饮料，如糖果、果汁、蜜蜂、饼干等；②对意识不清的患者，先将患者侧卧，并拨打急救电话，尽快送医院抢救，有条件者可先静脉推注50%葡萄糖20～40 mL，但禁止给患者喂食或饮水，因易引起窒息。

7. 糖尿病患者心理调适指导

糖尿病是一种慢性的终身性疾病，患病之初，以及在长期的治疗过程中，患者都可能发生各种心理问题。调查显示，糖尿病患者心理障碍的发生率高达30%～50%。焦虑、抑郁等消极情绪也会影响血糖的控制。因此，加强糖尿病患者的心理调适指导，使患者保持良好的心态，积极应对糖尿病，是进行社区糖尿病患者管理的重要内容。糖尿病患者心理调适指导的内容包括：①提供糖尿病的相关知识，使患者能正确认识疾病，糖尿病虽不可治愈，但是并非不可控制，协助患者建立应对糖尿病的信心；②认真倾听患者的叙述并观察患者的心理活动，对患者的不遵医嘱行为不予批评，给患者提供充分的理解与支持，及时肯定患者所取得的进步；③鼓励患者家属支持和积极参与糖尿病控制，使患者感到家人的支持与关心；④教给患者一些心理调适的技巧，包括如何放松情绪、宣泄、音乐疗法等。

第四节　安宁疗护

随着医学技术的不断进步，延长生命的医疗技术不断发展，我国疾病谱逐渐以慢性病为主，人们对生命质量也越来越重视。实施安宁疗护，可以使患者临终痛苦得到减轻，使患者享有充分的人格尊严，提升患者临终前的身心舒适度。安宁疗护同时也帮助患者的家属增进家庭功能，提高家属满意度，实现更好的丧亲调试。人口老龄化和癌症等慢性病高发使得世界各国对安宁疗护的需求日益增加。预计2020年后我国将进入重度老龄化加速发展时期，终末期患者在遭受病痛折磨的同时，还要经受心理上的煎熬以及较大的经济负担，从而使终末期患者生活质量严重降低。在这种背景下，发展安宁疗护具有十分重要的意义。

课程思政

生命价值

生命价值观是指人们对生命存在形式所持有的总的价值判断，是在一定的社会历史条件中个体的全部生命活动对生命自身和对其他生命存在意义的自觉认知。人的生命是唯一的，生命的进程不可逆。因此，对于任何人来讲，自己的生命价值都是无限的大。正是在这个意义上，个体的生命价值具有终极性。在生命价值之间没有可比性，不能以功利主义和契约主义等对待利益的方式来看待生命。

一、安宁疗护的概念、内涵与原则

（一）概念

2016年，WHO对安宁疗护的定义为：安宁疗护是通过早期识别、积极评估，治疗疼痛和其他不适症状，包括躯体、心理和精神方面的问题，来预防和缓解身心痛苦，从而提高患有不可治愈疾病的患者及家属生活质量的一种有效方式。

安宁疗护的目的是为患者及其家属提供专业团队服务，经由完整的身、心、灵之关怀与医疗，减轻终末期患者的身体疼痛、不适应症及心理压力，对患者及其家属提供心灵扶持，辅导其接受临终事实，陪伴患者安详走完人生最后一程，协助家属面对患者死亡，达到生死两相安的境界。

安宁疗护将治疗目标从“治愈”调整为“舒缓”，从而帮助医务人员和患者接受生命有限的预后和面对死亡。即使治愈不再可能，安宁疗护仍能帮助患者减轻躯体、情感和灵性痛苦，协助患者和家属明确他们自己的照护目标，如舒适安宁地离世、减轻家属痛苦、保持信仰和灵性平和等。

（二）内涵

安宁疗护秉承全人照护的理念，以患者和其家属作为一个照护单元，为终末期患者提供身、心、社、灵的全方位照护，并可在不同的健康照顾场所进行。日本安宁疗护之父——大阪大学柏木哲夫教授，用 HOSPICE 七个英文字母作字头，引申出七组字，很贴切地表现了安宁疗护的内涵。

（1）Hospitality（亲切）　以亲切的态度面对患者及其家属，乃至所有的工作人员。在安宁病房里特别强调要医护人员不慌不忙地坐在病床边，视线尽量与患者同高，亲切地交谈沟通。

（2）Organized care（团队照顾）　包括医生、护士、社工、宗教师、心理师、药师、营养师、行政人员、义工等。

（3）Symptom control（症状控制）　癌症末期患者最需要照顾的症状包括疼痛、恶心、呕吐、食欲不振、便秘、腹胀、肠闭塞、咳嗽、失眠、排尿障碍、焦虑、沮丧等，这些都需要工作人员全心对待，以减轻患者的痛苦为首要，而不是以治愈疾病延长生命为目标。

（4）Psychological Support（精神支持）　患者及其家属的沮丧、忧郁、失眠或愤恨、怨怒，都需要团队的协助和支持。而灵性的照顾，及宗教的熏陶，往往更能解决患者及其家属的问题，较易度过此困境。

（5）Individualized Care（个人化照顾）　以患者为中心的照顾，减轻患者的痛苦，并设法完成患者的心愿。

（6）Communication（沟通）　医疗人员、工作人员与患者及其家属，要经常沟通，交换意见。家属与患者更需要亲密的沟通，交代后事，乃至珍重道别。

（7）Education（教育）　不仅患者家属及社会人士，甚至医疗人员，都缺乏安宁疗护相关知识，让更多的人能够了解、认同与支持安宁疗护的工作。整个社会要能接受安宁疗护，且临终时不做无意义的人工复苏急救措施的理念。

（三）原则

安宁疗护遵守 4C 原则，即让患者舒适（comfort），关心患者/真心对待（competence - concern），倾听和沟通（communication），让患者尽量维持日常生活（continuity）。

二、安宁疗护的目标与内容

安宁疗护的目标是预防和减轻患者带来明显痛苦的症状，不管疾病所处的分期，以患者及家庭为中心给予支持，优化其生活质量。

（一）国外安宁疗护的服务内容

在美国和加拿大等国家，安宁疗护服务通常分为核心服务和非核心服务。

1. 核心服务

核心服务是每个安宁疗护机构必须提供给患者和家属的服务，通常包括 4 个方面的内容。

（1）医疗服务　安宁疗护医生（和患者的家庭医生）提供的疾病终末期症状缓和管理。

（2）护理服务　注册护士满足患者评估中所需的护理需求。

（3）医疗社会服务　由医生指导、社会工作者提供的基于患者的心理社会评估以及患者和其家属的需求支持。

（4）咨询服务　协助患者和其家属减轻终末期疾病和死亡引起的压力和痛苦，一般包括丧亲辅导、饮食咨询和灵性咨询。

2. 非核心服务

非核心服务是根据患者和其家属需求和可用资源决定的可选择性服务，并非所有安宁疗护机构都提供，一般包括物理疗法、职业疗法、语言和听力辅助、护工和志愿者服务等。

（二）国内安宁疗护的服务内容

2017 年，国家卫计委发布的《安宁疗护实践指南（试行）》明确列出了中国安宁疗护的核心服务，主要内容包括疼痛、呼吸困难和其他症状管理，病室环境管理和口腔护理等舒适照护，心理支持和人文关怀，以及哀伤辅导。其中，症状管理是安宁疗护的重要内容，具体包括评估、解释交流、个体化的治疗和护理以及再评估和监测。哀伤辅导一般持续到患者去世后至少一年，安宁居家疗护团队会针对过度悲伤的家属定期追踪，包括寄问候卡、电话访谈、家庭访视、小组支持等方式，直到家属恢复正常生活为止。

1. 常见症状管理

（1）疼痛。

①评估和观察：评估患者疼痛的部位、性质、程度、发生及持续的时间，疼痛的诱发因素、伴随症状，既往史及患者的心理反应；根据患者的认知能力和疼痛评估的目的，选择合适的疼痛评估工具，对患者进行动态的连续评估并记录疼痛控制情况。

②治疗原则：根据 WHO 提出的《癌痛三阶梯止痛治疗指南》，药物止痛治疗 5 项基本原则为口服给药、按阶梯用药、按时用药、个体化给药、注意具体细节。阿片类药物是急性重度癌痛及需要长期治疗的中、重度癌症疼痛治疗的首选药物。长期使用时，首选口服给药，有明确指征时可选用透皮吸收途径给药，也可临时皮下注射给药，必要时

患者自控镇痛泵给药。镇痛药物使用后，要注意预防药物的不良反应，及时调整药物剂量。结合病情给予必要的其他药物和(或)非药物治疗，确保临床安全及镇痛效果。同时要避免突然中断阿片类药物引发的戒断综合征。

③护理要点：根据疼痛的部位协助患者采取舒适的体位；给予患者安静、舒适环境；遵医嘱给予止痛药，缓解疼痛症状时应当注意观察药物疗效和不良反应；有针对性地开展多种形式的疼痛教育，鼓励患者主动讲述疼痛，教会患者疼痛自评方法，告知患者及其家属疼痛的原因或诱因，以及减轻和避免疼痛的其他方法，包括音乐疗法、注意力分散法、自我暗示法等。

④注意事项：止痛治疗是安宁疗护治疗的重要部分，患者应在医务人员指导下进行止痛治疗，规律用药，不宜自行调整药物剂量和给药方案。

(2)呼吸困难。

①评估和观察：评估患者病史、发生时间、起病缓急、诱因、伴随症状、活动情况、心理反应和用药情况等；患者神志、面容与表情、口唇、指(趾)端皮肤颜色，呼吸的频率、节律、深浅度，体位、外周血氧饱和度、血压、心率、心律等。

②治疗原则：寻找诱因的同时应努力控制症状，无明显低氧血症的终末期患者给予吸氧有助于减轻呼吸困难；呼吸困难最佳的治疗措施为治疗原发疾病，保持气道通畅，保证机体氧气供应；但在不可能做到的情况下，阿片类药物是使用最广泛的具有中枢活性的治疗此类呼吸困难的药物，应明确告知患者该药物呼吸抑制、镇静的作用机制。

③护理要点：提供安静、舒适、洁净、温度和湿度适宜的环境；每日摄入适度的热量，根据营养支持方式做好口腔和穿刺部位护理；保持呼吸道通畅，痰液不易咳出者采用辅助排痰法，协助患者有效排痰；根据病情取坐位或半卧位，改善通气，以患者自觉舒适为原则；根据病情的严重程度及患者实际情况选择合理的氧疗；指导患者进行正确、有效的呼吸肌功能训练；指导患者有计划地进行休息和活动。

④注意事项：呼吸困难通常会引发患者及照护者烦躁、焦虑、紧张的情绪，要注意安抚和鼓励；呼吸困难时，口服给药方式可能会加重患者的症状或呛咳，可考虑其他给药方式。

(3)咳嗽、咳痰。

①评估和观察：评估咳嗽的发生时间、诱因、性质、节律、与体位的关系、伴随症状、睡眠等；评估咳痰的难易程度，观察痰液的颜色、性质、量、气味和有无肉眼可见的异常物质等；必要时评估生命体征、意识状态、心理状态等，评估有无发绀。

②治疗原则：寻找咳嗽的病因并进行治疗，如激素及支气管扩张剂治疗哮喘，利尿剂治疗心力衰竭，抗生素治疗感染，质子泵抑制剂及促动剂治疗胃食管反流，抗胆碱药物治疗唾液过多误吸等；在原发病不能控制的情况下，阿片类药物治疗有效，需告知可能产生的呼吸抑制、恶心、呕吐、便秘等不良反应；对于局部刺激或肿瘤所致咳嗽患者，可予以雾化麻醉剂治疗；给予高热量、高蛋白营养支持方式，嘱患者多次少量饮水。

③护理要点：提供整洁、舒适、温度和湿度适宜的环境，减少不良刺激；保持舒适体位，避免诱因，注意保暖；对于慢性咳嗽者，给予高蛋白、高维生素、足够热量的饮食，多次少量饮水；促进有效排痰，包括深呼吸和有效咳嗽、湿化和雾化疗法，如无禁忌，可

予以胸部叩击与胸壁震荡、体位引流及机械吸痰等；记录痰液的颜色、性质、量，正确留取痰标本并送检；指导患者掌握正确的咳嗽方法，正确配合雾化吸入。

④注意事项：根据具体情况决定祛痰还是适度镇咳为主，避免因为剧咳引起体力过度消耗影响休息、气胸、咯血等并发症；教育患者及照护者呼吸运动训练、拍背及深咳。咯血、气胸、心脏病风险较高的患者应谨慎拍背、吸痰。

(4)咯血。

①评估和观察：评估患者咯血的颜色、性状及量，伴随症状，治疗情况，心理反应，既往史及个人史；评估患者生命体征、意识状态、面容与表情等；了解血常规、出血和凝血时间等检查结果。

②治疗原则：积极控制少量咯血，预防再次咯血；尽力缓解大咯血引发的呼吸困难和窒息症状，避免刻意延长生命的抢救措施，如输血、气管插管，介入、手术等。

③护理要点：大咯血患者绝对卧床，取患侧卧位，出血部位不明患者取平卧位，头偏向一侧；及时清理患者口鼻腔血液，安慰患者；吸氧；观察、记录咯血量和性状；床旁备好吸引器等；保持排便通畅，避免用力。

④注意事项：避免用力拍背、频繁吸痰，注意言语及动作安抚，必要时使用镇静类药物；对有咯血风险的患者应加强预防性宣教及沟通，使其有一定的思想准备；咯血期间避免口服药物，可予以其他用药方式。

2. 哀伤辅导

(1)评估和观察　①观察家属的悲伤情绪反应及表现；②评估患者家属心理状态及意识情况、理解能力和表达能力和支持系统。

(2)操作要点　①提供安静、隐私的环境；②在尸体处理过程中，尊重逝者和家属的习俗，允许家属参与，满足家属的需求；③陪伴、倾听，鼓励家属充分表达悲伤情绪；④采用适合的悼念仪式让家属接受现实，与逝者真正告别；⑤鼓励家属参与社会活动，顺利度过悲伤期，开始新的生活；⑥采用电话、信件、网络等形式提供居丧期随访支持，表达对居丧者的慰问和关怀；⑦充分发挥志愿者或社会支持系统在居丧期随访和支持中的作用。

(3)注意事项　①悲伤具有个体化的特征，其表现因人而异，医护人员应能够识别正常的悲伤反应；②重视对特殊人群，如丧亲父母和儿童居丧者的支持。

二、安宁疗护的现状与发展

(一)国外安宁疗护的现状与发展

自1967年英国学者Dame Cicely Saunders提出安宁疗护理念以来，安宁疗护已在世界多个国家发展成熟。英国的安宁疗护事业一直处于领先地位，英国的安宁疗护教育培训开展得很早并设有“死亡课”，国民的认知度及参与度均较高，制度建设完善，截至2016年底英国临终关怀医院约有220所，并实行全民公费医疗。经济学人智库(Economist Intelligence Unit，EIU)在2010年40个国家和2015年8个国家发布的死亡质量指数报告中，英国死亡质量指数均排名第一。

美国、澳大利亚、日本等60多个国家和地区相继开展了临终关怀服务。美国于1971年在圣克里斯托弗临终关怀院的大力帮助下，借鉴英国模式建立了得到美国官方认可的临终关怀院——康奈狄哥临终关怀院。1980年，美国将安宁疗护纳入国家医疗保险法案。1996年美国因癌症死亡的患者中，43.4%的患者接受了临终关怀服务。1999年，50个州中共有43个州以及哥伦比亚地区将临终关怀纳入了医疗援助计划。目前美国临终关怀机构有近3650家，且从业人员素质较高，具备专业化服务水平。美国国家临终关怀和姑息护理认证委员会(the National Board for Certification of Hospice and Palliative Care Nurses，NBCHPN)对从事安宁疗护的护理人员进行资格认证。死亡教育课程也已成为美国社会性的教育体系。

在亚洲，日本是开展安宁疗护服务最早的国家之一。1981年日本最早的安宁疗护医院圣立三方医院成立，规范化指导临终关怀实践。生命末期患者接受临终关怀服务可达99%以上，日本国民对临终放弃抢救已达成共识。目前日本的安宁疗护形式包括独立型、病院型、指导型和家庭型4种，主要着眼于家庭型居家照护。

截至2015年，全球136个国家或地区建立了安宁疗护机构，20个国家或地区把安宁疗护纳入了国民医保体系。

(二)国内安宁疗护的现状与发展

中国台湾地区和香港较早开展安宁疗护工作。1981年，安宁疗护在中国台湾地区开始发展，至今取得了巨大成就。中国台湾地区于1990年成立了第一所安宁疗护住院机构；2000年5月中国台湾地区通过《安宁缓和医疗条例》地方立法，并分别于2002年、2011年、2013年修法，从此中国台湾地区临终关怀服务中不做心肺复苏术(do not resuscitate，DNR)正式合法。2015年12月《病人自主权利法》通过，这是亚洲第一部患者自主权利法案。2015年英国EIU发布的死亡质量指数报告中，中国台湾地区死亡质量指数排名亚洲第一，世界第六。香港九龙圣母医院于1982年成立关怀小组提供善终服务。1986年香港成立善宁会，为丧亲者提供哀伤辅导；1992年成立第一个安宁疗护机构，开展了居家临终关怀服务。香港目前许多高等院校都已将与死亡有关的课程纳入教育体系。

目前中国内地的安宁疗护事业不断发展，取得了一定成果。1988年7月，天津医学院(现天津医科大学)临终关怀研究中心的成立，这是中国内地第一家安宁疗护专门研究机构，并且该中心还建立了中国内地第一家临终关怀病房，成为中国安宁疗护发展史上重要的里程碑。1988年10月，上海市南汇老年护理医院建立，开展了临终关怀服务。自1988年起，在李嘉诚基金会的资助下全国创立了首家宁养院，至今基金会资助了30多所医院成立宁养院，现分布于全国27个省(自治区、直辖市)。1992年5月，首届东方临终关怀国际研讨会在天津举办。2015年，中华护理学会在国内最早成立了安宁疗护学组；2016年，李秀华理事长在全国政协双周座谈会上做了“护士是推进安宁疗护工作的重要力量”的主题发言，对安宁疗护工作的发展起到了积极的作用。

国家卫计委于2017年2月9日发布了《安宁疗护中心基本标准和管理规范(试行)》《安宁疗护实践指南(试行)》，以指导各地加强安宁疗护中心的建设和管理，规范安宁疗护服务行为。2017年5月，安宁疗护试点工作研讨会在北京召开，由国家卫健委家庭发展司主持。2017年9月，安宁疗护试点工作启动会在上海市召开，在全国选定北京市海淀区、上海市普陀区、吉林省长春市、河南省洛阳市、四川省德阳市作为全国首批安宁疗护工作试点。2017年12月，全国安宁疗护试点工作人才队伍能力建设培训班在北京举办，旨在提升安宁疗护试点机构从业人员的业务水平及人文素养。一系列政策的相继出台，标志着中国安宁疗护事业已经进入了发展阶段。

截至2017年，中国设有临终关怀科的医疗机构约2342家，经过二十多年的发展，安宁疗护事业取得了长足的进步，但是传统思想文化的制约、经济水平的限制、安宁疗护从业人员水平不高及宣传力度缺乏等因素导致了社会公众目前对安宁疗护认知度依然不高，相对于安宁疗护体系比较完善的发达国家来说，中国安宁疗护有待进一步发展。

安宁疗护实践指南（试行）

本章小结

慢性非传染性疾病是一系列病程长、难治愈、致残率和致死率高、医疗费用高的疾病总称，主要由环境因素与个人不良生活方式造成，在对人类健康造成威胁的同时，还造成了社会经济的极大损失，是世界各国共同面临的公共卫生难题。我国的国情和公正取向决定了社区在健康管理中的主体地位。

慢性病自我管理是一种关于认知、行为医学的策略和方法，其主旨是自我控制，使患者通过医护人员的帮助和支持获得自我管理所需要的知识、技能、信心及和医生交流的技巧，并主要依靠自己解决慢性病给日常生活带来的各种躯体、情绪及社会方面的问题。

安宁疗护是通过早期识别、积极评估、治疗疼痛和其他不适症状，包括躯体、心理和精神方面的问题，来预防和缓解身心痛苦，从而提高患有不可治愈疾病的患者及其家属生活质量的一种有效方式。安宁疗护实践以临终患者和其家属为中心，以多学科协作模式进行，主要内容包括疼痛及其他症状控制，舒适照护，心理、精神及社会支持、哀伤辅导等。

客观题测验

主观题测验

第十章

社区康复护理与管理

PPT：社区康复护理与管理

学习目标

1. 识记：社区康复护理的基本概念、残疾的分类。

2. 理解：社区康复护理程序、服务对象；残疾的三级预防；社区康复护理目标与内容。

3. 运用：社区康复护理的技术；社区精神障碍患者以及常见疾病的康复护理措施。

社区康复护理（rehabilitative nursing in the community）指在社区康复过程中，根据总的康复医疗计划，围绕全面康复目标，针对病、伤、残者的整体情况进行生理、心理、社会诸方面的康复指导，使他们自觉地坚持康复锻炼，减少疾病的影响，预防继发性残疾，以达到最大限度的康复。其意义在于方便散居在城乡基层的病、伤、残者就地得到康复训练，有利于把医学康复、教育康复、职业康复、心理康复和社会康复结合起来，使患者获得综合康复效果；同时，便于出院患者在社区巩固康复治疗，加强患者与周围人群的接触，建立良好的人际关系，以达到最终回归社会的目的。

第一节　概述

预习案例

患者，男，72岁，高血压病史十余年，1个月前出现神志不清，伴左侧上、下肢体偏瘫，现神志转清，肌力低下，肌张力增高，左下肢伸展，足略内翻，大小便能控制。患者在家里卧病在床，妻子已退休，身体健康，可以在家里照顾他。

思考

1. 作为社区康复护士，如何指导和帮助患者在家中康复？
2. 社区护士应帮助患者完成哪些日常活动训练？

社区康复护理服务主要以残疾者、慢性病患者、老年人和疾病恢复期患者、亚健康人群为对象。这些患者存在不同程度的病、伤、残以及由此造成的功能障碍，这将不同程度地影响着他们的生活、工作和社会活动。

一、残疾的概念及分类

微课：社区康复护理的概述

（一）残疾的概念

1. 残疾（disability）

残疾指因外伤、疾病发育缺陷或精神因素造成的明显、持续、长期或永久性的身心功能障碍，以致不同程度地丧失生活、工作和学习能力的一种状态。

2. 残疾人（the disabled）

残疾人指由于心理、生理或人体结构、某种组织不正常或功能丧失，使得部分或全部失去以正常方式从事个人和社会生活能力的人。包括听力残疾、视力残疾、肢体残疾、言语残疾、精神残疾、多重残疾和其他残疾的人。

（二）残疾发生的原因

1. 先天性因素

如遗传、妊娠等因素所致新生儿畸形、精神发育迟滞等。

2. 后天性因素

（1）意外事故　如交通事故、工伤事故、自然界的突发事件（地震、泥石流等）可导致骨折、脊髓损伤、颅脑损伤、周围神经损伤等。

（2）物理、化学因素　烫伤、烧伤、药物性耳聋、中毒性脑病等。

（3）个体营养状况　严重缺乏维生素引起的骨骼畸形、视力障碍等，机体碳水化合物、蛋白质、脂类代谢障碍引起的肌无力等。

(4)社会心理因素　如精神抑郁、躁狂、人格分裂等。

(5)慢性病及老年病　如心脑血管病、肿瘤、慢性阻塞性肺疾病以及帕金森病等。

(三)残疾的分类

1. 按国际分类

根据1980年WHO颁布的《国际残疾分类》将残疾分别从患者的身体功能和结构、整体活动能力、社会参与这3个角度分为残损、残疾、残障。

(1)残损　指由于各种原因造成心理、生理、人体解剖结构或功能上的丧失或异常，如截肢造成的解剖结构的缺损、偏瘫造成的肢体功能障碍等，是器官水平上的残疾。

(2)残疾　指由于病损或某些疾病所造成的机体功能的降低或丧失，以致无法以正常的方式从事的个人日常生活活动。如生活不能自理、交流障碍、运动障碍等，是个体水平上的残疾。

(3)残障　指由于病损或失能而导致个体参与正常社会生活的障碍，影响其社会功能的发挥，如严重伤病造成的失业、失学等，是社会水平上的残疾。

2. 按我国分类

根据1995年中国残疾人联合会制定并下发的《中国残疾人实用评定标准(试用)》的规定，将我国残疾分为6类：视力残疾、听力残疾、言语残疾、智力残疾、肢体残疾、精神残疾。

(1)视力残疾　指由于各种原因导致双眼视力下降或视野缩小并通过药物或手术及其他疗法不能恢复功能者，以致影响其日常生活和社会参与，包括盲和低视力。

(2)听力残疾　指由于各种原因导致双耳不同程度听力的丧失，听不到或听不清周围环境声音，包括听力完全丧失、有残留听力但辨音不清或不能进行听说交流两类。

(3)言语残疾　指各种原因导致的不同程度的言语障碍，经治疗一年以上仍不能进行正常的言语交流活动，包括言语能力部分或完全丧失者、不能进行正常交流者两类。

(4)智力障碍　指智力显著低于一般人水平，并有适应行为障碍。包括两种情况，其一是在智力发育期间，各种有害因素导致的智力发育不全或停滞；其二是在智力发育成熟以后，各种原因导致的智力损害或明显衰退。

(5)肢体障碍　指由人体结构或功能的损害造成的肢体残缺、畸形、四肢或躯干麻痹所致人体运动功能受限或不同程度的丧失。包括脑瘫，偏瘫，四肢瘫，小儿麻痹后遗症，驼背，严重骨、关节损伤等。

(6)精神障碍　指精神障碍病情持续一年以上未痊愈，由于认知、情感和行为障碍，对其家庭、日常生活、社会参与产生不同程度的影响。精神障碍可由以下精神疾病引起：精神分裂症；情感性、反应性精神障碍；脑器质性病变与躯体疾病所致的精神障碍；精神活性物质所致的精神障碍；儿童、少年期精神障碍；其他精神障碍。

(四)残疾的预防

康复医学的三级预防与临床医学的三级预防是一致的，它包括以下内容。

1. 一级预防

采取各种措施预防疾病和残损的发生，这是最有效的方法，可将残疾发生率降低至75%。主要措施包括健康教育、预防接种、良好的生活习惯、优生优育、避免引发意外伤害的危险因素、注意精神卫生、控制引发疾病的危险因素、避免心理及行为过激反应、安全防护照顾等。

2. 二级预防

二级预防是指在疾病或残损发生以后，采取有效的临床治疗或康复治疗，预防病、伤、残进一步发展成残疾。主要措施包括早期发现疾病、早期医疗干预、早期康复治疗。

3. 三级预防

三级预防是指在残疾发生以后，预防残疾转化为残障的过程，最大限度地提高患者的生活能力和生存质量。主要措施包括康复功能训练、代偿或替代、康复咨询等。

二、社区残疾人的康复护理程序

为了更好地贯彻和开展康复护理，确保康复护理工作的每个环节有序开展，康复护理工作流程的制定与应用起关键的作用。社区康复护理工作流程与护理程序一致，从康复护理评估—提出康复护理问题—制订康复护理计划—实施康复护理计划—进行康复护理评价这5个程序进行。

（一）康护护理评估

收集资料，如患者性别、年龄、病史、用药情况、职业、兴趣爱好、受教育程度、生活环境、家庭及社会背景、精神和情感状况、感知状况、运动及神经状况、营养状况、排泄状况等。

在整个康复护理流程中，康复护理评估是核心环节，循环贯穿于康复护理的始终。每次评估应同康复医生、物理治疗师、作业治疗师、言语治疗师、心理治疗师、社会工作者等专业人员交换情况和资料，并认真记录，包括记录其他专业的意见和措施，以便全面掌握患者的康复情况，及时修订康复护理计划。

（二）提出康复护理问题

康复护理人员需要在制订计划之前，发现患者存在的康复护理问题，从而提出疑问，根据所提问题为患者制订合理的计划，因此提出康复护理问题是康复护理人员在整个评估过程中的必要环节，以利于护理人员通过护理手段来减轻患者的痛苦并促进患者康复。

（三）制订康复护理计划

康复护理人员首先需认真了解患者损伤发病情况、以往治疗经过、目前身体状况、日常生活能力的改变、心理状态等，才有利于制订可行的计划。其次康复护理人员需与康复团队其他成员共同协商和制订计划，以利于计划的全面性和整体性。

（四）实施康护护理计划

1. 环境的选择与准备

选择与患者功能障碍相适应的环境，如为行走不便的患者提供轮椅及无障碍设施。室内用物的放置应便于乘坐轮椅患者的使用和取放。视觉障碍患者的室内应避免在地面放置障碍物，室内物品的摆放要固定、整齐。

2. 康复护理技术的应用

康复治疗过程中，康复治疗师针对患者功能障碍问题进行康复治疗。但这些治疗的时间是有限的。患者接受康复治疗后回到社区继续练习或练习中遇到困难时，需由康复护理人员来协助。社区康复护理训练的目的主要是继续加强患者的功能训练，预防二次损伤，如指导患者进行穿衣训练、进食训练、体位转移、膀胱训练等。

3. 并发症的预防

任何并发症的发生都会影响康复效果，延缓康复进程，甚至危及患者生命。因此，在康复护理工作中还需特别注意预防各种并发症的发生，如压疮、泌尿系统感染、肺部感染、直立性低血压等。

4. 心理护理

在康复护理工作中应注意观察患者的心理变化，做好安慰、劝解和心理疏导，全面系统地对患者及其家属进行心理护理。

5. 健康教育

由于部分患者将带着残疾回归家庭和社会，他们面临巨大的生活挑战，认真做好患者及其家庭成员的健康教育，可以帮助他们树立信心，让患者更好地学会带着残疾适应生活。康复健康教育的方法可由康复护理人员灵活掌握，定期组织患者集体听课、观看录像、个案咨询、以家庭为单位的小讲课及示范作业活动等都是行之有效的方法。

（五）康复护理评价

社区康复护理人员应根据患者康复效果对其治疗期间康复护理目标、护理措施进行评价，不断提高康复护理工作的质量。

课程思政

康复护士人文精神要求

康复专业面对的患者大多是老年患者、残疾和慢性病患者，与护理普通患者相比，康复护理工作需要更多的同理心、责任心、耐心和爱心。

同理心：理解并对患者的情绪和情感认知进行共感与共情，主要包括情绪控制、换位思考、耐心倾听和表达尊重。

责任心：对自己和他人、集体、社会和国家所需要担负的认知、情感和信念，以及对遵守行为规范、承担相应的责任和履行相应的义务的自觉态度，是康复护士应具备的基本素养。

耐心：不急躁，不厌烦。例如，进行步态矫正训练时，面对哭闹的儿童，要进行一遍或两遍，甚至一两个月单调枯燥的康复训练。

爱心：是一种无私奉献的精神，更是对患者的悉心关怀和呵护。如果没有爱心的参与，没有对生命认同和保护的价值观，我们很难理解患者的偏执和敏感，从而影响康复效果，甚至使得他们难以融入社会。

第二节　社区康复护理的内容与技术

社区康复护理技术包括社区康复护理环境、基础护理技术和专科护理技术。

一、社区康复护理环境

医院康复护理环境

社区康复护理环境主要包括家居环境和社区公共环境，其具体要求如下。

1. 进出口

在开门时，打开的门与相对的门框边或其他的一扇门之间的净宽度须大于0.8 m；门把手距地面高度为0.85～0.9 m；门内外应紧临1.5 m×1.5 m的平台部分；然后接斜坡，斜坡倾斜的角度为5°左右、宽度应为1～1.4 m，斜坡两侧要有5 cm高突起围栏以防轮子滑出。斜坡表面要用防滑材料，以方面使用轮椅的患者进出。

2. 地面及走廊

走廊需照明良好，两边设置扶手，单个轮椅通过的走廊宽度设置在1.2 m以上，轮椅及行人双向通过时走廊至少宽1.4 m，两个轮椅双向通过的走廊宽度至少为1.8 m。地面需设防滑地板，地面高度有改变的地方或是连接楼梯的出口处设置坡道，以防老年人、脑部损伤患者或其他残疾人独立通行时发生危险。

3. 室内

(1)基本要求　室内尽量做到地板不打蜡，不铺地毯。室内外的照明要好，除可视度清晰外还要能给患者带来安全感。室内温度和湿度适宜，可调节，环境舒适，空气新鲜，无噪音。室内不放置过多的物品，空间足够，方便患者轮椅活动。

(2)洗手间及浴室　洗手盆底距地面的高度应大于69 cm，台面高度不应高于地面78 cm，以便乘轮椅的患者腿部能进入盆底，同时能接近盆洗手、洗脸；如果有条件可设置能升降的洗手盆，这样方便残疾人和不同年龄阶段的人群都能使用；盆深度不应大于16 cm，排水口应位于患者够得着之处；水龙头可采用长柄式或感应式，以便开关。浴盆的盆沿离地面的高度应与轮椅高度相近，盆周与盆沿同高处应有平台部分，以便患者转移或摆放一些沐浴用品；淋浴时手持淋浴喷头，喷头最高处应位于坐在淋浴专用轮椅上的患者够得着的地方；具备盆浴和淋浴的浴室面积在2 m×2 m左右。

(3)厨房　随时保持清洁干燥，地板要使用摩擦系数大、不容易滑倒的材料，不可有油、水。患者日常使用的餐具、锅碗瓢盆应放置在易取处。汤锅、水壶最好是汽笛式，当水沸腾时，可以发出汽笛声，以免患者因健忘而发生危险。

二、日常生活能力训练技术

日常生活能力(activities of daily living，ADL)是人们在每天的日常生活中，为了照料自己的衣、食、住、行，保持个人卫生整洁和进行独立的社区活动所必需的一系列的基本活动。根据患者的具体情况，针对性地选择日常所必需的自我照顾的作业活动进行训练，提升患者ADL能力；通过代偿手段维持和改善患者的ADL能力，最终发挥患者进行ADL各项活动的最大潜能，提高患者生活质量。

1. 饮食训练

饮食是人体摄取营养的必要途径，合理的饮食和丰富的营养可以保证机体的正常生长发育，是保证人体健康的重要条件。

(1)患者取半坐位或半卧位，身体靠近餐桌，护理人员帮助患者用健手将食物放在患手中，再由患手将食物放入口中，以训练健手、患手功能和转换功能。

(2)患者单手用勺进食时，可将餐具手柄加粗或使用辅助用具，以便患者单手抓握进餐用具。同时可在碗或盘子下面垫一块橡胶垫或一条湿毛巾，防止吃饭时餐具在桌面上滑动。

(3)有吞咽功能障碍者，必须先做吞咽功能训练后再进行进食训练，先选用流质或者半流质饮食，每次进食不宜过多，并放在舌后部。饮水时用吸管，防止呛咳。

(4)有视觉障碍者，可将食物按顺时针方向摆放，并告知患者食物的种类和味道。

2. 排泄训练

排泄包括排尿和排便。排尿的护理是对神经性原因所致的膀胱尿道功能失调而实施的特殊护理，其主要目的是预防泌尿系统并发症，保护肾脏和膀胱功能。排便的训练主要是帮助患者建立规律的排便方式，可预防便秘、腹泻及大便失禁等并发症，从而提高患者生活质量。

(1)尿潴留　首先协助患者采取合适的体位和姿势，能坐者可扶助坐姿，卧位者可抬起床头或帮助患者略抬高上身。进行排尿训练，可在患者餐前30 min、晨起或睡前，鼓励患者排尿，白天每3 h排尿1次，夜间排尿2次，具体情况可结合患者自身进行调整，帮助患者建立良好的排尿习惯。对于经过排尿功能训练后仍无法解决尿潴留或无法接受间歇性导尿的患者可采取留置导尿。留置导尿须严格遵循无菌原则，保持导尿管的通畅，及时清除集尿袋，注意观察尿量的颜色和性状，尿道口每日清洁消毒 2 次，尿管每周更换 1 次，集尿袋每日更换 1 次。

（2）尿失禁　首先训练患者的排尿习惯，同尿潴留患者一样设置排尿时间，可结合患者自身情况进行调整。进行盆底肌肉放松训练，指导患者主动收缩耻骨、尾骨周围的肌肉，但不要收缩下肢、腹部及臀部肌肉。每次持续 10 s，连续重复 10 次，计为 1 个训练，每天进行 5 ~ 10 个训练，以减少尿漏的发生。对于尿失禁的患者也可采取留置尿管定时导尿或持续导尿，一般 3 ~ 4 h 排尿 1 次。做好皮肤护理，保持皮肤的清洁干燥，避免尿液刺激皮肤，防治感染和压疮的发生。

（3）便秘　指导患者多食蔬菜、水果、粗粮等膳食纤维多的食物，多饮水，每日饮水量 2000 mL 左右。养成定时排便习惯，通常在早餐后最适宜。教会患者学会腹部按摩手法，患者取屈膝仰卧位，自右下腹→右上腹→左上腹→左下腹做环行按摩，早晚各 1 次，每次约 10 min。对于便秘严重者可采取药物软化粪便或灌肠法，如番泻叶泡水饮，每次 3 g，每日 1 次；也可使用肛门栓剂，如开塞露、甘油栓等，于排便前将药物放入直肠内。

（4）大便失禁　指导患者少食粗纤维食物。对肛门括约肌松弛的患者，可用特殊电极对肛门括约肌进行低频脉冲电刺激，以增加肛门括约肌的紧张度；也可用手指按压弹拨刺激肛门括约肌收缩，或指导患者做抬臀、缩肛、提肛练习等。注意保持患者肛周皮肤的清洁和干燥，防治感染。

3. 穿/脱衣物的训练（以偏瘫患者为例）

（1）上衣穿/脱训练　对于开襟上衣，穿衣时，原则上先穿患侧，再穿健侧。先用健手找到衣领，将衣领朝前平铺在双膝上，患侧袖子垂于双腿之间，健手将患手插入衣袖内，将衣领拉至肩上，健手由颈后抓住衣领并向健侧肩拉，再将健手插入衣袖内，最后系好扣子；脱衣时，先脱健侧，后脱患侧。对于套头上衣，穿衣时，健手协助将患手串号袖子并拉至肘部以上，再将健手穿入袖内，健手上举，最后套头；脱衣时，先将衣身脱至胸部以上，再用健手将衣服拉住，在背部从头脱出，然后脱出健手，最后脱患手。

（2）穿/脱裤、袜、鞋训练　穿裤时，取坐位，先将患腿插入裤腿中，再穿健腿并将裤子拉至膝盖以上，最后站起来把裤子提至腰部；脱裤与穿裤相反。穿袜子或鞋时，患者取坐位，双手交叉将患侧腿抬置于健侧腿上，用健手为患足穿袜子或鞋，再将患足放回原地，重心转移至患侧，再将健侧腿放在患侧腿上方，穿好健侧的袜子或鞋；脱袜子和鞋的顺序相反。

4. 个人卫生训练

（1）刷牙、洗脸训练　患者坐在洗脸池中间，用健手洗脸、洗手。拧干毛巾时，将毛巾绕在水龙头或者患侧前臂上，用健手拧干。洗健手时，将患手贴在脸盆边放置，固定住脸盆，擦过香皂后，健手及前臂放在患手或毛巾上擦洗即可。刷牙拧开牙膏盖时，可借助身体将物体固定（如用两膝夹住），然后用健手拧开。修剪指甲时，可将指甲刀改造并固定于木板上，利用患手的粗大动作，即用手掌或肘按压指甲刀为健侧修建指甲。

（2）洗澡训练　盆浴时，患者坐在浴盆外椅子上（最好是木制椅子，高度与浴盆边缘相等)，先用健手把患腿置于盆内，再用健手握住盆沿，健腿撑起身体前倾，患者移至盆内椅子上，再把健腿放在盆内。另一种方法是患者将臀部移向浴盆内横板上，将盆外两腿中的健腿放入盆内，然后帮助患腿进入盆内。淋浴时，患者可坐在椅子或轮椅上，先调节好水温，洗澡时先用健手持毛巾或带长柄的海绵刷擦洗后背，毛巾拧干时将其放在两腿中间或腋下，用健手拧干。

三、体位的摆放和转移(以偏瘫患者为例)

偏瘫患者正确体位摆放

体位是指人的身体位置，即临床上根据治疗和护理需要而采取的维持身体姿势的位置。对于偏瘫的患者早期采取正确的体位摆放，对抑制痉挛、预防肩关节半脱位、早期诱发分离运动等均能起到良好的作用。常见的体位有健侧卧位、患者卧位、仰卧位。为患者实施正确的体位摆放，同时配合翻身，不仅能预防压疮和肺部感染，还能促进患者早期康复。

1. 体位摆放

(1)健侧卧位　患者头部垫枕，不宜过高，后背部可放置一枕头。患侧肩关节、肘关节向前伸展置枕上，前臂旋前，手腕、指关节自然伸展。患侧整个下肢呈半屈曲位放置在另一枕头上(枕头足够长，避免下肢悬空)，足与小腿保持垂直位置。健侧上肢、下肢无特殊要求，舒适、自然即可。

(2)患侧卧位　该体位有利于伸展患侧躯体，减少痉挛，同时使患侧关节韧带受到压迫，促进本体感觉输入，利于功能恢复。患者头部置枕上，患侧上肢前伸，肩部向前，确保肩胛骨的内缘平靠于胸腔。肘关节伸直，前臂旋后，手指关节自然张开，掌心向上。髋关节伸展，膝关节略弯曲，踝中立位。健侧上肢自然摆放于躯干上或放于背部枕头上，下肢放于另一枕头上，保持舒适、自然的状态。

(3)仰卧位　患者头部、患侧肩下部分别垫小枕，患侧肩关节稍外展，将伸展的上肢置于枕上，手腕关节保持背伸、手指关节伸展。患侧从臀部至大腿外侧下方置一长枕头，髋关节外旋，膝关节下垫枕，保持膝关节微屈。足底垫枕，防止足下垂和足内翻。健侧上下肢无特殊要求，舒适、自然即可。

2. 体位转移

根据患者在体位转移过程中主动用力程度，可将其分为3种方式：主动体位转移、助动体位转移、被动体位转移。

主动体位转移指患者不需要借助任何外力帮助，能按自己的意志和生活活动需要，或者根据治疗、护理及康复的要求，自己主动地转移并保持身体一定的姿势和位置。助动体位转移指患者在外力的协助下，同时通过患者主动努力而完成体位转换的动作，并保持身体的姿势和位置。被动体位转移指患者完全依赖外力变化体位，并利用支撑物保持身体的姿势和位置。

(1)翻身法。

主动翻身：仰卧→健侧，患者仰卧位，患足置于健足上，双手十字交叉握手肩上举约90°后向左右两侧摆动，借助摆动惯性，将躯干与双上肢向健侧翻身。仰卧→患侧，患

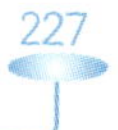

者仰卧位，双侧髋关节、膝关节屈曲，双手十字交叉握手伸肘，肩上举约90°，健侧上肢带动患侧上肢先摆向健侧再反方向摆向患侧，借助摆动的惯性向患侧翻身。

被动翻身：仰卧→健侧，患者仰卧位，护理人员站在病床一侧，先将患者双下肢移向近侧床沿，再移患者肩部，然后一手扶住肩部，一手扶住髋部，轻推患者向健侧呈侧卧位，使患者背向操作者。仰卧→患侧，患者仰卧位，护理人员先将患者患侧上肢放置于外展90°的位置，再让患者自行将身体转向患侧。

(2)从仰卧位到坐位。

患者仰卧，双臂肘关节屈曲支撑于床面上，护理人员站于患者侧前方，双手托住患者双肩并向上牵拉，指导患者利用双肘的支撑抬起上部躯干后，逐渐改用双手掌撑住床面，支撑身体而坐起。

(3)从坐位到站立位。

患者坐在椅子上，身体向前倾，双脚着地，力量较强的脚稍靠后，护理人员面向患者站立，双下肢分开位于患者双腿之间，用双膝夹住患者双膝外侧以固定，双手拖住患者臀部，患者双臂抱住护理人员颈部或肩胛部，双方同时用力一起将患者向前向上拉起，直至患者站立，保持平衡。

四、康复器材的使用与护理

(一)矫形器

矫形器是指在人体生物力学的基础上，作用于躯干、四肢、踝足等部位的体外附加装置。由于需要矫形器的部位和作用差别很大，矫形器制作的针对性很强，需要根据患者的实际情况制定处方。

1. 基本功能

(1)稳定和支持　通过限制关节的异常活动来稳定关节、减轻疼痛和恢复承重功能。

(2)固定和保持　通过对病变肢体或关节的固定和保护，促进身体痊愈。

(3)预防和矫正畸形　多用于儿童的骨、关节畸形，使其本身的生物塑性得到一定的矫正。

(4)减轻轴向承重　指改变承重部位，改变病变肢体的承重负荷。

(5)改善生活独立功能　可改进站立、步行、饮食与穿衣等各种日常生活和工作能力。

2. 矫形器的使用

(1)矫形器的康复处方　处方内容主要包括患者的基本信息、矫形器使用的目的、功能要求、品种、材料、尺寸、固定范围、体位、作用力的分布及使用时间等。

(2)矫形器佩戴前后的功能训练　佩戴前以增强肌力、改善关节活动范围和协调功能、消除水肿为训练目标。在正式使用前，要进行试穿并调整对位对线、动力装置等结构，教会患者如何穿/脱矫形器，重复练习，熟练掌握，并在穿上矫形器后进行一系列的功能活动和日常活动训练。对长期使用矫形器的患者，应每3个月或半年随访一次，了解矫形器的使用情况、动力装置及病情变化，根据功能要求及时修改和调整矫形器。

（二）假肢

假肢是为截肢者恢复原有肢体的形态或功能，弥补肢体缺损，代偿已失去肢体的部分功能而装配的人工肢体。

穿戴假肢时先在残肢上涂上滑石粉，然后套上肢袜，注意不要有皱褶，如有衬套的假肢应先穿上内衬套，再将残肢穿进假肢接受腔内。骨骼式假肢或吸着式假肢在穿戴时，先用布带或丝带绕在残肢上，一端伸出阀门口外，边拉残肢套，边将残肢伸入接受腔，然后压上通气阀门。如果用悬吊和固定装置的大腿假肢，先束紧腰带，然后将吊带的松紧调整到适当拉紧的位置，走几步，逐步调整吊带至合适位置。

（三）轮椅

轮椅的使用者通常是因存在功能障碍而无法走路、行动不便，或遵医嘱暂时不能走路的患者。

（1）定期察看长期坐轮椅患者受压迫部位的皮肤状况，防止压疮，特别注意身体承受体重压迫的主要部位，如肩背（近肩胛骨处）、臀部两侧（股骨粗隆处）、臀部下方（坐骨结节处）、膝部后方。

（2）自行推动轮椅的患者，如要在社区附近通行，除了要熟练掌握在平地上自行推动轮椅的方法外，还要学会后轮平衡术，以方便上人行道。方法如下：①头微后仰，上身挺起、靠后，手肘屈曲，手指紧握后轮轮环，拇指按在轮胎上，然后轻轻向后拉接着急猛地向前推，小轮便会离地；②轮椅前倾时，后仰上身，推动前轮环；轮椅后仰时，前倾上身，拉后轮环，保持平衡。

第三节　社区精神障碍患者的康复护理

精神卫生问题是影响社会经济发展的重大公共卫生问题和社会问题。当前，我国严重精神障碍患者人数众多，患病率居高不下，且因病致残、致贫现象突出。社区康复服务是精神障碍患者恢复生活自理能力和社会适应能力，最终摆脱疾病、回归社会的重要途径，是多学科、多专业融合发展的社会服务。

一、精神障碍的基本概念

精神障碍（mental disorders）是由美国精神病学会（American Psychiatric Association，APA）制定的《美国精神障碍诊断与统计手册（第四版）》提出，指个体发生的具有诊断意义的行为或心理症状群或症状类型，伴有当前的痛苦烦恼（distress）（如令人痛苦的症状）或功能不良（disability）（在至少一个重要方面的功能缺损），或较多伴有明显地发生死亡、痛苦、功能不良或丧失自由的风险。

二、精神障碍的特点及康复意义

（一）精神障碍的特点

精神障碍可大致分为发作性和非发作性两种。其中发作性精神障碍特点是一组反复脑电异常放电所致的精神障碍，可表现为一定时间内的感觉、知觉、记忆、思维和精神运动性发作，情绪恶劣及短暂精神分裂症样发作；非发作性精神障碍特点则表现为慢性精神分裂症样精神病、神经症、人格改变及智能障碍等。

（二）精神障碍康复的意义

康复训练是降低精神障碍复发率的有效措施，能拉近精神障碍患者与其家人的亲情，是整合社会力量、增进社会成员包容理解的实践活动。同时，康复训练是最大限度发挥精神残疾者或精神障碍患者剩余能力的必然途径，是精神残疾者或精神障碍患者回归家庭、回归社会的前置准备，是降低精神残疾者或精神障碍患者肇事肇祸发生率、促进社会和谐稳定的保障。

三、社区常见精神障碍疾病的康复护理

（一）精神分裂症

精神分裂症（schizophrenia）是一种常见的、慢性的重性精神障碍疾病，其主要特征是思维过程和情感反应的解体，最常见表现为幻听、偏执、妄想或语言和思维紊乱，症状多出现在青年期。患者通常意识清楚，大部分患者在疾病过程中可能出现认知功能损害。遗传、早年生长环境、神经生物学、心理和社会影响都是其发生的重要影响因素。

1. 常见症状

（1）知觉障碍　包括幻觉、错觉和感知综合障碍。幻觉是指没有现实刺激作用于感觉器官时出现的知觉体验，是一种虚幻的知觉。例如，在无人的情况下听见别人喊自己的名字，甚至与幻听对话，破口大骂，出现不安或恐惧，严重者产生自杀或毁物行为。错觉指正常人在光线暗淡、恐惧、紧张、期待等心理状态下产生的知觉，但经验证后可纠正和消除。例如，将一套悬挂的衣服错看成一个人。感知综合障碍指患者对客观事物整体感知没有偏差，但对其个别属性的感知发生障碍。例如，看到身边人的脸变形、对时间的快慢出现不正确的感知、发现周围事物和环境发生变化，变得不真实等。

（2）思维障碍　包括思维联想障碍、思维逻辑障碍和思维内容障碍。思维联想障碍是指思维联系过程缺乏连贯性、目的性和逻辑性。例如，说话东拉西扯，以致别人不知道他具体要传达什么。思维逻辑障碍是指概念的形成及判断、推理方面的障碍，例如，患者用一些普通词语或句子表达某些特殊、只有患者自己明白的意义。思维内容障碍主要表现为妄想，例如，被害妄想，患者老感觉有人想要害他。

2. 针对精神分裂症患者的康复护理

对于精神分裂症患者，除了药物治疗以外，重点在于康复治疗，往往需要社区和家

庭的支持。

（1）提供安全、舒适的环境　病区环境良好，严格实施安全管理和检查制度。对于不同类型精神症状的患者要分开住，减少外界的刺激，做好日常生活护理，尽量满足患者合理的要求，多鼓励他们参加各种业余活动，与患者建立良好的护患关系。

（2）药物治疗　护理人员在给患者服药时应严格遵从“三查八对”，一定要保证患者按时、按量服用，确保其咽下后方可离开。对不遵医嘱服药者，要向他们讲述服药的重要性以及可能出现的不良反应，同时要仔细观察服药后出现的不良反应。

（3）心理护理　帮助患者树立信心，改善其心理处境，鼓励患者说出对疾病和有关症状的认识及感受，在交谈的过程中随时注意患者反应。配合医生做好支持性心理治疗和领悟治疗。

（4）特殊护理　对于有自杀倾向、伤人或易发生冲动的这一类特殊患者，护理人员要密切观察其情绪和行为变化，在为其做治疗和护理发生躯体接触时应谨慎，必要时应有人陪同。对意志减退、情感淡漠的患者，要教会日常的生活技巧；对不能保护自己的患者，应加强巡视，加以保护。

（5）健康教育　积极取得患者及其家属的充分信任和合作，教会他们知晓精神分裂症的基本知识、相关治疗并意识到所患疾病的性质，药物治疗的重要性，用药过程中可能出现的不良反应和应对措施，并告知定期到医院复诊。

（二）儿童孤独症

儿童孤独症（childhood autism）又称自闭症，是广泛性发育障碍的一种亚型。包括4大特征：缺乏对社会的兴趣和反应、语言障碍、语言形式障碍或无语言、怪异的动作或行为。本病主要以男孩多见，通常在2岁半至3岁发病，多数在婴儿期即可出现早期症状。

1. 常见症状

（1）社会交往障碍　是孤独症的核心症状。主要表现为缺乏社会凝视、微笑和依恋；注意缺陷；不能遵守社会规则；不能进行正常的游戏；不能建立正常的伙伴关系。例如，患儿喜欢独处、不会注视妈妈的微笑等。

（2）言语交流障碍　是孤独症的第二大特征。主要表现为语言表达障碍；语言理解障碍；自语或乱语；缺乏实际意义的语言交流；非语言交流障碍。例如，多数患儿语言发育明显落后，3岁以后依旧不能发出有意义的词语，在与他人交流时，表达缺乏实际意义。

（3）刻板、僵硬的行为模式　是孤独症的第三大特征，主要表现为对日常生活习惯刻板化；行为和情绪异常；过于专注某些事物。例如，患儿拒绝接受新事物，特别着迷于单调、重复的事物，可出现多动、冲动、自伤等行为。

（4）感觉知觉异常或认知缺陷　患儿可表现为对痛觉、触觉反应不敏感，操作智商明显高于其语言智商等。

2. 针对儿童孤独症患者的康复护理

对于儿童孤独症患者的训练应以家庭为中心，在对患儿训练的同时，也要向家长传

播相关知识。

(1)提供安全、舒适的环境　患儿的居室应安全、简单、整洁，室内严禁放危险物品，及时制止其危险行为，帮助养成良好的生活习惯，注意个人卫生，密切观察患儿的病情。

(2)社交障碍训练　护理人员应鼓励患儿母亲与其多交流，用其感兴趣的物品，吸引患儿的注意，指导母亲去努力拥抱患儿、亲吻他，与此同时要和患儿讲话。训练患儿用语言来表达自己的愿望，利用和他人之间玩游戏，帮助患儿主动与他人建立联系，改善交往。给患儿示范动作性语言(点头、摇头等)，并要求其模仿。

(3)语言障碍训练　与患儿交谈时尽量使用简单、明了的语言，先让患儿模仿一些身体大动作，再逐步过渡到口型发音模仿；其次是从字、词开始，可以选择患儿感兴趣的玩具或事物来对其进行训练；最后再慢慢过渡到语句和表达能力的训练。在训练过程中要对患儿有足够的耐心和信心，多鼓励其积极应对。

(4)健康教育　护理人员要及时掌握患儿的病情，取得患儿及其家属的充分信任和合作，教会家属知晓儿童孤独症的基本知识、相关治疗以及训练措施，确保家属能密切配合并保证治疗方案的实施。可建议患儿家属参加父母联谊活动或相关团体，大家相互支持、理解、关怀和帮助，尽早促进患儿恢复健康。

(三)痴呆

痴呆(dementia)指人脑功能障碍导致的以认知、行为和人格特征为变化的一种综合征，发生在脑器质性疾病基础上，指既往已获得认知能力的减退和丧失，通常发生在18岁以后，呈慢性进行性病程。

1. 常见症状

(1)认知功能缺损　以近事记忆障碍为早期突出症状，患者表现为很难记起新近发生的事物或说过的话，严重时瞬间即忘，外出时不记得回家的路，甚至不知道时间和日期、不认识家人，等等。此外患者的学习、理解、分析和判断能力均下降并且逐渐加重，痴呆晚期可表现为近事记忆和远期记忆均严重受损，甚至丧失。

(2)行为和精神症状因记忆等高级认知功能减退　患者可出现短暂、多变的妄想观念，在幻觉妄想等症状的支配下，患者可出现冲动性攻击行为，或自伤、自杀行为。早期患者由于对自己的记忆等高级认知功能减退有一定的自知力，并想方设法用某种方式弥补，此时患者易出现焦虑、抑郁等情绪。晚期患者情感减弱或丧失，可表现为情感淡漠或缺失、愚蠢幼稚行为、喜怒无常等。

(3)社会生活功能减退　患者的社会生活能力逐渐下降，痴呆早期日常生活能力通常不受影响，但工作效率降低，兴趣减退，有意回避复杂的工作和任务，职业能力下降。痴呆晚期职业能力丧失，日常生活中吃饭、睡觉等基本生活都不能自理，通常需要他人照顾，最终只能长期卧床。

2. 针对痴呆患者的康复护理

对于痴呆患者的主要护理措施如下。

(1)提供安全、舒适的环境　患者起居室要安全、简单、整洁，室内严禁放危险物品，帮助患者制定规律的生活作息。对于生活自理有困难的患者，需专人照护，避免患者独自外出。注意预防患者发生跌倒、骨折、烫伤等意外，保证给予其足够的营养。密切观察患者躯体情况，对不适者能识别出来，随时就诊。

(2)认知功能训练　认知功能训练其目的是通过反复给予定向和记忆强化，可防止脑的老化，以提高患者的认知能力。在训练时，应关注患者训练的过程，而不是训练的结果，重点在于患者参与了训练，动了脑筋。根据患者实际情况，选择训练的难度。如记忆轻度损害者，可选择风景类、动物类图片供其识别和记忆；若记忆重度损害者，应该选择本系统提供的"亲人图像记忆"功能，训练患者对亲人相貌的记忆能力。

(3)健康教育　向患者家属进行本病知识的讲解，并让其熟悉痴呆的护理程序，知晓如何注意和实施患者的安全、生活护理以及认知功能训练等，取得家属的充分信任和合作。其次要鼓励患者做适宜的体力活动，进行躯体功能锻炼，预防其他疾病的发生。对生活不能自理的患者，护理关怀和照顾处于绝对重要的位置。

第四节　社区常见疾病的康复护理

一、脑卒中

(一)定义

脑卒中(cerebral apoplexy)又称脑血管意外(cerebral vascular accident，CVA)，是指由于急性脑血管循环障碍(血管痉挛、破裂、闭塞)引起急性发展的脑局部循环障碍和以偏瘫为主的肢体功能损害，是中老年人的多发病和常见病，且趋向年轻化，男性的发病率高于女性，主要分为脑出血、蛛网膜下腔出血、脑梗死3类。

(二)功能障碍

1. 运动功能障碍

运动功能障碍是脑卒中后最常见、最严重的功能障碍，主要由椎体系统受损引起，是致残的主要原因，多表现为一侧肢体不同程度的瘫痪或无力，即偏瘫。

2. 言语功能障碍

言语功能障碍主要包括失语症和构音障碍两个方面。失语症主要表现为对语言的表达和理解能力障碍，对文字的阅读和书写能力障碍，高级信号活动障碍等。

3. 感觉和认知障碍

感觉障碍主要表现为痛觉、温觉、触觉、位置觉、运动觉和图形觉减退或丧失。认知障碍包括意识障碍、记忆力障碍、智力障碍等。

4. 摄食和吞咽功能障碍

摄食和吞咽功能障碍是脑卒中最常见的并发症之一。患者可因舌或喉头等运动控制障碍导致吞咽障碍，可引起误吸、误咽或窒息，进食不足导致水、电解质及酸碱平衡失调等，从而影响患者的整体康复。

5. ADL 功能障碍

脑卒中后由于运动障碍、语言障碍、感觉和认知障碍、摄食和吞咽障碍等多功能障碍并存，导致患者的日常生活能力严重下降。

6. 心理障碍

心理障碍指人的内心、思想、精神和情感等心理活动发生障碍。脑卒中患者一般要经历震惊、否定、抑郁反应、对抗独立、适应等几个心理反应阶段，常见的心理障碍有焦虑、抑郁心理、情感障碍等。

（三）康复护理措施

脑卒中按病理分期包括软瘫期、痉挛期、恢复期，康复的原则是合理饮食、康复训练及指导、心理护理、预防复发、疾病相关知识宣教和日常生活指导。

1. 软瘫期

软瘫期指发病 1 ~3 周（脑出血 2 ~3 周，脑梗死 1 周左右），患者意识清楚或有轻度意识障碍，生命体征平稳，但出现肢体肌力、肌张力低下，腱反射减弱或消失等临床症状。康复护理介入此阶段，能预防并发症以及继发性损害，同时为下一步功能训练做准备。

（1）良肢位摆放　良肢位摆放为能预防和减轻上肢屈肌、下肢伸肌的典型痉挛模式，是早期抗痉挛治疗的重要措施之一。具体选用患侧卧位、健侧卧位、仰卧位进行交替使用，通常 2 h 更换体位 1 次。若患者出现瞳孔散大、对光反射消失、低血压、频繁呕吐等症状则禁止变换体位。

（2）被动运动　主要是为了防止关节挛缩，在发病后 3 ~4 日，对患肢所有关节都做到全范围的关节被动运动，固定关节的近端，被动活动远端，动作要循序渐进、轻柔缓慢，每天训练 2 次，每次 3 ~5 遍。

（3）主动运动　所有运动都是在床上进行的。主要原则是利用躯干肌的活动以及使用各种手段，促使肩胛和骨盆带的功能恢复。主要包括翻身训练和桥式运动。桥式运动包括双桥运动和单桥运动，其中双桥运动取仰卧位，上肢放于体侧，双腿屈曲，足踏床，然后将臀部抬起，并保持骨盆呈水平位，维持一段时间后慢慢放下；而单桥运动则在完成双桥运动后，让患者悬空健腿、患腿屈曲、足踏床抬臀。

2. 痉挛期

一般肢体的痉挛出现在软瘫期 2 ~3 周并逐渐加重，持续 3 个月左右。在此期间康复护理的目标是控制肌肉痉挛和异常的运动模式，促进正常运动模式的出现。

（1）抗痉挛训练　主要包括卧位抗痉挛训练、被动活动肩关节和肩胛带、下肢控制能力训练。卧位抗痉挛训练时患者双手十字交叉握手举起上肢，使患侧肩胛骨向前，患肘伸直，仰卧时双腿屈曲，双手抱住双膝，将头抬起，前后摆动使下肢更加屈曲。被动活动肩关节和肩胛带时同样双手十字交叉健手带动患手上举，伸直和加压患臂。下肢控制动能训练有下肢内收和外展控制训练，可进行桥式运动。

（2）坐位训练　只要病情允许，应尽早采取床上坐位训练，预防静脉血栓、肺炎、压疮等。

3. 恢复期

目的是进一步促进选择性主动运动和运动速度的恢复，发展多种运动模式，增大正常的运动感觉输入，协调多个肌群的组合运动。

(1) 上、下肢功能训练　进一步加大上述痉挛阶段训练中各种运动方式的难度，在不同的位置做插板或图形的配合活动。改善步行能力，加强膝关节的选择性运动以及良好的踝关节选择性背屈和趾屈，同时加强上、下肢的综合练习。

(2) 日常生活能力训练　包括进食、洗漱、穿脱衣鞋袜、洗澡、个人卫生等。

4. 健康教育

健康教育的方法包括用药指导、计划性指导、随机指导、示范性指导、交谈答疑式指导等。

(1) 用药指导　向患者解释药物的作用、如何遵医嘱正确用药以及药物的不良反应和注意事项。

(2) 计划性指导　制定有计划有目的健康教育措施，和患者讲解疾病有关知识、危险因素及预防。并指导患者及其家属如何去协助患者促进功能恢复，在恢复功能的过程中患者要主动并持之以恒参与到康复训练中。

(3) 随机指导　从疾病认识到康复是一个漫长的过程，而健康教育也需贯穿于整个过程，在患者治疗、护理、康复训练过程中都可以向患者及其家属讲解疾病的相关知识。

(4) 示范性指导　通过早期给予体位摆放及肢体训练方法，逐渐教会患者及其家属协助，积极进行自我康复训练，尽早适应正常生活。

(5) 交谈答疑式指导　患者及其家属提出疑问或遇到难题时，应积极给予回答并尝试帮助解决难题。通过交谈了解患者最渴望得到的相关知识并讲述给患者及其家属，鼓励患者积极配合治疗，促进康复。

二、慢性阻塞性肺疾病

(一) 定义

由于肺部疾病引起下呼吸道阻塞性通气障碍的一组疾病的总称。主要包括慢性支气管炎、阻塞性肺气肿和肺源性心脏病。临床表现为进行性用力呼气量的减少，另外还有残气量增加及血气分析的改变，胸部 X 线片可见肺野透明度增高、胸廓扩张、肋间隙增宽等。

(二) 临床表现

(1) 反复呼吸系统感染，出现慢性咳嗽、咳痰，并常有反复的“感冒”或下呼吸道感染史。

(2) 发作性哮喘者，有活动后呼吸困难，多同时有慢性咳嗽。

(3) 体检所见，因气道阻塞的严重程度而异。严重肺气肿患者的常见体征为胸廓前后径明显增大，呈桶状胸，活动度差，并有双肩抬高，叩诊呈过清音，双肺散在干湿啰音。晚期肺动脉瓣听诊区第二心音亢进，奔马律等。

（三）康复护理措施

1. 重建腹式呼吸模式

（1）放松　用以放松紧张的辅助呼吸肌群减少呼吸肌耗氧量，缓解呼吸困难症状。

（2）缩唇呼吸法　经鼻腔吸气，呼气时将嘴唇缩紧，如吹口哨样，在4～6 s将气体缓慢呼出。

（3）暗示呼吸法　通过触觉诱导腹式呼吸，常用方法有：腹部缓缓隆起，双手加压作对抗练习，在呼气末稍用力加压，以增加腹内压，使横膈进一步抬高，如此反复联系，可增加膈肌活动。

（4）缓慢呼吸　有助于减少解剖死腔，提高肺泡通气量。每分钟呼吸频率控制在10次左右，通常先呼气后吸气，每次练习数不宜过多，即练习3～4次，休息片刻再练逐步做到习惯于在活动中进行腹式呼吸。

（5）膈肌体外反搏呼吸法　使用低频电装置或体外膈肌反搏仪。刺激电极位于颈胸锁乳突肌外侧，在锁骨上2～3 cm处（膈神经部位）先用短时间低强度刺激，当确定刺激部位正确时即可用脉冲波进行刺激治疗，（1～2）次/天，每次30～60 min。

2. 部分胸背畸形患者的姿势矫正可以合并胸廓畸形和驼背

（1）增加一侧胸廓活动　患者坐位，以扩展右侧胸为例，先做向左的体侧屈，同时吸气，然后用手握拳顶住右侧胸部，向右侧屈，同时吸气。重复3～5次，每日多次。

（2）活动胸及牵张胸大肌　吸气时挺胸，呼气时两肩向前、低头缩胸。亦可于仰卧位练习。

（3）活动胸及肩带练习　坐于椅上或站立位，吸气时两上臂上举，呼气时弯腰屈髋同时两手伸触地，或尽量下伸，每日可多次练习。

（4）纠正头前倾和驼背姿势　站于墙角，面向墙，两臂外展90°，手扶两侧墙或两臂外上举扶墙，同时再向前倾，做扩胸练习。

3. 减轻呼吸道阻塞及控制感染

排痰训练包括体位引流，胸部叩击、震颤，直接咳嗽。目的是促进呼吸道分泌物排出，降低气流阻力，减少支气管和肺的感染。

三、慢性疼痛

（一）概念

国际疼痛学会（International Association for the Study of Pain，IASP）将慢性疼痛定义为“超过正常的组织愈合时间（一般为3个月）的疼痛”，主要包括慢性腰背痛、盆腔疼痛、肠易激综合征、骨关节痛、肌纤维痛、偏头痛等。

(二)功能障碍(以肩周炎和腰肌劳损为例)

1. 肩周炎

(1)肩关节疼痛　疼痛是肩周炎最突出的症状。疼痛的特点：一般位于肩部前外侧，也可扩大到腕部或手指，有的放射至后背三角肌、三头肌、二头肌。

(2)肩关节活动障碍和肌萎缩无力　三角肌出现萎缩，肩关节活动受限，活动以外展和内旋受限为主，其次为外旋，肩关节屈曲受累常较轻。由于肩关节外展、内旋、外旋受限，因而常严重影响日常生活活动。

2. 腰肌劳损

(1)慢性腰痛　主要为酸胀痛，休息时减轻，劳累时加重，适当活动或改变体位时减轻，活动过多会加重。

(2)腰部活动受限　自觉腰部活动不便，尤其弯腰受限明显，少数患者因腰部疼痛出现活动障碍。

(3)步态和姿势异常　患者身体后侧肌肉挛缩，骨盆前倾和腰椎曲度增大，产生姿势异常，较重患者步态拘谨、步行缓慢，形成异常步态。

(4)心理障碍　因长时间的急慢性腰腿疼痛，给患者带来很大的痛苦，部分患者可产生焦虑、紧张和压抑等心理症状。

(三)康复护理措施

1. 肩周炎

(1)缓解疼痛　疼痛早期，可服用消炎镇痛药或舒筋活血药物，也可外用止痛喷雾剂、红花油等；患者痛点局限时，局部注射醋酸泼尼松龙或复方倍他米松能明显缓解疼痛；疼痛持续、夜间难以入睡时，可短期服用非甾体抗炎药，并加以适量口松弛剂；适当使用物理疗法，如高频透热治疗、超声波治疗、热疗、磁热按摩治疗等，可以改善血液循环，消除肌肉痉挛，防止粘连，具有一定的止痛作用。

(2)保护肩关节　在同一体位下避免长时间患侧肩关节负荷，如患肢提举重物等；维持良好姿势，减轻对患肩的挤压；维持足够的关节活动度范围和肌力训练；疼痛明显时，要注意患侧肩关节的休息，防止过多的运动，同时避免再次发生疲劳性损伤；疼痛减轻时，可尽量使用患侧进行ADL技能的训练。

(3)健康教育　通过改变患者对疼痛的认知和处理过程来帮助患者学习自我控制和自我处理疼痛的能力，教会患者肌肉完全运动、腹式深呼吸和局部自我按摩等。尽量减少使用患侧的手提举重物或过多活动肩关节。

(4)康复护理指导

梳头：双手交替动作，由前额、头顶、枕后、耳后依次向前，纵向绕头一圈，类似梳头动作，每组15~20次，每日3~5组。

爬墙练习：患肢上举用力尽量向上爬墙。每日争取多向上数一道砖缝，可逐渐锻炼并抬高患肢，直至正常。

揽腰：将两手在腰后相握，以健手拉患肢，使肩内旋、内收，逐渐增加摸背程度。

拉轮练习：在墙或树上安滑轮，并穿过一绳两端各系一小木棍，往复拉动锻炼。

屈肘甩手：背部靠墙站立或仰卧于床上，上臂贴身，屈肘，以肘部为点进行外旋活动。

展翅站立：上肢自然下垂，双臂伸直手心向下缓缓向上用力抬起到最大限度后停10 s左右，然后回到原处，反复进行。

体操棒练习：预备姿势，患者持体操棒于体前，两手抓握棒的距离尽可能大些，分腿直立。为防止以肩带活动代替肩关节活动可用压肩带。

2. 腰肌劳损

(1)一般治疗　在腰痛发作急性期，提倡适当卧床休息，防止病情进一步发展，卧床以硬板为宜。严重者可在腰部两旁置沙袋制动。

(2)物理治疗　采用红外线、超短波、磁疗、热水浴等，增加血流量，解除肌肉痉挛，减轻疼痛。

(3)推拿　患者取俯卧位，操作者立于一侧，先用掌根沿脊柱两侧自上而下推5遍，使局部微红，再用拇指或肘按揉5 min，最后拍击腰部两侧骶棘肌，以透热为度。推拿可放松肌肉，减少各种刺激引起的肌肉痉挛，缓解肌肉内部缺血性疼痛。

(4)牵引　开始接受腰部牵引时，牵引力量不宜太大，尤其在急性期力量应减少、时间应缩短。牵引时间一般每次30 min，(1～2)次/天。

(5)康复护理指导

用药指导：应用消炎止痛药及舒筋活血的中药。维生素(如维生素B1、维生素B2)、血管扩张药等对腰肌劳损的治疗有一定的效果。疼痛剧烈时，可用0.5%普鲁卡因10 mL局部痛点封闭。

运动指导：常年坐着的人，腰背肌肉比较薄弱，容易损伤。应有目的地加强腰背肌肉的锻炼，如做一些左右腰部侧弯、屈曲、后伸、回旋以及仰卧起坐的动作，使腰部肌肉有力，韧带坚强，关节灵活，促进腰背部血液循环，缓解疼痛。可以试试倒走，倒走时穿平底鞋，小步子慢走，运动量以腰部不感觉到累为宜，可以少量多次进行锻炼。倒走锻炼不方便的话，可以在家中赤足或穿平底鞋，前脚掌踩在厚度约为20 mm的书上，坚持直立，时间越长越好。

健康指导：肥胖者应减肥，以减轻腰部的负担。注意自我调节，避免长期固定在一个动作上和强制的弯腰动作。急性腰扭伤应积极治疗，安心休息，防止转成慢性。纠正不良的工作姿势，如弯腰过久或伏案过低等。防止过度劳累，工作或劳动中注意劳逸结合。

课程思政

历史悠久的中医康复运动

自从人类有了保健及医疗活动，就开始了康复医疗活动。中华民族的祖先受自然界中一切现象以及变化规律的启示，对砭石的运用催生了针刺康复治疗，从火的应用中研究出了灸和熨的治疗方法，祭祀舞蹈启发了“导引术”，模仿运动创造了医学体操五禽戏、太极拳、八段锦、六字诀等，这些中国传统运动方式一直沿用至今。

本章小结

社区康复护理主要包括：①残疾的概念及分类；②社区残疾人的康复护理程序；③社区康复护理内容和技术；④社区精神障碍患者的康复护理；⑤社区常见疾病的护理。

社区康复护理主要是提高病、伤、残者生存质量，以患者最终回归社会为目标，护理人员在进行基础护理、心理护理的同时进行功能康复护理，它是整体护理的一个重要组成部分。

客观题测验

主观题测验

第十一章 社区传染性疾病及突发公共卫生事件管理

PPT：社区传染性疾病及突发公共卫生事件管理

学习目标

1. 识记：传染病的定义、分类，突发公共卫生事件的特点、分类，以及预防原则。
2. 理解：传染病的基本特征和流行过程。
3. 运用：社区常见传染病护理方案、社区突发公共卫生事件的报告程序及预防。

由于生物的变异、环境和生活方式的变化，新发传染病不断出现，或过去已基本控制的传染病又卷土重来，对人们的健康构成巨大威胁，突发公共卫生事件时有发生，加之人口老龄化、环境污染及病原体的变异等因素都给疾病的预防控制带来巨大挑战。坚持“预防为主”的方针，贯彻“三级预防”理念，建立完善的疾病预防控制体系，通过全民参与，全社会共同努力，开展生理、心理和社会全方位的预防保健服务。

第一节 社区传染病的预防与应对

预习案例

患者，女，33岁。反复发热、咳嗽、腹泻、关节疼痛7个月。3年前因手术接受过非正规渠道的血源。检查：体温39℃，心率118次/min。腋下及腹股沟淋巴结肿大、质软、活动、无压痛。右肺中叶闻及小水泡音，肝、脾未触及。血清抗HIV抗体阳性。诊断为艾滋病。

思考

1. 上述案例中的传染病的特点?
2. 上述案例中的传染病主要通过什么途径传播?

传染病(communicable diseases)是指由特定的病原体(或其毒性产物)所引起的一类疾病。病原体及其毒性产物可通过感染的人、动物或储存宿主以直接或间接方式(经由中介的动物宿主、昆虫、植物宿主或其他环境因素)传染给易感者。感染性疾病(infectious diseases)是指由病原生物引起的所有人类疾病。因而，感染性疾病的概念要比传染病的概念更广泛。本节将从人群健康的角度介绍传染病的预防和控制。

一、传染病的基本特征

传染病除了具有传染性、有特定病原体以及感染后产生免疫力等基本特征之外，还有其流行病学特征，具体内容如下。

1. 有传染性

这是传染病与其他感染性疾病的主要区别。

2. 有特定病原体

每种传染病都有其特定的病原体。病原体是指能引起宿主致病的各种微生物，包括病毒、细菌、真菌和寄生虫。

3. 有感染后免疫力

免疫功能正常的人经感染某种病原体后均会产生特异性免疫。

4. 有流行病学特征

传染病必须具备3个基本条件，即流行过程3个环节：传染源、传播途径、易感人群。传染病在流行过程中受自然因素和社会因素的影响，表现出相应的特征，即流行性、地方性、季节性。

课程思政

爱国卫生运动

新中国成立以后，为了打好传染病防治的攻坚战，党和政府执行了预防为主的方针，采取了一系列创造性的举措，爱国卫生运动便是一系列创举之一。为了应对1952年美国在朝鲜战争中对朝鲜和中国发动的细菌战，在毛泽东同志的号召下，爱国卫生运动在全国迅速展开。从“除四害、讲卫生”到城乡卫生环境综合治理，从“移风易俗、改造国家”到全生命周期健康管理，爱国卫生运动在改善城乡环境、提高健康意识、防治传染病方面发挥了巨大作用。

二、传染病的流行过程

传染病的流行过程是指传染病在人群中发生、发展和转归的过程，表现为群体发病的特点。传染病的发生和流行必须具备传染源、传播途径、易感人群3个基本环节，如果采取有效措施切断任何一个环节，流行过程即终止。传染病的流行过程还受到自然因素和社会因素的影响。

（一）传染源

传染源是指体内有病原体生长繁殖并能将病原体排出体外的人和动物。主要有传染病患者、病原携带者和受感染的动物。

1. 患者

传染病患者是最重要的传染源。因为患者体内存在大量的病原体，而且患者的某些症状有利于病原体的排出，如咳嗽、呕吐、腹泻等。患者作为传染源的意义主要取决于其临床类型、病程、活动范围和排出病原体的数量、频度。传染病患者排出的病原体具有传染性的时期称为传染期，传染期是确定隔离传染病患者时明确的重要依据。

2. 病原携带者

病原携带者是指没有任何症状但携带并能排出病原体的人，可分为患病后病原携带者和健康病原携带者。病原携带者缺乏症状，不经病原学检查很难被发现，容易被忽视，也是重要的传染源。病原携带者作为传染源意义的大小主要取决于其职业、社会活动范围、个人卫生习惯、环境卫生状况和防疫措施。例如，在自来水厂、饮食服务行业、托幼机构工作的病原携带者对他人的危害较大。

3. 受感染的动物

人对部分动物传染病有易感性，感染了这些疾病的动物可以成为传染源。例如，鼠可传播鼠疫、流行性出血热等；狗可传播狂犬病、钩端螺旋体病等。动物作为传染源的意义主要取决于人与其接触的机会和密切程度，还与动物种类和密度以及环境中是否有适宜该疾病传播的条件等因素有关。

(二)传播途径

传播途径指从病原体经传染源排出，到侵入新的易感宿主体内之前，在外部环境中所经历的全部过程。每种传染病可通过一种或多种途径传播。

1. 经空气传播

病原体可以通过飞沫、飞沫核、尘埃3种形式传播，是所有呼吸道传染病的重要传播途径，如麻疹、白喉、流行性脑脊髓膜炎等。经空气传播的传染病流行特征：①冬、春季节高发；②传播广泛、发病率高；③儿童多见；④受居住条件和人口密度的影响。

2. 经水传播

通过饮用水或接触疫水传播，是许多肠道传染病和寄生虫病的常见传播途径。

(1)经饮用水传播的传染病流行特征：①病例分布与供水范围一致，患者有饮用同一水源史；②水源如经常受到污染，病例可长年不断，发病呈地方性特点，一次大量污染，可出现暴发或流行；③除母乳喂养的婴儿外，发病无年龄、性别、职业差别，如伤寒、霍乱、甲型病毒性肝炎等可经饮用水传播。

(2)接触疫水传播，是在疫水中游泳、捕鱼、收割时，血吸虫尾蚴、钩端螺旋体等通过皮肤、黏膜侵入体内引起感染。接触疫水传播流行特征：①病例有接触疫水史；②发病有地方性、季节性、职业性；③大量易感人群进入流行区，可出现暴发或流行；④停止接触疫水或加强个人防护，可控制疾病发生。

3. 经食物传播

食物本身带有病原体或在生产、加工、运输、储存、销售等各个环节被病原体污染。所有肠道传染病、某些寄生虫病及个别呼吸道传染病(如结核病等)可经食物传播。

4. 接触传播

由传染源和易感者直接或间接接触传播。

(1)直接接触传播　在没有外界因素的参与下，传染源与易感者直接接触的一种传播途径，如性传播疾病，狂犬病等。

(2)间接接触传播　又称日常生活接触传播，是指易感者接触了被传染源的排出物或分泌物污染的日常生活用品而造成的传播，如常见肠道传染病和某些呼吸道传染病、人畜共患病、皮肤传染病等。被污染的手在此传播中起着特别重要的作用。其流行特征：①病例多呈散发，家庭成员和同住者中易传播，续发率高；②无明显季节性；③个人卫生习惯不良和卫生条件较差的地区病例较多；④加强对传染源的管理，严格消毒制度，可减少发病。

5. 经媒介节肢动物传播

该传播又称虫媒传播。

(1)机械性传播　苍蝇、蟑螂等节肢动物可携带病原体，通过粪便、呕吐等排出病原体，污染食物或食具，使接触者感染。

(2)生物学传播　病原体进入蚊子、蜱等节肢动物体内经过发育或繁殖后，才具有感染性，传给易感者。例如，疟原虫在蚊子体内完成特异的生物过程才能传播疟疾。其流行病学特征：①有一定的季节性与地区性分布特点，局限于有传播该病的节肢动物分布的季节与地区；②有的与职业有关，如蜱传播的森林脑炎常见于林区的伐木工人；③发病有年龄差别，老疫区以儿童为主，新迁入疫区者无明显年龄差异；④人与人之间一般不直接传播。

6. 经土壤传播

易感者接触了被病原体污染的土壤所导致的传播，如蛔虫病、钩虫病、炭疽、破伤风等。取决于病原体在土壤中的存活力、人与土壤的接触机会及个人卫生习惯等。

7. 医源性传播

在医疗、预防工作中，未能严格执行操作规范和规章制度，人为地造成某些传染病的传播。如医疗器械消毒不严格，生物制品或药品受污染，输血或使用血制品使患者感染丙型病毒性肝炎、艾滋病等。

8. 垂直传播

病原体由母亲传给子代，又称母婴传播。主要传播方式：①经胎盘传播，如风疹病毒、乙肝病毒等；②上行性传播，如葡萄球菌、白色念珠菌等；③分娩引起的传播，如淋球菌、疱疹病毒、艾滋病病毒等。

（三）易感人群

易感人群是指对某种传染病缺乏特异性免疫力的人群。人群作为一个整体对传染病的易感程度即人群易感性。人群易感性的高低取决于全部人口中易感者所占的比例。

1. 使人群易感性升高的主要因素

①新生儿增加，出生 6 个月以后未经人工免疫的婴儿，对许多传染病都易感；②易感人口迁入，非流行区居民大量迁入流行区；③免疫人口减少，免疫人口死亡或免疫人口免疫力的自然消退。

2. 使人群易感性降低的主要因素

①预防接种是降低人群易感性最主要的措施；②传染病流行后免疫人口增加；③隐性感染后免疫人口增加。

（四）影响传染病流行过程的因素

1. 自然因素的影响

自然因素中对传染病流行过程影响最明显的是气候因素和地理因素。有些传染病有明显的地区性和季节性特点，是因为此地区的气候条件和地理环境适宜病原体生长繁殖或有利于媒介节肢动物生存和活动，如森林脑炎经吸血节肢动物叮咬传播。自然因素还影响人体受感染的机会和机体抵抗力，如寒冷的冬季，人们多在室内活动，使某些呼吸道传染病呈现季节性高峰；炎热的夏季，人们喜食生冷食品，易发生肠道传染病。

新发传染病的防控

2. 社会因素的影响

社会因素包括社会制度、经济状况、居住条件、文化水平、风俗习惯等，既可能促进流行过程及传染病的流行，也可能阻止传染病发生流行，甚至消灭传染病。如旅游业的发展、战争、动乱、大范围人口迁徙流动等，易发生传染病的流行；通过改善饮水质量、加强食品卫生监督、消毒杀虫等措施切断传播途径，可以有效控制肠道传染病、虫媒传染病的流行；通过预防接种，尤其是实施儿童计划免疫，使脊髓灰质炎、白喉、麻疹等传染病得到了很好的控制。

第二节　常见传染病的社区管理

预习案例

2014 年 4 月，某高级中学高三年级某班 55 名学生参加高考体格检查，X 线片胸透时发现有 8 名学生肺部有阴影，初步判断为肺结核。

思考

1. 接到以上报告后，社区护士最先着手的工作是什么？
2. 针对学校的结核病防治，应该重视哪些方面的工作？

社区作为传染病防控的“网底”，在传染病群体防控、传染源控制及易感人群的保护方面发挥着积极的作用。对社区传染病管理现状进行分析，有利于发现一些制约社区传染病管理工作的因素。

一、传染病的社区管理

（一）肺结核

肺结核是由结核分枝杆菌引起的肺部慢性传染性疾病。典型临床表现有低热、盗汗、乏力、食欲减退等全身症状及咳嗽、咳痰、胸痛、咯血等呼吸系统表现。近年来，世界各国结核病发病呈回升趋势。传染源主要是开放型肺结核患者。当该类患者在咳嗽或打喷嚏时，带菌的飞沫漂浮于空气中，或痰干燥后结核分枝杆菌随尘埃漂浮于空气中，被易感者吸入从而引起感染；其次是通过被结核分枝杆菌污染的食物或餐具而引起肠道感染。肺结核的社区管理主要是针对流行病学的 3 个要素进行的，具体内容如下。

1. 管理传染源

这是控制疾病的首要措施。应早期发现传染源，对结核分枝杆菌阳性的患者应进行隔离，及时给予合理的药物治疗和护理。做到登记管理、监督用药、长期随访、按时复查。

2. 切断传播途径

结核分枝杆菌主要通过呼吸道传播，要做好个人卫生和环境卫生。严禁随地吐痰，痰液要灭菌处理，污染物在阳光下曝晒。同桌共餐时提倡公筷制、分餐制，减少传播机会。

3. 保护易感人群

新生儿和结核菌素试验阴性的儿童，要及时接种卡介苗以获得特异性免疫力。开展体育锻炼，增强体质，提高居民生活水平，增强机体免疫力。

（二）艾滋病

艾滋病是获得性免疫缺陷综合征（acquired immune deficiency syndrome，AIDS）的简称，是由 HIV 所引起的慢性致命性传染病。HIV 主要侵犯、破坏辅助性 T 淋巴细胞，导致机体细胞免疫功能受损，大量细胞被破坏。机体感染 HIV 后经无症状期，逐步发展为持续性全身淋巴结肿大，直至免疫系统被破坏而出现各种严重机会性感染和恶性肿瘤。目前尚无有效的治疗方法，病死率极高。

艾滋病患者和 HIV 携带者是主要的传染源。HIV 主要存在于血液、精液、子宫和阴道分泌物中，其他体液，如唾液、乳汁、眼泪中也有少量病毒。传播途径主要是性接触传播，其次是血液传播、母婴传播。人群普遍易感，多发生于青壮年。因此艾滋病的社区管理主要从以下 3 个方面进行。

1. 管理传染源

隔离治疗患者，监控无症状 HIV 携带者；加强国境卫生检疫；发现并管理高危人群（如同性恋或双性恋、静脉注射吸毒者、使用血制品者等），建议其采取安全行为，以控制感染传播；对有高危行为的人建议其进行血液检查。

2. 切断传播途径

依法无偿献血，了解每位供血者背景，加强血液检测，保证用血安全；严格管理血液及血液制品，避免输入被 HIV 污染的血液；医疗人员实施治疗操作时，使用合格的一次性医用物品，并注意有效防护，严格执行消毒隔离制度，防止医源性感染；遵守性道德，严禁性乱，正确使用质量合格的安全套保护性伴双方；对已感染 HIV 的育龄期妇女应避免妊娠，对已妊娠者应劝其终止妊娠，对已感染并坚持妊娠者给予抗病毒药物治疗，降低胎儿感染率。

3. 保护易感人群

目前尚无有效的疫苗，对社区人群进行健康教育，提供咨询服务，规范人们的行为是预防 HIV 感染最有效的方法。

（三）病毒性肝炎

病毒性肝炎（viral hepatitis）是由多种肝炎病毒引起的，以肝脏的炎症和坏死病变为主的全身性传染病。根据病原学分类目前已确定的有甲、乙、丙、丁、戊、己、庚型病毒性肝炎，是我国乙类传染病报告中患者数最多的传染病类型。各种类型肝炎虽病原不同，但临床表现基本相似。在社区中甲型病毒性肝炎和乙型病毒性肝炎较常见。

甲型病毒性肝炎又称短潜伏期肝炎是由甲型肝炎病毒（hepatitis A virus，HAV）引起的以肝脏损害为主的传染病。传染源主要为急性期患者和亚急性临床感染者，经粪口途径传播，水源污染和食物污染可致暴发流行。

乙型病毒性肝炎又称血清性肝炎或长潜伏期肝炎，乙型肝炎病毒（hepatitis B virus，

HBV），简称乙肝病毒。存在于患者血液及粪便中，通过体液排出体外，如血液、精液、阴道分泌物、唾液、乳汁等。传染源主要是急、慢性患者或无症状慢性 HBV 携带者，主要通过血液传播、母婴传播、日常生活密切接触传播。病毒性肝炎的社区管理从传染源、传播途径和易感人群 3 个方面进行，具体内容如下。

1. 管理传染源

发现患者后即对患者进行隔离；早期发现隐性感染者；要求从事餐饮业、托幼机构、集中式供水等工作的人员定期去指定的医疗机构进行体格检查，感染者必须暂时调离工作岗位；对与患者接触者进行 6 周的医学观察；患过病毒性肝炎者不宜献血。

2. 切断传播途径

甲型病毒性肝炎和戊型病毒性肝炎经粪口途径传播，应做好水源管理、饮水消毒、粪便管理，加强食品卫生监督，防止病从口入。患者餐具、洗漱刮面用具应专用，餐具、水杯等定期煮沸消毒 15 ~ 30 min，接触患者后用肥皂和流水洗手。乙型病毒性肝炎、丙型病毒性肝炎、丁型病毒性肝炎主要经血液、体液、母婴等途径传播，因此各种医疗用具应实行“一人一针一消毒”，加强血液制品管理，防止医源性传播。尤其对乙型、丙型病毒性肝炎患者及病原携带者的育龄妇女应宣讲防止母婴传播的知识，做好产前检查，进行母婴阻断。

3. 保护易感人群

除做好卫生宣教外，可进行预防接种。预防甲型病毒性肝炎，易感者应接种甲型肝炎减毒活疫苗；对于患者的接触者，可在接触感染后 7 ~ 10 天接种人血清蛋白或胎盘球蛋白以防止发病，阻断甲型肝炎传播。按照我国计划免疫程序对适龄儿童进行乙肝疫苗的预防接种；乙型肝炎表面抗原阳性母亲的新生儿应在出生后立即注射乙肝高效价免疫球蛋白，同时进行乙肝疫苗接种，新生儿进行人工喂养。

二、传染病的居家护理

（一）肺结核

1. 室内定时通风，减少病菌数量

患者咳嗽或打喷嚏时，要用双层手纸掩住口鼻，避免传播；不随地吐痰，可将痰吐在纸上，连同擦拭口鼻分泌物的纸一起放入污物袋中焚烧处理。

2. 用具消毒

患者就餐后所用餐具应煮沸消毒。患者所用卧具每日在强烈阳光下曝晒 2 h 以上。

3. 加强营养

肺结核是消耗性疾病，患者往往非常虚弱，应适当增加营养，给予高热量、高蛋白质、高维生素、清淡易消化的饮食，鼓励患者多饮水、多食水果。

4. 休息和活动

患者在疾病进展期症状明显时应卧床休息，减少机体能量消耗；恢复期患者可增加户外活动，但要注意休息，避免劳累，保证充足的睡眠。

5. 咯血的护理

患侧卧位，保持呼吸道通畅，嘱患者轻轻将气管内存留的积血咯出。如有胸闷咯血不畅或呼吸困难者，应采取头低脚高位轻拍其背部有利于血块排出。

6. 做好心理护理

使患者正确认识疾病，树立战胜疾病的信心，乐观接受隔离和治疗。

（二）艾滋病

1. 坚持遵医嘱药物治疗与医学监测

目前尚不能治愈 HIV 感染者，但有些治疗方法可以控制疾病发展推迟艾滋病症状期的到来。常用 2～3 种抗 HIV 药物联合使用，药物服用要严格按照医嘱。患者免疫功能差，应加强基础护理，如口腔及皮肤护理等，以预防或减少感染；保证营养供给，增强机体抵抗力。

2. 健康教育

开展艾滋病知识的宣传教育，加强性道德教育，教育群众要洁身自好，正确使用安全套、远离毒品、杜绝不洁注射。教育人群了解 HIV 传播途径，减少对该病的恐惧心理。艾滋病不会通过共同进餐、握手谈话、礼节性拥抱等方式传播，要正确对待和尊重艾滋病患者。关注、了解艾滋病，善待自己，关爱他人，建立并保持健康的生活方式、远离艾滋病。

（三）病毒性肝炎

1. 评估

观察患者皮肤、黏膜、巩膜颜色，观察其尿液、粪便颜色，了解黄疸情况。监测生命体征及神志状况。

2. 消毒隔离

指导家庭成员正确实施隔离，尤其注意餐具的消毒，患者的食具、用具、洗漱用品等应专用。甲型病毒性肝炎隔离期从起病至第 3 周。

3. 休息

症状明显期，应嘱患者卧床休息，至症状明显消退，可逐步增加活动，采用动静结合的疗养措施。急性病毒性肝炎患者出院后仍需休息 1～3 个月；恢复工作后定期复查 1～3 年；慢性病毒性肝炎患者症状消失、肝功能正常 3 个月以上，可恢复工作，但需随访 1～2 年。

社区传染病的特点

4. 饮食

清淡饮食，适量补充蛋白质（优质蛋白质为主），肝功能严重损伤患者应注意预防肝昏迷。补充 B 族维生素和维生素 C。避免摄入高糖、过高热量饮食和饮酒，以免发生糖尿病和脂肪肝，保证水的供给。

第三节　突发公共卫生事件的社区管理

预习案例

2017年5月30日，某县某乡镇某小学晚餐后陆续有学生因腹痛、腹泻、恶心，伴呕吐、头昏、发热等症状到当地镇卫生院就诊，之后部分学生转至县人民医院就诊。截止2017年6月10日，累计有201名学生到当地镇卫生院和县人民医院进行观察和输液治疗，无危重病例，无死亡病例，经相关部门进行的流行病学调查，现场卫生学调查，病例临床症状与潜伏期、实验室检测结果及医院救治情况，判定为一起食物中毒事件，该小学食堂5月30日晚餐的米饭被蜡样芽胞杆菌污染。

思考

1. 案例中发生了哪一类突发公共卫生事件？
2. 突发公共卫生事件发生后如何应对？

一、突发公共卫生事件预防

突发性公共卫生事件(emergency public health events)指突然发生、造成或者可能造成社会公众健康严重损害的重大传染病疫情、群体不明原因疾病、重大食物和职业中毒，以及其他严重影响公众健康的事件。

课程思政

提高正确面对公共卫生突发事件的认识

针对一些公共卫生中的突发事件，要防止被国内外敌对势力所利用，借以攻击党和政府及社会主义制度。因此，在做好此类事件思想政治工作时，要把维护党的领导、社会主义制度和社会的和谐稳定作为坚定鲜明的政治立场，始终坚定地与党中央保持高度一致，坚决与攻击党和政府的言论作斗争。

(一)突发公共卫生事件的特点

微课：社区突发公共卫生事件预防

1. 突发性

事件发生的时间、地点、种类、强度不容易预测，往往是突然发生，造成的危害难以预料。

2. 群体性

突发公共卫生事件所危及的对象不是特定的人，而是不特定的社会群体，在事件影响范围内的人都有可能受到伤害。

3. 复杂性

我国地域辽阔，人口众多，自然因素和社会因素复杂，因此突发公共卫生事件发生的原因多种多样。

4. 严重性

突发公共卫生事件给人民的生命财产、生态环境等带来严重危害，往往会引发公众恐慌、焦虑情绪等，对社会、经济产生严重的影响。

5. 紧迫性

突发公共卫生事件发展迅速、情况紧急、危害严重，政府及各部门必须快速做出反应，采取迅速有效的应对措施避免局势恶化。

6. 综合性

突发公共卫生事件不仅仅是一个公共卫生问题，还是一个社会问题。由于事件发生突然，其现场救护、控制和转运救治、原因调查、善后处理等应急处理工作涉及多系统、多部门，政策性强，需要在政府统一指挥下，多部门综合性处置，甚至是全社会的共同参与，才能将危害降至最低程度，从而减少事件对社会经济的影响。

（二）突发公共卫生事件的分类

根据突发公共卫生事件发生的原因，通常可以分为以下几类。

1. 重大传染病疫情

重大传染病疫情是指某种传染病在短时间内发生，波及范围广泛，出现大量的患者或死亡病例。该传染病包括《传染病防治法》规定的甲、乙、丙3类39种法定传染病，以及由国务院卫生行政部门根据其暴发流行情况和危害程度，决定需要列入乙类、丙类传染病，并予以公布的除上述规定以外的其他传染病。如上海1988年发生的甲型肝炎疫情，青海2004年发生的鼠疫疫情等。

2. 群体不明原因疾病

该类事件发生的原因不明，而且在相对集中的某个区域，短时间内，同时或相继出现具有相同临床症状的多名患者，且病例数量不断增加，影响范围不断扩大。如袭击全球的重症急性呼吸综合征（severe acute respiratory syndrome，SARS）、人感染高致病性禽流感的发病初期。同时，由于事件发生原因不明，当时往往没有快速有效的应对处置方法，给局势控制带来一定的难度。一旦暴发，后果较为严重。

3. 重大食物中毒和职业中毒

重大食物中毒和职业中毒是指摄入了含有生物性、化学性有毒有害物质的食品所出现的非传染性的急性、亚急性疾病；或劳动者在生产劳动过程中，由于接触生产性毒物引起的职业中毒，且中毒事件人数众多或伤亡较重。

4. 其他严重影响公众健康的事件

其他严重影响公众健康的事件是指针对不特定的社会群体，造成或可能造成社会公众健康严重损害，影响正常社区秩序的重大事件。

（1）自然灾害　如地震、火山爆发、泥石流、台风、洪涝等自然灾害所引发的严重影响公众健康的多种疾病，由此带来社会心理因素在内的诸多公共卫生问题，从而引发多种疾病，特别是传染性疾病的发生和流行。

（2）重大环境污染事故　如水体污染、大气污染及影响公共安全的放射性物质泄漏等所造成的环境污染，波及范围极广。并且由于是有毒、有害物质所致的污染，常常会对下一代造成极大的危害。

（3）意外安全事故　如工矿企业的各类安全事故、交通运输事故、公共设施和设备事故等重大安全事故，造成巨大的人员伤亡和经济损失。

（4）恐怖袭击事件　如生物、化学、核辐射、爆炸等恐怖袭击事件，给社区秩序和人民生命财产安全造成严重危害。

二、突发公共卫生事件应对

（一）报告程序

1. 发现、登记

乡镇卫生院、村卫生室和社区卫生服务中心（站）应规范填写门诊日志、入/出院登记本、X 线片检查和实验室检测结果登记本。首诊医生在诊疗过程中如发现或怀疑为突发公共卫生事件时，按要求填写《突发公共卫生事件相关信息报告卡》。

2. 报告方式

具备网络直报条件的机构，在规定时间内进行突发公共卫生事件相关信息的网络直报；不具备网络直报条件的，按相关要求通过电话、传真等方式进行报告，同时向辖区县级疾病预防控制机构报送《突发公共卫生事件相关信息报告卡》。

3. 报告时限

发现突发公共卫生事件相关信息时，应按有关要求于 2 h 内上报。

4. 订正报告和补报

发现报告错误或报告病例转归、诊断情况发生变化时，应及时对《传染病报告卡》《突发公共卫生事件相关信息报告卡》进行订正；对漏报的传染病病例和突发公共卫生事件，应及时进行补报。

5. 报告内容

《突发公共卫生事件相关信息报告卡》的内容包括报告单位、填报日期、报告人、联系电话、事件名称、初步判定的事件类型和性质、发生地点、发生时间、患者数、死亡人数、主要临床症状、已采取的主要措施等。

微课：社区突发公共卫生事件的应急处理

（二）应急处理

1. 启动突发公共卫生事件应急预案

一旦发现社区突发公共卫生事件，应立即按要求进行上报，并启动突发公共卫生事件应急预案。在卫生行政主管部门的统一指挥下，和各相关部门、社区协同开展突发公共卫生事件应急处置工作，有效预防、及时控制和消除突发公共卫生事件及其带来的危害，保障公众身心健康与生命安全。

2. 现场伤病员救护

（1）现场评估　①了解事件发生的原因、伤病员人数及严重程度等情况；②观察现场对伤病员、救护者有无造成再次伤害的可能以及进入现场的安全性。

（2）预检分诊、急救和转运　①根据伤病员身体状况的紧急和严重程度，进行检伤分类，对危重（第一处置）、重（第二处置）、轻（第三处置）伤病员和死亡人员分别采用红、黄、绿、黑色标识腕带系在其手腕或脚踝部位，便于按优先顺序进行救治和转诊，以最短的时间尽可能抢救更多的伤病员；②社区护士迅速将伤病员转送到安全区域，按照“先救命后治伤，先救重后治轻”的原则，根据病情实施各种急救护理技术，病情许可情况下，尽快将伤病员转送到医院接受进一步治疗；③对传染病患者就地进行隔离、抢救，或送往指定的医疗机构救治；对疑似传染病患者采取相应的隔离、医学观察等措施。

3. 消毒隔离处理

（1）杜绝传染源　找出引起突发事件的传染源，如有毒和有害物质的扩散污染、生活污水及粪便的病原微生物污染的水源，并对污染源进行消毒、控制等。

（2）切断传播途径　对疫区进行封锁、严格消毒，做好个人防护，同时开展杀虫、灭鼠等工作。如发生人感染高致病性禽流感重大疫情，应扑杀疫区内所有禽类，焚烧或深埋禽类的尸体及污染物，彻底清除污染的禽舍和环境。

（3）保护易感人群　对居住在突发事件所在地的人群和年老体弱易感人群，采取应急接种预防性服药，实施应急药品和防护用品分发等保护措施并提供指导。

4. 传染病密切接触者和健康危害暴露人员的管理

协助开展传染病接触者或其他健康危害暴露人员的追踪查找，对集中或居家医学观察者提供必要的基本医疗和预防服务。

5. 流行病学调查

协助疾控机构人员开展标本的采集、流行病学调查工作，收集和提供患者密切接触者、其他健康危害暴露人员的相关信息，尽快查明事故原因。

6. 健康救护教育

在突发事件救护过程中，对现场人群进行自救与他救健康教育，并给予心理支持。

（三）预防

1. 风险管理

在疾病预防控制机构和其他专业机构的指导下，协助开展突发公共卫生事件风险排查、收集和提供风险信息，参与风险评估和应急预案的修订，并保证应急设施、设备、救治药品和医疗器械等物资的储备。

2. 社区评估

评估社区交通、卫生、饮食、安全等方面存在的隐患，在相关部门的配合下，及时采取措施，杜绝危险因素，预防各种突发事件的发生；评估社区周边环境，熟悉可利用的救援设备和路径，在事件发生时能利用最大资源，尽快疏散人群到安全区域。

3. 健康教育

重视对社区人群进行《突发公共卫生事件应急条例》等相关法律法规的宣传，为社区家庭制订一份突发事件的预防和应对处置计划；根据社区评估存在的风险和季节性因素，开展有针对性的健康教育活动，教育居民尊重自然，保护公共环境，预防突发事件的发生；对社区人群进行自救、互救、避险、逃生等个人防护技能培训，提高社区居民的保护技能。

4. 日常演练

定期在社区开展现场救护、卫生处置、疫情防范等突发公共卫生事件应急预案演练，动员多部门合作、社区群众参与，提高社区应对突发事件的能力，提升医护人员的急救技能，保障社区居民的身心健康。

食物中毒事件

本章小结

传染病是指由特定的病原体(或其毒性产物)所引起的一类疾病。病原体及其毒性产物可通过感染的人、动物或储存宿主以直接或间接方式(经由中介的动物宿主、昆虫、植物宿主或其他环境因素)传染给易感者。

传染病除了具有传染性、有特定病原体以及感染后产生免疫力等基本特征之外，主要还有其流行病学特征。

突发性公共卫生事件指突然发生，造成或者可能造成社会公众健康严重损害的重大传染病疫情、群体不明原因疾病、重大食物和职业中毒以及其他严重影响公众健康的事件。

突发公共卫生事件有突发性、群体性、复杂性、严重性、紧迫性、综合性 6 个特点，根据突发公共卫生事件发生的原因，通常可以分为重大传染病疫情、群体不明原因疾病、重大食物中毒和职业中毒及其他严重影响公众健康的事件 4 大类。

客观题测验

主观题测验

第十二章
社区灾害事件应急管理

PPT: 社区灾害事件应急管理

学习目标

1. 识记：灾害、灾害医学、预检分诊的概念。

2. 理解：灾害特征及分级、伤病员预检分诊原则及流程、社区灾害应急管理原则和流程。

3. 运用：灾害伤病员预检分诊和现场救护、灾害后人群心理应激反应、灾害应对的 4R 理论。

社区是社会的基本单元，既是灾害的直接受体，也是抗击灾害的主体，在灾害管理中发挥着重要作用。由于气候变化、环境污染等诸多因素的影响，近年来，我国的灾害事件发生频率有明显的上升趋势。如何预防和应对灾害性事件的发生，减少和避免突发灾害造成的重大损失，最大限度地保护人民群众的生命财产安全，是灾害救护的关键。

第一节　社区灾害

预习案例

2016年6月30日至7月6日，我国武汉市累计降水量520.5 mm，突破武汉有气象记录以来周持续性降水量最大值，全市交通路口，火车站被淹。但由于气象预报提前告知将有大暴雨，广泛宣传号召各单位及居民做好防范措施，并于降水中、降水后采取有效措施，使得灾害损失明显低于1998年7月武汉洪灾，很快就恢复了交通，各单位及居民一切如常。

思考

1. 上述案例中发生的灾害是什么类型？
2. 灾害发生前、发生时及发生后社区护士应如何应对？

一、灾害概述

（一）相关概念

世界卫生组织将灾害(disaster)定义为：任何能引起设施破坏、经济严重受损、人员伤亡、健康状况恶化的事件，如其规模已超出事件发生社区的承受能力而不得不向外部寻求专门援助，可称其为灾害。因此，灾害具备两方面共性：①灾害具有突发性和破坏性；②灾害的规模和强度超出发生灾害社区的自救能力或承受能力。

灾害性事件包括自然灾害(气象灾害、地震地质伤害、生物伤害)和人为灾害(技术事故、环境公害、事故、人为恐怖)，是突发公共事件中最严重的事件。

1. 灾害医学(disaster medicine)

灾害医学又称灾害救援医学，是研究对各种自然灾害和人为事故进行医学救援的科学规律、方式方法、组织的一门科学，涉及灾害救援的各个方面、各个阶段，是灾害救援的重要组成部分。灾害医学研究在灾难条件下人民群众生命安全和健康、伤病员救治的救援与组织工作，是集公共卫生、急诊医学和灾难管理于一体的一门新兴交叉学科。

2. 灾害护理(disaster nursing)

灾害护理是指在灾害的整个过程中，为那些无法解决自身健康问题的服务对象提供医疗护理服务。灾害护理一般分为准备阶段、应对阶段、恢复阶段的护理。3个阶段可以循环发生。对灾害不同阶段进行针对性的管理，能够减少遇难者的危害程度，并有助于灾害后的重建工作。

(二)灾害特点与分类

1. 特点

灾害性事件具有突发性、危害性、非常规性的特点。

(1)突发性　指发生突然，出乎人们的意料。突发性是灾害发生最基本的特点，包含两方面意思：一是发生的偶然性；二是进展迅速。可见，灾害发生往往没有征兆或者是征兆不明显，很难被人们所察觉并提供充足的时间来分析和准备应对，同时难以提供丰富信息作为依据进行正确判断。

(2)危害性　指灾害事件的危害涉及面广、影响力大，可以是一个区域、地区，甚至于整个国家及全世界，若没有及时应对，可造成涉及多方面影响的综合性社会危机。灾害性事件的危害性增加了人们处理危机的难度，如“恐怖袭击事件”造成的影响范围很大，甚至可能造成灾难性的影响。

(3)非常规性　指灾害性事件超出了一般事件规律，呈现出易变性，甚至呈“跳跃式”发展。这种非常规性打乱了人们的惯性思维，难以按照其常规性和特征性进行管理，迫使人们不得不采取紧急措施，应对灾害事件的发生。

2. 灾害性事件分类

根据灾害性事件发生的过程和性质，将灾害性事件主要分为以下 4 类。

(1)自然灾害　由于自然原因而导致的突发事件，主要包括水旱灾害、气象灾害、地震灾害、地质灾害、海洋灾害、生物灾害和森林草原火灾等。

(2)事故灾难　由于人为原因造成的紧急事件，包括那些由于人类活动或人类发展所导致的计划之外的事件或事故。主要包括工、矿、商、贸等各类安全事故，交通运输事故，公共设施和设备事故，环境污染和生态破坏事件等。

(3)公共卫生事件　通常因病菌或病毒等引发的大范围疾病流行事件，主要包括传染病疫情、群体性不明原因疾病、重大食物中毒和职业中毒以及其他严重影响公众健康的事件。

(4)社会安全事件　主要因人们主观意愿产生，危及社会安全的突发事件，主要包括恐怖袭击事件、经济安全事件和涉外突发事件等。

无论是自然灾害还是人为灾害，灾害对人类社会都会产生影响，主要包括人员伤亡，环境破坏，经济损失，社会、心理负面效应。

3. 灾害分级

灾害按其范围、损害程度和可控性分为 4 级，并用红、橙、黄、蓝 4 种颜色分别代表不同的灾害级别。

(1) Ⅰ级灾害(特大灾害)　灾害范围广，涉及多个省市、几百个县，人员伤亡和经济损失巨大，对一定区域社会经济造成严重影响，需要中央政府组织指挥救灾工作。如 1976 年唐山 7.8 级大地震、2008 年四川汶川 8.0 级大地震、2010 年智利 8.8 级大地震。特大灾害通常用红色表示。

(2) Ⅱ级灾害(大灾害)　灾害范围涉及 1 ~ 2 省、几十个县，造成人员伤亡和经济损失严重，对灾区人民生活和经济发展造成严重影响，由中央有关部门和省政府组织领导抗灾。通常用橙色表示。

(3) Ⅲ级灾害(较大灾害) 成灾范围为1个省，造成一定的人员伤亡和经济损失，对灾区人民生活和经济发展造成严重影响，由中央及他省支援，省政府依靠当地组织进行抗灾救灾。通常用黄色表示。

(4) Ⅳ级灾害(一般灾害) 在局部地区发生，造成一定人员伤亡，灾区人民生活和经济受到一定影响，由省级政府支援，主要依靠当地组织进行抗灾救灾。通常用蓝色表示。

课程思政

氾胜之灾害防治思想

氾胜之，古代著名农学家，总结了许多灾害防治的经验，重点在抗旱保墒、防治病虫害和抗霜防冻等方面。氾胜之的防灾思想是黄河中下游流域旱地农业自然灾害防治现状和技术水平的体现，也是氾胜之对这些地区灾害防治经验初步理论化和系统化的总结。

二、灾害医学及护理人员应具备的能力

(一)灾害医学发展

1. 灾害医学沿革

1976年德国著名麻醉医生美茵茨发起并成立了急救和灾害医学俱乐部，1985年更名为世界急救和灾害医学协会(World Association for Emergency and Disaster Medicine, WAEDM)，标志着现代急救和灾害医学概念的开始。欧美等发达国家均有成立专门的灾害医学培训组织和基地，对从事紧急救援工作的人员定期强化培训，训练参与救灾的医护人员；在大学教育中开设有关灾害医学的课程，培养、训练大学生的救灾技术，同时也培养志愿者的救援知识和技能，提高国家和民众的应急救援能力。近年来，灾害医学的发展呈现灾害救援社会化、结构网络化、抢救现场化、知识普及化发展，同时呈现出跨学科、跨部门、跨地区、跨国界的合作趋势，但是灾害救援需要科学的组织指挥，尤其需要政府与相关机构的密切配合，统一指挥，协同运作，充分发挥现有资源，使灾害救援工作顺利进行。因此，灾害医学救援实际上是一项社会系统工程，需要全社会多方的参与。

我国是一个自然灾难较频繁的国家，自然灾难频发且强度逐渐升级，人为灾难也不断衍生，需要提高全民的抗灾防灾意识，更要对医务人员进行灾难医学知识的专业教育，接受灾害救援的相关培训，掌握灾害事故的特征规律、应急处理的基本技能以及急救的基本知识，提高医务人员对各种灾害和突发事件的应急反应能力和医疗救援水平。

2. 国际灾害日

为唤起国际社会对防灾减灾工作的重视，督促各地区和各国政府把减轻灾害作为工作计划的一部分，推动国家和国际社会采取各种措施以降低灾害的影响。1989年12月，

第44届联合国大会作出决议，决定从1990年至1999年，开展“国际减轻自然灾害十年”活动，并将每年的10月份第2个星期三确定为“国际减灾日”，借此在全球倡导减少自然灾害，包括灾害防止、减轻和准备。

3. 我国的防灾减灾日

2008年5月12日，四川汶川发生里氏8.0级特大地震，这场新中国成立以来破坏性最强的大地震，造成近10万人的遇难和失踪，给中国人民带来了巨大的心理压力和难以愈合的心灵创伤。自2009年起，中国政府将每年5月12日为全国“防灾减灾日”，表达对灾害遇难者的追思，增强全民忧患意识，提高防灾减灾能力，减少灾害损失。

（二）灾害救援中护士应具备的能力

护理人员是医疗救护队伍中的重要角色，在灾害预警、应对救援及灾后恢复中发挥重要作用。因此，护理人员的专业知识、灾害救护技能和良好的心理素质对于灾害有效救援至关重要。

1. 现场协调和指挥能力

在做好伤病员救护工作的同时，要做好应急救援的组织管理工作，并及时与上级救治机构和指挥系统保持信息畅通。

2. 紧急应对和救护能力

护士反应要敏捷、判断要准确，熟悉应急救援流程，熟练掌握救护技能，特别是具备外科和急危重症救护方面的能力，如伤口包扎、骨折固定、胸腹外伤处理、简易外科手术配合等。

3. 心理素质稳定

灾害救援医护人员需具备很好的心理素质以应对现场救护，同时还要安抚受灾居民，给其他救援人员做好心理疏导工作。因此，社区护理人员应具备高度的责任心，拥有良好的心理素质、身体素质和社会活动能力。

课程思政

重视灾害护理中的人文关怀

人为关怀是指坚持“以人为本”的理念，在生活中能够充分体现和维护人的情感方式、道德尊严、思维方式、生产权利和价值观念。针对在灾害中受到伤害的患者而言，医护人员不仅需要帮助其缓解身体上的疼痛和伤害，还要能够为其进行灾后心理创伤疏导，并且利用人道主义精神对患者生命和健康、人格和尊严、需求和权利给予关注，从而帮助他们尽快从灾害中走出来，实现康复。

三、灾害应急管理理论

突发事件应急管理是指个人或组织为了预防危机的发生，减轻危机发生所造成的损害，尽早从危机中恢复过来，或者为了某种目的在有效控制的情况下，针对可能发生的危机所采取的管理行为。

美国学者罗伯特·希斯（Robert Heath）提出四阶段危机管理理论，又称4R模型理论，即缩减阶段（reduction）、预备阶段（readiness）、反应阶段（response）、恢复阶段（recovery），其中反应阶段是灾害管理的核心。

（1）缩减阶段　在缩减阶段，主要任务是预防灾害事件发生及减少发生后的冲击程度。缩减是有效灾害管理的重要措施，如果在缩减阶段危机得到控制，灾害的损失是最小的。因此在日常管理中，要对各种细小的变化多加注意，防微杜渐，可以防止一些危机的发生。

（2）预备阶段　在危机发生前，就必须做好响应和恢复计划，对员工进行技能培训和模拟演习，保证这些计划深入人心并落到实处。其目的是一旦突发事件发生，可以使损失最小化，并尽快恢复到常态。

（3）反应阶段　在灾害事件发生后，需要及时做出应对反应，在尽可能短的时间内运用各种资源、人力和管理方法解决应急工程问题，防止灾害的影响进一步发展和恶化。

（4）恢复阶段　通常在经历过突发事件之后，人员和物资都会受到不同程度的冲击和影响。一旦灾害事件得到控制，应着手致力于灾害后的恢复工作。同时还要根据灾害过程中暴露出来的问题，对应急管理流程和工作内容进行修改，对应急管理计划进行修订。

反应阶段是灾害应对管理中最核心的内容，包括4个方面：信息获知、有效反应、重点应对、消除影响。①信息获知是灾害事件应对管理的第一步。在灾害管理中，及时、准确地获知灾害发生的信息是应对管理的关键，可以通过监测系统等快速获得信息。②有效反应是在灾害事件发生的信息获得的可靠性和准确性，并在短时间内完成突发事件处理的各种准备。③重点应对是指灾害影响的重点区域和受灾人群实施重点处理，以防事件进一步演化和次生灾害发生。④消除影响应对管理之后的恢复特征，可以有效帮助受灾人群维持生命和保持基本生活需要，为进一步灾后全面恢复提供良好保证。

罗伯特·希斯认为危机管理4个阶段构成了灾害性事件管理的基本过程，突发事件应对管理的本质是动态的、互动的过程，4R模型是对突发事件应对管理的全面整合，有助于管理者从总体战略的高度进行危机管理。管理者要主动进行灾害风险评估，减少灾害发生的影响，做好处理灾害应对的准备，尽快应对已经发生的突发事件并尽快从中恢复。管理者应该积极思考如何减少突发事件的发生、做好突发事件应对管理的准备工作、规划以及培训员工应对突发事件局面并很快恢复到原来的工作状态。

灾害发生的社会因素

第二节　社区灾害的管理

预习案例

2017 年，美国遭遇了飓风“哈维”“艾玛”“玛利亚”，美国总统就此发布了 10 次重大灾害声明和 10 次紧急声明，宣布联邦政府对不同地区和灾害的应急工作介入。美国联邦应急管理工作的开展具有几个特点：注重灾害预防文化的建立和防范意识的提升，注重对应急管理综合协调和配合能力的提高，注重从应急救援的各个过程来加强对重特大灾害的防范

思考

1. 上述案例中美国政府对灾害管理是从哪些方面开展的？
2. 结合上述案例，思考应怎样开展社区灾害的管理？

一、社区灾害的风险管理

风险评估和监测是社区预防与应对突发灾害性事件的重要组成部分。社区风险评估包括社区中易损人群状况、分布；规划社区硬件设施（如房屋和生命线工程等的加固和更新）；对社区区域内有风险的迹象进行监测、识别、诊断与评价，并做出警示，以引起相关管理人员的重视，并做好必要的应对准备和应急预案。因此，要做好 4 个方面的工作。

1. 社区重点人群应对能力评估

社区人群的特点决定了其社区灾害的风险，社区重点人群应对能力评估是社区制定风险防范规划的重要切入点。如社区内老年人口居多，特别是独居老人居多，就要做好对老年人的健康评估和长期护理服务，通过建立独居老人安全巡视预警机制或安排社区减灾志愿者与弱势群体关爱结对，来保障老年人口的安全。

2. 社区环境评估

根据社区自身特点，对社区重点区域和人群活动集中的地方加强风险防范设施的评估。如易损性房屋遇到某些自然巨灾的情况时，可能会发生倒塌，造成巨大的人员伤亡和经济损失，应针对这些房屋易损性较强的特点进行定期的加固和维修，建立社区各类应急应对预案。

3. 强化社区应急管理中的公众参与

在社区灾害风险管理的过程中，应将社区公众这些直接利益相关者吸纳进来，让他们参与讨论社区所面临的灾害风险，分析风险发生的可能性及由此而产生的后果，并找出可以消除、降低和管理灾害风险的措施，制订出相应的行动计划。开展社区灾害风险管理工作，营造社区灾害文化，提高人们防灾意识以及在灾害发生时冷静地对应等。

4. 加强灾害救护知识的普及

在灾害面前，知识积累将决定行动方式。在社区内通过开展宣传、培训活动，使社区居民具有风险意识、灾害预防知识和应急救援技能。此外，所开展的宣传、培训活动要与当地的本土文化、居民的知识和技能水平相适应。活动的设计、方法和语言等方面要根据不同的对象有针对性地、通俗易懂地进行。同时要建立灾害管理志愿者和灾害信息小分队，做好减灾宣传教育活动，协调社区培训，落实社区弱势群体灾害管理工作，监督减灾项目实施情况，遇到灾害事件时协助做好应急、紧急救援等工作。

二、社区灾害的应急管理

（一）组织体系

灾害或突发性事件发生后，社区成立应急处理指挥中心，统一指挥、协调预防和应急处置工作，负责对突发的事件进行综合评估，初步判断事件的类型及危害程度；向上级管理部门提出是否启动预警机制，提出紧急应对措施；组织、协调成员部门，配合社区开展灾害预防和控制工作。

1. 确定社区应急灾害的职能

根据应急指挥中心的安排，社区卫生服务中心承担以下职责：①负责制定预防和控制灾害的各项技术方案；②组建、培训由专业技术人员组成的医疗急救队伍；③做好传染病患者的流行病学调查、密切接触者的医学观察及实验室检测工作；④对事件现场进行卫生处置，提出对灾害的控制措施和监督措施；⑤开展健康教育，保护易感人群，防止疫情扩散；⑥协调政府及各相关部门、社区协同开展应急处置。

2. 组成应急救援队伍

灾害事件发生后，立即由卫生行政部门应急指挥中心组建应急救援队伍，人员可以包括流行病学、临床救护、急诊医学、卫生监督、实验室检测、消毒灭菌、后勤保障等方面的专业技术人员。应急救援队伍应在灾害现场的指挥领导下，承担灾害现场处理任务，包括现场伤病员救援、人员疏散和分流、组织流行病学调查、环境消毒等医疗救治活动。

（二）保障体系

1. 建立应急保障体系

应急保障体系的建立是正确应对突发事件、减少和避免损失、保证应急救援工作正常进行的重要条件。该体系具体包括：①医护人员进行相应灾害事件防治知识和技术培训；②成立应急技术预备队，参加业务培训，明确各应急专业人员职责；③成立疫情报告管理组，保证所需资源及网络畅通；④成立现场卫生处置小组，如消毒组和综合预防保障等应急组织，参加事件调查、现场卫生处置、救治物品准备等工作；⑤建立奖惩制度，对参加灾害事件做出贡献的人员，给予表彰和奖励；对未按规定履行报告职责（隐瞒、缓报、谎报灾害事件）或不服从指挥者，追究责任。

2. 建立高素质的专业队伍

建立高素质的专业队伍是灾害事件应急管理的重要保障，如引进急需专业人才，建立公共卫生培训和灾害事件应急演练基地，以能力建设为中心大力开展全员培训，重点提升疫情监测分析能力、现场应急处置能力和实验室检验能力等。

社区护士是灾害事件医疗救护的重要成员，参与救护的社区护士必须具备以下条件和能力，才能胜任灾害事件的护理工作。

(1)社区护士参与灾害事件的条件：具有全科医学背景，具备急救技能，具有良好体魄与坚强意志、良好的心理素质，接受过卫生应急培训并合格。

(2)社区护士参与灾害事件的能力。

①现场评估和急救：能进行现场检伤分类，掌握各种急救护理技术。

②伤员转运与监护：了解转运伤员的指征和注意事项，并监测伤患情况。

③心理支持技术：识别个体、家庭和社区的心理社会需求(包括参与救援者)并进行简单心理疏导。

④健康教育：突发灾害预防及救助过程中，都需要对居民实施自救与他救的健康教育。

⑤评估和判断能力：快速评估确定灾害的性质和范围、受灾人群的基本情况、存在的安全隐患等。

⑥其他救护技能：如管理药物、疫苗发放、人群居住点的卫生管理、个案调查、大规模人群的感染控制等。

⑦与其他部门人员的协作能力。

(三)管理原则和流程

根据《中华人民共和国突发事件应对法》《突发公共卫生事件应急条例》，切实加强应急管理，能及时有效预防、控制和消除突发灾害事件的危害，保障人民身体健康和生命安全，维护社会安定和发展。

1. 预防为主

①建立各类突发灾害事件应急预案，加强对突发灾害事件的监测和防范，及时发现并排除隐患；②经常进行应对演练，对居民进行健康教育。

2. 快速反应

①及时发现并上报可能存在的灾害事件隐患，建立快速通道，在最短时间内启动预警机制；②接收到上报信息后及时核实、判断、上报，做好应急准备；③建立预警预防机制，明确职责和责任，事件发生时，能快速做出反应。

3. 分类指导

根据灾害事件的类型，对重大传染病疫情、群体性不明原因疾病、重大食物中毒、自然和人为灾害引发的严重影响公众健康和安全的事件区别处理，以求达到最佳效果。

4. 及时处理

在发生灾害事件时，社区医疗机构不得以任何理由拒诊、拒收伤病员。社区医护人员应对受害者及时采取相应救治措施，做到及时、快速、高效。

5. 属地管理

社区发生灾害事件时，社区领导机构有权对辖区内的各种应对资源进行统一调配。社区卫生服务机构应服从安排，担负起保卫居民健康的责任。

三、社区突发公共卫生事件的预警处置机制

（一）预警响应机制

预警是在缺乏确定的因果关系和充分的剂量－反应关系证据的情况下，促进调整预防行为或者在环境威胁发生之前即采取措施的一种方法。

突发事件预警是应对危机管理的预防措施，建立高效可行的预警管理机制，能够避免突发事件发生。突发公共卫生事件的早期预警是为了及时采取相应的应急反应。为将突发事件的危害降低到最小，需要在平时就做好应急准备，制定各类突发公共卫生事件的应急预案，并做好相应的后勤保障工作。

1. 预警的基本方式

常见的预警的方式有4种。

(1) 直接预警　指对发生烈性传染病或易传播疾病、原因不明性疾病、重大食物中毒等直接进行预警报告。

(2) 定性预警　指采用综合预测法、控制图法、Bayes概率法、逐步判别分析等多种统计方法，借助计算机完成对疾病的发展趋势和强度的定性估计，明确是上升还是下降，是流行还是散发。

(3) 定量预警　指采用直线预测模型和指数曲线预测模型、多元逐步回归分析建立预报方程、简易时间序列、季节周期回归模型等预测方法对疾病进行定量预警。

(4) 长期预警　采用专家咨询法对疾病的长期流行趋势进行预警。

2. 预警响应分级

根据预测分析结果，Ⅰ级、Ⅱ级、Ⅲ级和Ⅳ级突发公共卫生事件预警依次用红色、橙色、黄色和蓝色表示。

(1) Ⅰ级疫情预警(红色)　证实突发事件具备人传人的能力，出现暴发流行。响应措施为在省级疾病预防控制中心的指挥下，开展现场处置。

(2) Ⅱ级疫情预警(橙色)　一定范围内发生3例以上确诊病例，或发生至少1例确诊病例死亡。响应措施为省级疾病预防控制中心给予现场技术指导，疫情发生地负责现场处置。

(3) Ⅲ级疫情预警(黄色)　一定范围内发生1例确诊病例。响应措施为县级疾病预防控制中心现场技术指导，疫情发生地负责现场处置。

(4) Ⅳ级疫情预警(蓝色)　一定范围内发生某种疾病疫情。响应措施为由疫情发生地的疾病预防控制中心负责接触者的医学观察和现场处置。

3. 预警信息发布

根据各类突发公共事件应急预案，按照突发公共事件可能发生、发展趋势和危害程度发布预警信息。预警信息的主要内容包括突发公共事件的名称、类别、预警级别、起

始时间、可能影响范围、警示事项、应对措施和发布机关等。

在突发事件处置过程中，应建立一个及时透明可信的信息系统，充分利用电视、报刊等媒体，在第一时间发表最新信息和事实，保证准确、及时、公开的信息发布，确保信息的可信度和权威性。2003 年 SARS 事件发生后，我国在突发公共事件预警机制的建设方面取得了一定的成效，对各类突发公共事件建立了预警预案，健全了信息相互通报的机制，增加了疫情信息的透明度。

（二）突发公共卫生事件报告制度

建立突发公共卫生事件信息监测报告制度，执行首诊负责制，负责事件监测信息报告工作。

1. 报告时限

初次报告必须在核实确认发生突发公共卫生事件后 24 h 内上报，阶段报告可按每日上报，总结报告在事件处理结束后 10 个工作日内上报。有下列情形之一的，各社区卫生机构（含农村卫生院、个体诊所）应当在事件发现后 2 h 内通过网络向上一级卫生机构上报。

（1）发生或可能发生传染病暴发流行的：发现甲类传染病或乙类传染病中的肺炭疽、传染性非典型肺炎、脊髓灰质炎、人感染高致病性禽流感患者或疑似患者时，或发现其他传染病暴发。

（2）发生或发现不明原因的群体性疾病的。

（3）发生传染病菌种、毒种丢失的。

（4）发生或者可能发生重大食物和职业中毒事件的。

对于不具备网络直报条件的事件，应采用最快的通讯方式将《突发公共卫生事件相关信息报告卡》报送属地卫生行政部门指定的专业机构。

2. 报告方式

各级各类医疗卫生机构、监测机构和卫生行政部门以及有相关单位为责任报告单位。执行职务的医护人员和检疫人员、疾病预防控制人员、乡村医生、个体开业医生均为责任报告人。

3. 报告内容

报告内容为《突发公共卫生事件相关信息卡》上的相关内容，具体内容见本书第十一章第三节。

（三）社区突发公共卫生事件的预防

危机前管理除了预警和保障机制建设，日常预防和演练也是相当重要的环节，通过熟悉和实践突发事件的应对流程，在事件来临时，能快速反应和正确应对，具体措施见本书第十一章第三节。

社区护理人员灾害准备简述

第三节　社区灾害的救护

预习案例

2016年6月23日下午，江苏省某市某县部分地区突遭龙卷风、冰雹双重袭击，多个乡镇受灾，造成大量厂房、房屋、学校教室倒塌，人员伤亡等灾害。灾害发生后，某市级医院在最短时间内采取强有力措施，坚持"救人为第一"的原则，积极、安全、妥善接收和处理伤员，采取了一系列的救护措施，包括启动护理指挥系统，准备抢救物品，安排救治场地，应急救护小组分组等，取得了较好的应急救护效果。

思考

1. 上述案例中社区灾害救护是从哪些方面开展的？
2. 思考上述案例中社区救护的重要性？

社区灾害事件应对包括受灾者的救护管理和现场流行病学管理。实行医疗救护前先对受灾者的伤情(含生理和心理)进行评估、分类，再做相应处置。

一、社区灾害的预检分诊

一旦发生灾害性事件，对伤病处理应按照"快速分诊、分级处理"的原则进行分诊并及时上报，按照"对症处理为主、先救护后转送"的原则对不同伤情的患者送至不同地方救治。若发现传染患者要立即隔离，并做好消毒和疫情报告。

(一)伤病员的预检分诊

预检分诊(pre－examination of triage)也称检伤分类，指评估伤员身体状况紧急和严重程度，并判断伤员处理的优先顺序。包括伤病员的预检分诊、心理问题，其目的是通过快速、正确的评估，合理分流，使伤员得到便捷、有效的救护，以有限的人力资源在最短时限内尽可能多救护伤病员。常用红、黄、绿(蓝)、黑色表示伤病员的病情轻重，并给其佩戴相应颜色的伤情识别卡。

1. 预检分诊的原则

要求在1 min内完成对一个患者的现场预检分诊，并最大限度为患者实施急救措施。参与救护的护士通过预检分诊，区分所有伤员的轻重缓急、先后救护次序，做好记录并指挥伤病员的运送和护送。

2. 预检分诊的方法

(1)RPM初步预检分诊　RPM中R(respiration)代表呼吸，P(perfusion)代表灌注量，M(mind)代表意识。RPM初步预检分诊的判定依据如下。

①R(呼吸)：无呼吸，给予畅通呼吸道；仍然无呼吸，等于黑色；呼吸恢复，等于红色。呼吸存在，超过 30 次/min，等于红色；低于 30 次/min，应进一步检查灌注情况。

②P(灌注量)：桡动脉搏动消失或毛细血管充盈时间超过 2 s 是红色；桡动脉搏动存在或毛细血管充盈时间小于 2 s，应进一步检查精神状态。

③M(精神状态)：不能听从简单的指令(无意识)为红色；能听从简单指令为黄色或绿色。

(2)START 急救处置　START 代表简单分类和快速治疗。START 中的 S(simple)代表简单；T(triage)代表分类；A(and)代表和；R(rapidly)代表迅速；T(treatment)代表治疗。这种预检方法比较常见，适用于现场较小、短时间内有大量伤病员的救护状况。主要依据伤员的通气状况、循环及意识状况对伤病员进行及时、简捷的预检分诊和迅速、有效的救护。START 具体实施流程如下。

①通气状况：死亡，不予以处理，评估下一位；呼吸次数 >30 次/min，立即处理(第一优先)；呼吸次数 <30 次/min，延迟处理，评估下一项。

②循环状况：毛细血管充盈时间(红色) >2 s，立即处理(优先)；毛细血管充盈时间(红色) <2 s，延迟处理，评估下一项。

③意识状况：不能听从指令，立即处理(第一优先)；能听从指令，延迟处理，评估下一位患者。对每一位患者的评估时间一般不超过 60 s。

3. 预检分诊中的标识颜色

突发事件救护中，用不同的颜色表示伤情，以便于识别不同病情程度的患者，并快速采取相应措施。

(1)红色　非常紧急，第一优先处置。表示患者伤情严重，威胁生命，须 1 h 内立即送往综合性医院治疗。属重度损伤，常见如收缩压 <60 mmHg、意识丧失、心跳呼吸骤停或呼吸困难、呼吸道梗阻、张力性气胸、大出血、昏迷等随时有生命危险者。

(2)黄色　紧急，第二优先处置。表示患者没有致命的损伤但需要治疗者，可能有潜在生命危险，须 4 ~ 6 h 初步救护后优先送往附近医院。属中度损伤，常见有严重烫伤、头皮撕脱、肱骨骨折、肩关节错位、稳定性的药物中毒、轻度意识障碍等。

(3)蓝(绿)色　不紧急，第三优先处置。表示患者伤情较轻，意识清醒、生命体征正常、能配合检查、可走路，无需转诊至医院治疗，现场救护。属轻度损伤，常见有单纯伤口破裂、扭伤等。

(4)黑色　已死亡者或损伤非常严重，没有存活希望的伤员。如躯干分离、高空坠落致严重创伤及内脏脱出者。

(二)心理问题预检分诊

对灾害事件中受灾人员或救灾人员进行精神损伤程度的判断和分诊，常有 5 种情况。

1. 正常反应

正常反应表现为不安、寒战、恶心呕吐，能执行简单命令。

2. 外伤性抑郁

外伤性抑郁表现为呆坐，像“正常反应”，但能参与简单的救助活动。

3. 惊吓

患者丧失判断力，对人群充满恐惧，最好进行隔离护理。

4. 过度反应

患者常讲恐怖性故事，到处乱串等过分反应。

5. 转换反应

患者出现听力障碍、视力障碍、癔症性昏迷、麻痹等躯体症状，须及时给予护理。

二、社区灾害的现场救护

(一)现场救护原则与技术

1. 救护原则

社区现场救护不同于医院院内急救，要求在紧急情况下，利用现场有限资源，最大限度地救护伤患者，减少伤亡率。救护原则：抢救生命、稳定病情和快速转运。

2. 基本救护技术

救护技术主要包括心肺复苏、保证气道通畅、提供有效呼吸、维持循环功能、控制外出血、保护受伤的颈椎和骨折固定。严重多发伤早期急救般主张按 VICSO 程序进行，即：V(ventilation)通气，保持呼吸道通畅；I(injection)输液抗休克；C(controll)控制活动性出血；S(supervise)多功能监护；O(operation)手术治疗。

(1)立即使伤者脱离危险区　救护前先评估环境，帮助伤者脱离危险再施救。

(2)通气　保持呼吸道通畅，及时充分给氧，迅速处理呼吸道阻塞，取出口腔内活动性假牙、碎牙、血块等异物，吸净呼吸道分泌物。

(3)输液抗休克　建立静脉通道，迅速补充血容量。增加有效血容量是抢救创伤性休克的重要措施。根据休克程度建立 2 ~ 3 条静脉通道，宜选用大血管，可用 16 ~ 20G 静脉留置针，以便快速输入大量液体，其中一条静脉通道用输血器，为可能的输血做好准备。

(4)控制活动性出血　紧急控制创伤引起的活动性大出血，避免在短时间内丧失大量血液，造成血容量的锐减，甚至发生休克和死亡。伤口表面立即用敷料加压包扎并配合医师清创缝合止血，骨折处用夹板固定。

(5)多功能监护　监测生命体征用多功能监护仪持续监测心电图、呼吸、血压、血氧饱和度。留置导尿管，记录每小时尿量。根据监测结果，及时采取相应抢救措施。

(6)手术治疗　马上做好术前准备，对有紧急手术指征的患者，及时做好采血、配血、备皮、剃头、药物试验等术前准备，通知手术室、麻醉科做好相应准备，护送患者进手术室，并与手术室护士做详细交接。

（二）灾害救护现场护士的职责

1. 评价现场伤亡情况

评价现场伤亡情况包括事件发生的时间、地点、伤亡人数及种类、伤病员主要的伤情、采取的措施及投入的医疗资源及急需解决的医疗救护问题。

2. 现场伤病者的分类

依据受灾者的伤病情况，按轻、中、重、死亡分类，分别以“蓝(绿)、黄、红、黑”的伤病卡做出标志，置于伤病员的胸部或手腕、脚踝部位，便于救护人员辨认并采取相应的急救措施。

3. 转送伤病员

将经治伤病员的血型、伤情、急救处置、注意事项等逐一填写在伤病员情况单上，并置于伤病员衣袋内。先处理大出血、骨折等需急救的情况再转运。转运过程中科学搬运，避免造成二次损伤。

4. 相关信息的报告与管理

按照相关法律法规规定的报告程序，对现场发生的新病例、重症患者等情况及时报告。

5. 现场流行病学调查与人员管理

配合专业防治机构开展对传染病患者和疑似患者采取隔离、医学观察等措施；对隔离者进行定期随访，指导患者家庭消毒；开展健康教育，给居民普及救护知识，解答相关问题；分配发放应急药品和防护用品，并指导居民正确使用。

6. 指挥、调遣现场

根据需要对参与医疗救助的其他人员进行调遣。

（三）灾害现场伤病员的转运

伤病员在灾害现场初步伤情评估、实施救护后，除暂时留观危重伤病员外，应迅速、安全地将患者转送到相关医院进行进一步专科救护。负责救护的人员要向相关医院通知患者转运情况，负责转运的医护人员应佩戴相应的标志，转运准备完毕后，应给医院相关负责部门报告车牌号、转运患者数、患者伤情及受伤类型等。

在转运过程中，护士要密切观察病情、注意观察生命体征、建立必要的静脉通路和转运过程中预检分诊等；还要根据伤病员初步预检分诊结果，评估和决定其转运的优先顺序、接收伤病员的医院类型和转运车辆的种类。

灾害救护培训体系

第四节　社区灾后重建的健康管理与护理

预习案例

2016 年某地地震，由某医学中心组成的心理辅导小组调查发现，69 例地震伤员中创伤后应激障碍（post – traumatic stress disorder，PTSD）检出率为 65.38%，较过往研究检出率偏高。针对这种情况护理人员进行了分级心理护理模式的实施，有效减轻了地震伤员的焦虑、抑郁情绪，提升了临床护士心理护理的决策能力。

思考

1. 在上述案例中社区灾后的心理管理措施有哪些？
2. 思考社区灾后健康管理与护理的重要性？

灾害后管理主要是管理突发灾害事件对人们造成的影响，在事件恢复期出现的躯体健康问题和心理问题，尤其是心理问题的管理更为重要。2008 年 5 月在我国四川省汶川县发生 8.0 级特大地震，地震灾难事件不仅造成了巨大的人员伤亡和经济损失，还给灾区人民带来了沉重的心理创伤和打击，受害者、受害者家属以及救护者在很长一段时间承受了很大的心理压力，甚至形成了难以愈合的心理创伤，影响其日后的生活。因此灾害事件发生后，心理救助和疏导是非常必要的，不仅能够帮助人们消除对灾害的恐惧，还能恢复生活信心。

一、社区灾后常见心理问题

灾害发生具有突发性、不可预料性、危害严重性等特点，因此对于每个人来说灾害发生都是一种应激，会导致个人产生不同程度的情绪、生理、认知、行为异常等应激反应。灾害造成的强烈的心理应激不仅会导致个体出现短时的心理障碍，如急性应激障碍（acute stress disorder，ASD）；还会导致长期的心理创伤，如 PTSD。

（一）心理应激反应

应激反应是人的身体对各种紧张刺激产生的适应性反应。灾害性事件造成的应激反应表现为情绪变化、生理反应、认知障碍及行为异常等。

1. 情绪变化

悲痛、愤怒、恐惧、忧郁、焦虑不安等。

2. 生理反应

疲乏、头痛、头晕、失眠、噩梦、心慌、气喘、肌肉抽搐等。

3. 认知障碍

感知异常、记忆力下降、精神不易集中、思考与理解困难、判断失误、对工作和生活失去兴趣等；出现下意识动作、坐立不安、强迫、回避、举止僵硬、拒食或暴饮暴食、酗酒等；严重的甚至导致精神崩溃，出现自伤、自杀等异常行为。

4. 行为异常

注意力不集中、逃避、骂人、喜欢独处、常想起受灾情形、过度依赖他人等。

（二）心理应激障碍

灾害造成的强烈的心理应激不仅会导致个体出现短时的心理障碍，还会导致长期的心理创伤，可能会导致一些患者加重或诱发疾病，严重时发生意志失控、情感紊乱等心理危机。

ASD 又称急性应激反应（acute stress reaction，ASR），以急剧、严重的精神打击作为直接原因，在受刺激后几分钟至几小时发病，症状表现为一系列生理心理反应的临床综合征，主要包括恐惧、警觉性增高、回避和易激惹等，并且障碍出现于创伤事件后 4 周内，持续至少 2 日，最多 4 周，超过 4 周考虑诊断为创伤后应激障碍。急性应激障碍在创伤后人群中发生率较高，对社会经济生活影响较大。如果处理不当，可有 20% ~50% 的患者由 ASD 转为 PTSD，长期存在痛苦，难以治疗。

PTSD 是指对创伤等严重应激因素的一种异常精神反应，又称延迟性心因反应，常于突发事件发生后的数月或数年后发生，是指受灾人由于经历紧急的、威胁生命的或对身心健康有危险的事件，导致受灾者在创伤之后出现长期的焦虑与激动情绪。

美国精神障碍诊断与统计手册的 PTSD 诊断标准（DSM - Ⅳ）：①PTSD 个体必须经历过严重的、危及生命的创伤性应激源；②症状表现为持续性的重现创伤体验，反复痛苦回忆、噩梦、幻想以及相应的生理反应；③个体有持续性的回避与整体感情反应麻木；④有持续性的警觉性增高，如情绪烦躁、入睡困难等；⑤以上症状持续至少 1 个月，并导致个体明显的主观痛苦及社会功能受损。

（三）不同群体的心理行为反应

由于每个人的性别、受灾程度、灾害经历、知识能力、个人应付以及所受的教育、灾害事件中所处角色等因素的不同，导致所受灾害者承受的心理创伤的程度不同，另外由于社会支持等原因，致使相同的灾害破坏程度也能造成受灾者不同的心理伤害。

1. 幸存者的心理行为反应

经历过生死活劫后，余悸犹存是他们普遍的反应。幸存者通常会经历这样几个阶段：首先他们会产生一种“不真实感”，不相信眼前发生的一切是真的，认为这只是一场噩梦；在意识到残酷的现实之后，人们会经历一段消沉期，对周围的一切都变得麻木不仁，这时的精神状态远没有恢复到可以重建正常生活的水平；一旦他们认识到这些悲剧是真实的，便会产生严重的心理问题，如果得不到及时、有效地疏导，有可能造成长期的，甚至永久的心理创伤，逐步蔓延成 PTSD。

2. 罹难者家属的心理行为反应

当自己的亲人遇难时，遇难者的亲属会陷入无比悲痛中，不同程度地出现情绪、生理异常反应、认知障碍、异常行为，甚至出现精神崩溃、自伤、自杀的倾向。尤其是与遇难者关系越亲近的家属其症状越明显，遇难者家属经常会把责任归咎到自己身上，认为全是自己的过失，而产生内疚、自责心理。

3. 救援人员的心理行为反应

灾害发生后，医务人员、救援人员会立刻投入抢救工作中。由于他们工作环境的特殊性，面对惨重的伤亡情况以及他们在灾难中所担任的角色，使他们产生一系列的心理应激，如恐惧、焦虑、无助、悲观情绪。当看到患者因医治无效、生命无法挽回的时候，更会感到挫败感。灾难事件对救援人员的心理影响并不是短时间就能消除的，甚至在救灾结束很长时间，会逐渐出现类似创伤后压力症候群的后遗症，这种后遗症会延续很长时间，严重影响救援人员的身心健康。

4. 一般公众的心理行为反应

一场重大的灾害不仅给幸存者、遇难者家属、救援人员留下了严重的心理创伤，也会对全社会造成潜在的心理损伤，让得知事件信息的普通群众内心蒙上阴影，同时还会导致公众行为的变化。非典肆虐期间，许多人感到焦虑不安、恐惧、无助，甚至惶惶不可终日。为了躲避 SARS，一些民众整日闭门不出，过量使用消毒剂，每天反复洗手等。

除各种心理反应外，突发公共卫生事件还会导致人们一些特定的躯体健康问题，如相应的传染病和各种创伤等。

二、社区灾后恢复期的健康管理

（一）康复期医疗护理服务

灾害事件常导致受灾者出现肢体残疾、精神障碍，需长时间的接受训练、治疗和护理，尤其是要为失去亲人、无人照顾的患者以及交通不便者提供上门服务，进行家庭访视和疾病管理。

（二）社区公共卫生管理

灾害事件恢复期，社区成立专门防疫组织，社区护士要协助卫生防疫人员进行卫生宣教、管理环境和改善卫生条件。①集中消毒灭菌，注意食物卫生，预防传染病的发生；②若是群体性传染病，协助防疫人员找出传染源，监控事件动态，早发现、早隔离、早治疗；③对集体居住的和可能感染的居民进行相应疫苗接种。

（三）重点人群的心理干预措施

灾害事件后进行物质救灾的同时，心理救灾也是救灾过程中不可缺少的组成部分。心理干预是对处在心理危机状态下的个人及时给予有效的心理援助，使之尽快摆脱困境，战胜危机，重新适应生活。心理干预工作者一般是经过专门训练的心理学家、社会工作者、精神科医生等专业人员，同时也需要组织管理人员的参与。干预对象主要包括

幸存者、罹难者家属、救援人员、一般公众。

1. 重点人群的心理干预措施

(1)对幸存者的心理干预　灾害事件后，幸存者的急性心理应激反应如果得到及时正确的疏导治疗，心理状态将会逐渐恢复正常，否则将有可能转变为创伤后应激障碍，造成长期的精神痛苦，因此有必要对其进行心理行为干预。

具体措施：①为他们营造一个有安全感的环境；②与危机者保持密切接触，建立沟通关系，可以派遣经过专业训练的志愿者倾听他们的故事，鼓励他们宣泄心中的痛苦，给予他们积极的暗示；③帮助他们客观地分析和判断事件的性质和后果，纠正错误和不合理的认知，进而引导他们采用积极的应对策略和技巧；④帮助他们解决一些生活实际问题，如提供食品、治疗、修葺房屋等，直到他们逐步树立起重新面对生活的勇气和信心。

(2)对罹难者家属的心理干预　灾害事件中家人的遇难使家属处于极度的悲痛绝望中，并产生一系列严重的异常心理行为，这种心理行为的伤害如果得不到及时有效的疏导，将会产生不良的后果，严重影响他们的生活、工作等。

对于罹难者家属的干预一般可以分为以下几个阶段。①第一阶段，给予抵达现场的居丧者生活、生理上精心的照顾，体现个性化、细节化。②第二阶段，罹难者家属复活期。居丧者一般表现为悲伤、愤怒或自责。此时应引导罹难者家属将灾害引起的抑郁、焦虑等负性情绪宣泄出来，最主要的是倾听，最重要的是倾听之后必须帮助幸存者和遇难者家属认识、面对、接受失去朋友、亲人的事实；③第三阶段，灾难真相出来后，应帮助遇难者家属充分宣泄悲伤的情感，保持与遇难者家属之间信息通畅，使他们相互取得心理支持，这样有利于遇难者家属负性情绪的宣泄。同时，还要鼓励他们进食，避免因身体不适加重悲伤。

(3)对救援人员的心理干预　灾害事故中不仅幸存者、罹难者家属经受了严重的心理创伤，作为救援人员，他们第一时间见证了悲剧的场面，产生了各种心理问题，所以进行适时的干预也是非常必要的。

对救援人员的干预一般分为 3 个阶段：①在任务前阶段，制订应对的组织计划，并通过演习明确任务，减轻预期焦虑，建立团队自信心；②在执行任务阶段合理安排工作岗位与工作时间(最长不超过 12 h)，保证工作人员间以及他们与家人之间的交流；同时利用各种缓解压力的技术帮助救援人员适时减轻心理压力，还可适时安排减压、分享报告、危机干预等心理干预方法；③在任务结束后阶段，安排休息放松，使救援人员尽快从紧张的工作状态中复原，如有需帮助者则安排适当的心理干预，以预防 PTSD 的发生。

(4)对一般公众的心理干预　突发性灾害事件对公众造成不同程度的心理影响，严重时有可能引发社会混乱，威胁社会稳定，因此对一般公众的心理干预也是必不可少的。心理干预最重要的就是提供准确、权威的信息，有利于公众了解实情，明确压力源，阻断谣言带给人们不必要的恐慌，稳定公众的情绪。同时要加强灾害相关知识教育，普及精神卫生教育，教会他们如何正确应对灾害的方法。研究证明：心理咨询热线电话在灾害事件发生时是公众及时获得心理支持的有效途径，也是收集公众心理信息的一个有力工具。

2. 重点人群的心理干预注意事项

(1)态度认真、真诚　只有真诚地帮助受灾者走出危机，才能得到受灾者的信赖，使其愿意倾诉，保持持续的实施支持关系。

(2)注意沟通技巧　通过眼神交流、肢体动作表达理解和支持。有的受害者不愿多说，保持沉默，不要太急躁、增加对方的强迫感；更不能过多地同情、可怜对方，加重了对方的负面情绪；并多用开放式交流法，使受灾者能完全表达自己的情感。

社区灾后心理问题简介

(3)能及时抓住受灾者的主要心理问题　灾害事件中受灾者的心理问题较复杂，有的受害者一直在倾诉、发泄情绪，有的受害者则闷不作声。因此，要想明白其表达的内容，抓住要沟通、解决的重点，就需要细致地观察、真诚地倾听和“共情”。

本章小结

世界卫生组织将灾害定义为：任何能引起设施破坏、经济严重受损、人员伤亡、健康状况恶化的事件，如其规模已超出事件发生社区的承受能力而不得不向外部寻求专门援助，应可称其为灾害。因此，灾害具备两方面共性：①灾害具有突发性和破坏性；②灾害的规模和强度超出发生灾害社区的自救能力或承受能力。

灾害性事件包括自然灾害和人为灾害。灾害是突发公共事件中最为严重的事件。

护理人员是医疗救护队伍中的重要角色，在灾害预警、应对救援及恢复中发挥重要作用，因此，护理人员的专业知识、灾害救护技能和良好的心理素质对于灾害有效救援至关重要。

社区人群的特点决定了其社区灾害的风险，社区重点人群应对能力评估是社区制订风险防范规划的重要切入点。

灾害后管理主要指关于突发灾害事件对人们造成影响的管理，在事件恢复期出现的躯体健康问题，尤其是心理问题的管理更为重要。

客观题测验

主观题测验

第十三章

常用中医护理技术在社区护理中的应用

PPT：常用中医护理技术在社区护理中的应用

学习目标

1. 识记：中医养生保健基本观念，药膳的特点、分类。
2. 理解：中药煎煮用药护理。
3. 运用：社区常用中医护理技术的操作方法。

中医护理技术是以中医基础理论为指导，将中医传统治疗方法应用于护理工作中，具有独特疗效的一门护理技能操作。中医护理技术具有器械简单、操作方便、适用范围广泛、见效快、费用低廉、易于普及和推广等优点，将中医护理技术与社区护理服务结合起来，既能充分发挥中医护理的优势和作用，又能满足城乡居民对中医药保健服务的需求。

第一节　概述

预习案例

患者，女，40岁，因头晕、乏力，食欲不振1年余，于2018年6月12日来院就诊。症见：面色苍白，倦怠无力，失眠，纳差，舌质淡红，苔薄白，脉细数；生命体征、实验室检查指标均正常。

思考

1. 可推荐给该患者中医养生保健的方法有哪些？
2. 可推荐给该患者的药膳有哪些？

传统中医护理技术在中医临床工作中占有重要的地位，它具有独特的操作方法和疗效，这些技术适应广泛、疗效好、不良反应少、价格低廉，深受广大患者的欢迎。

一、概念

中医护理技术，以中医基础理论为指导，以脏腑学说为基础，经络学说为核心，其独具特色的技术和方法，通过刺激人体特定部位，调和气血、激发相应器官的功能来扶正祛邪，在疾病的防治、养生、康复中发挥着重要的作用。

二、特点

中医护理的两个基本特点：一是整体观念，二是辨证施护。

中医学认为，疾病的发生、发展与转归受多方面因素的影响，如时令气候、地理环境、体质强弱、年龄大小等。因而在治疗上须依据疾病与气候、地理、患者三者之间的关系，选择适宜的治疗和护理方法，才能取得预期的治疗效果，这是中医学的整体观念和辨证论治在治疗和护理上的体现。

（一）整体观念

整体观念是中医学关于人体自身的完整性及人与自然、人与社会环境的统一性的认识。

1. 人体的整体性

整体观念认为，人是一个有机的整体，以五脏为中心，通过经络的联系和沟通，将各脏腑、组织、器官以及皮毛、筋肉、骨骼等联系成一个有机的整体，共同完成各项生理活动，即人体自身的整体性。

2. 人与自然的统一性

中医学十分重视人与自然环境的联系。《灵枢·邪客》中提到，“人与天地相应也。”

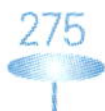

自然界的季节、时令的交替，地理环境和生活环境的改变等，均可对人体带来一定的影响。如一年间气候变化的规律是春温、夏热、秋凉、冬寒。在夏季炎热的时候，人体以出汗散热来适应炎热的气候；而天气寒冷时，人体腠理密闭以保温。在地域环境和生活习惯方面，南方地区，地势低平，气候温暖湿润，故要保持居室干燥通风，饮食有节；北方地区，地势高，气候寒冷干燥，人体腠理多致密，故要多补水，居室环境要保持一定的温湿度。

3. 人与社会的统一性

人与社会环境是统一，相互联系的。良好的社会环境，融洽的人际关系，有利于身心健康；而不利的社会环境，可使人精神压抑，紧张焦虑，从而影响身心健康。

（二）辨证施护

辨证施护是中医护理的精髓。中医护理在对患者的护理时，主要体现的是辨“证”护理。辨证，就是将四诊（望、闻、问、切）所收集的有关疾病的各种现象和体征加以分析、综合、概括、诊断为某种性质的证候。施护即根据辨证的结果，遵循辨证的理论，确定相应的护理措施。辨证施护的过程，就是认识疾病和护理疾病的过程。辨证和施护在护理疾病过程中，既相互联系又相互依赖，是中医护理工作的基本原则。如寒症患者要注意防寒保暖，饮食药物宜温热服用；热证患者起居要注意通风凉爽，饮食宜清淡易消化。

三、中医护理技术的内容

中医护理技术是将中医传统疗法应用于护理工作的一种技术，它包括针刺法、灸法、拔罐、刮痧、推拿、熏洗法、敷贴法等。近年来，这些技术在临床被广泛应用，疗效显著，深受患者欢迎。

（一）针刺法

针刺法疗是以中医理论为指导，运用针刺防治疾病的一种操作技术。根据针具的不同形制、用途、刺激方法等，针刺法主要包括体针法、头针法、耳针法、耳穴贴压、足针法、梅花针法、火针法、电针法、穴位注射、小针刀疗法等。针具宜具有一定的硬度、弹性和韧性，临床应用一般以不锈钢为多。针灸通过运用针具刺激穴位，提插捻转，起到疏通经络、调和阴阳、扶正祛邪的作用。

（二）灸法

灸法是以艾绒为主要成分制成艾柱或艾条，点燃后悬置或放置在穴位或病变部位，借助灸火的热力及药物的作用，激发经气，以达到防治疾病目的的一种外治方法。《名医别录》载，“艾味苦，微温，无毒，主灸百病。”灸法具有温通气血、疏通经络、调和阴阳、扶正驱邪、行气活血、驱寒逐湿、消肿散结等作用。

（三）拔罐

拔罐法是一种以罐为工具，利用燃烧、蒸汽等方式排除罐内空气，造成负压，使之吸附于腧穴或体表部位，造成皮肤充血、瘀血，以达到通经活络，驱邪外出，防治疾病的目的。常用方法包括留罐法、走罐法、闪罐法、刺血拔罐法等。拔罐具有通经活络、温经散寒、调和气血、扶正驱邪、消肿散结等特点。

（四）刮痧

刮痧法是采用边缘钝滑的器具在皮肤相关部位刮拭，使局部皮下出现红色或紫红色的痧斑、痧点的一种治疗或保健的方法。具有疏通腠理、解表祛邪、清热解毒、调畅气血的作用。

（五）推拿

推拿又称按摩，是在中医基本理论指导下，运用手法以及某些特定的肢体活动，作用于人体特定的部位或穴位上，通过局部的刺激达到防治疾病目的的方法。常见的方法有头部按摩、足底按摩、踩跷疗法、整脊疗法、捏脊疗法、背脊疗法等，具有疏通经络、活动关节、缓解痉挛、减轻疼痛等作用。

（六）熏洗法

熏洗疗法是利用药物煎汤趁热在皮肤或患处进行熏蒸、淋洗的治疗方法。此疗法是借助药力和热力，通过皮肤、黏膜作用于机体，促使腠理疏松、脉络调和、气血流畅、从而达到预防和治疗疾病的目的。熏洗疗法可分为全身熏洗法、局部熏洗法两种。

（七）敷贴法

敷贴法又称外敷法，是将药物研为细末，并与各种不同的液体调制成糊状制剂，敷贴于一定的穴位或患部，来治疗疾病的方法。主治病症包括感冒、支气管哮喘、胸痹、自汗等。

四、中医护理技术的应用发展

中医护理操作技术是中医护理的核心，它是一套不同于现代护理操作的独特技术与方法。中医临床护理通过几十年的实践，已总结出了一套从理论到实践的辨证施护方法和中医特色的适宜技术并广泛应用于临床。

（一）中医护理技术在临床中的应用

为大力弘扬中医药文化，突出中医特色护理，国家中医药管理局非常重视中医特色护理技术在临床的应用。近年来，很多大型综合性中医院均积极开展中医护理技术，中医护理在老年病、慢性病防治和养生康复中的作用尤其突出，也得到了临床医生和患者的认可。

（二）中医护理技术在社区中的应用

自 2003 年全国中医药特色社区卫生服务示范区活动创建以来，全国各地积极开展了社区中医药卫生服务工作。中医护理技术的运用逐步从医院走向社区和家庭，如针灸、艾灸、拔罐、穴位按摩、外敷中药、八段锦、太极以及气功等，主要应用于康复保健和慢性病症状管理。国家中医药管理局颁布的52个病种中医护理方案，对常见疾病主要症状所应用的中医护理技术进行了系统的梳理和规范，进一步明确了中医护理技术在症状护理中的应用范围，同时也为护理人员执行中医护理措施提供了依据。社区中慢性病、伤残疾病后遗症、手术后患者聚集，将中医护理技术应用于这些人群的症状管理，以提高他们的生活质量，具有重要的社会意义。

第二节　中药煎服护理

中药治疗是中医治疗疾病最常见的一种方法。中医用药护理是护理工作的一项重要内容。因此，护理人员必须掌握中药的用药方法，才能为患者提供正确的、优质的中医护理。

一、中药汤剂煎煮法

汤剂是中药给药最主要的途径，即根据不同药性和治疗需要配伍后，将切细、打碎或炮制过的药物加水煎煮，滤取其药液。中药的合理煎煮可以充分发挥药物的作用，对于防治疾病有重要意义。因此，护理人员应掌握正确的中药煎煮方法，充分发挥药物效用。

（一）煎煮容器

煎煮器具以砂锅、瓦罐为好，因其材质稳定，不易与药材发生化学反应，导热均匀、热力缓和且价格低廉。忌用铜、铁、铝等金属器具煎煮药物。铜、铁质容器传热快，化学性质不稳定，易氧化，在煎煮药物时能与中药材发生化学反应而影响药物疗效，甚至对人体产生不良反应。

（二）煎药前浸泡

中药煎煮前，先将药物放入砂锅中，加冷水浸泡，有利于有效成分的充分溶出，又可缩短煎煮时间。夏季室温高时，浸泡时间不宜过长，以免腐败变质。另外，煎药前不可用水洗药，因为中药成分中可能会含有易溶于水的物质，还有些中药是经过炮制的，如添加蜜和酒等，若用水洗，会丧失一部分有效成分，降低药效。

（三）煎药用水

1. 水质

煎药用水以水质洁净、矿物质少为原则。煎药用水最好采用经过净化和软化的饮用水，以减少杂质混入，防止水中的离子物质与药材发生反应。忌用开水煎药，影响药物有效成分的析出和利用。

2. 水量

煎煮水量应根据药物的种类、性质、药量、吸水程度和煎煮时间而定。一般汤剂经水煎两次。第一煎的加水量以水超过药物表面 3～5 cm 为准，第二煎的加水量以超过药物表面 2～3 cm 为准。煎药时用水应一次加足，不宜中途加水。如不慎将药煎糊，应弃去，切忌再加水重煎。

（四）煎药火候

火候指煎药温度的高低，有“文火”“武火”之分。大火、急火称武火；小火、慢火为文火。一般先用武火煮沸，数分钟后改用文火慢煎。滋补类药物，应文火慢煎，保持微沸状态，以减慢其水分的蒸发，有利于有效成分的溶出。在煎煮过程中，不宜频繁开锅盖，以免药物成分挥发。

（五）煎药时间

煎煮时间根据药物和疾病的性质而定。一般先用武火煎沸，水沸后计算煎煮时间，一般头煎煮沸后煎 20～30 min，二煎煮沸后煎 15～20 min。解表药或清热药宜用武火，时间宜短，煮沸后煎 10～15 min 即可，以免药性挥发。滋补中药以 3 次为宜，头煎为 40～60 min，二煎为 20～30 min，三煎为 10～20 min，使有效成分溶出。汤剂煎好后，应立即滤取药汁，不宜久置锅中，防止药液粘锅。

（六）榨渣取汁

汤剂煎煮好后要趁热榨渣取汁，以免有效成分沉淀在药渣上。一般在最后一次煎煮时，趁热将药液滤出后，将药渣用双层纱布包好，绞取药渣内剩余药液，此法可增加药液成分的 15%～25%。

（七）特殊药物的煎服

1. 先煎

先煎指汤剂的一些药物需在未入其他药时，先行煎煮。有效成分不易煎出的药物，如龟甲、鳖甲、龙骨、牡蛎、石膏、石决明等，或经久煎可以降低毒性的药物，如乌头、附子，应先煎至少 30 min，再放入其他药物同煎。

2. 后下

有些药物的有效成分煎煮易挥发、破坏，应当后下。如薄荷、沉香、藿香等气味芳香或含挥发油的药物，应在汤剂煎煮好前 5～10 min 放入；泻下药久煎会破坏致泻作用而失效，如大黄、番泻叶等，宜在煎好前 10～15 min 放入。

3. 包煎

包煎是指将药物装入纱布袋内，与其他药物同煎，可避免药物浑浊及减少对咽喉和消化道的刺激。如花粉、细小种子、含淀粉黏液质多、带毛及粉末类矿石药物，均应将药物装入纱布袋内。

4. 另煎

另煎也称另炖，即为保证贵重药中有效成分不被其他药物吸附，应当单独煎煮，将其汁液兑入煎好的汤剂中服用，如人参、西洋参、鹿茸等。

5. 烊化

烊化是指将胶类药物加适量开水溶化后，冲入已煎好的药液或放入药液中溶化服用的方法。烊化可使胶类药物不粘附于其他药物或药罐上，以免烧焦，如阿胶等胶糖类药。

6. 冲服

冲服贵重药、含挥发油成分或入水即融化的固体药物及汁液性药物，不必煎煮，可用煎好的药汁冲服，如羚羊角粉、芒硝、三七等。

7. 煎汤代水

某些挥发性强、体积大、用量多的药物，如玉米须、金钱草等，不宜与其他药物共同煎煮，应先煎，取汁澄清，再用此水煎其他药物，称为“煎汤代水”。

（八）机器煎药

机器煎药又称“中药代煎”，是目前临床上较为常用的煎药方法。根据处方将药物混合装入以特殊布料制成的煎药袋中，用适量冷水浸泡 30 ~ 60 min，将水和浸泡好的中药连袋投入煎药机内，设定一定的温度和时间。当温度和时间达到设定的标准时，中药即煎好，机器则自动停止加温。药汁可直接进入包装机，灌注于密闭塑料袋内。机器煎药在高温和高压的条件下，使有效成分更易煎出，包装好的汤药携带方便，贮存时间较长，每剂药中的浓度、成分均匀。

二、中药用药护理

中药的用药方法一般分为内服法、外服法和其他用药法。

（一）内服法

内服法是最常用的给药方法，内服法具有作用直接、见效快、剂量易于控制、给药方便的优点。中药的服药方法是否恰当，对疗效亦有一定影响，在临床应用及护理过程中，须注意服药时间、方法、温度、剂量等。

1. 服药时间

具体服药时间需根据病情和药物药性而定。一般药物，无论饭前或饭后服，服药与进食都应间隔 1 h 左右，以免影响药物的吸收及药效的发挥。慢性病应按时服，急病、重病则不拘时服。服药时间对提高药物疗效具有重要的临床意义。

（1）清晨空腹服　清晨空腹服用的药物可迅速到达胃肠道，充分发挥药效，如峻下逐水药晨起空腹服，不仅有利于药物迅速进入肠道发挥作用，而且可避免夜间频繁起床，影响睡眠。

（2）饭前服　饭前因胃中空虚，有利于药物的消化吸收，故多数药宜饭前服用，如驱虫药、攻下药及其他治疗胃肠道疾病的药物。

(3)饭后服　饭后因胃中存在较多食物，药物与食物混合，可减轻药物对胃肠的刺激，故对胃肠道有刺激性的药物宜于饭后服用，消食药也宜饭后服用，以充分发挥药效。

(4)特定时间服　为了使药物能充分发挥作用，部分药物还应在特定的时间服用。如安神药用于治疗失眠，宜在睡前0.5～1 h服用；缓下剂亦宜睡前服用，以便翌日清晨排便；涩精止遗药亦应晚间加服一次；急性病则不拘时服。

2. 服药方法

服药方法应根据病情需要及药物效价来确定。昏迷、吞咽困难者，可用鼻饲法给药。服药呕吐者，宜加入少量姜汁，或先服姜汁后服药，亦可采取冷服、少量频服的方法。对于作用峻烈之品或有毒的药物，宜先服少量，逐渐增加，有效则止，慎过量。

3. 服药温度

服药温度，指中药汤剂的温度或服药时开水的温度，分为温服、热服和冷服。

(1)温服　将煎好的汤剂放温后服用，或将中成药用温开水等液体送服的方法称为温服。一般中药多采用温服。温服可以减轻某些药物的不良反应，如服用瓜蒌、乳香等对胃肠道有刺激的药物，易出现恶心、呕吐等不良反应。服用时应注意，汤剂放凉后应先加热煮沸，再放温服用，不应只加热到温热不凉就服用。

(2)热服　将煎好的汤剂趁热服下或将中成药用热开水送服的方法称为热服。寒症用热药，宜热服。特别是解表药必须热服以助药力，增强发汗效果。一般理气、活血、化瘀、补益剂均应热服，以提高药物疗效。

(3)冷服　将煎好的汤剂放凉后服用或将中成药用凉开水送服的方法称为冷服。热症用寒药应冷服。一般止血、收敛、清热、解毒、祛暑剂均应冷服。

4. 服药剂量

剂量指一日或一次给予患者的药物数量。服用汤剂，成人一般每日1剂，早晚各服1次；对于儿童，可2日1剂，每日分2～3次服用或少量频服；急危重症者应根据病情需要，一次顿服或持续服药以维持药效。

5. 服药后的观察及护理

服药后患者宜休息一段时间，以利于药物更好地吸收。同时要严密观察服药后的反应，尤其是服用不良反应大的药物和毒性剧烈的药物，更应严密观察服药后有无不良反应。

(1)药物的必然反应　患者服用药物后会产生一定的药理作用，否则药物就未达到预期的效果。如服解表药后，患者会汗出；服利水渗湿药后，患者出现排尿次数和排尿量增加，说明药物在体内已发挥应有疗效。

(2)药物的综合反应　药物进入人体后，将对机体产生一定的综合作用，因此，必须全面观察服药后的全身反应。如服泻下药后除了要观察大便的次数外，还要观察大便的性质、颜色、形状、气味，是否伴有腹痛，腹痛的性质，以及发作的时间、程度，是否有脱水症状等。

(3)药物的不良反应　护理人员对中药的性能及可能发生的不良反应要有明确的认识，纠正中药不会中毒的错误观念，严格掌握常用药物的性能和应用剂量，避免滥用。用药前，应向患者说明服用该药的注意事项。

中草药中毒时常见的症状有咽干、唇舌发麻、面部及全身发红，伴有皮肤丘疹、头晕、呕吐、腹泻；中毒严重者可出现语言及肢体运动障碍、呼吸急促，随即出现意识模糊，呼吸暂停；心血管系统系统表现为心音低，脉细弱，心律不齐，血压下降等。如出现上述症状，应立即停止使用中药，并立即报告医生进行救治。

（二）外用法

外用法是将药物直接作用于体表某部位，以达到治疗目的的一种治疗方法。主要通过皮肤、黏膜、吸收发挥疗效。常用的有药膏、熏洗、掺药、吹药、酊剂等。

1. 药膏的用法与护理

药膏是以药粉与饴糖、蜂蜜、植物油、凡士林、鲜药汁、酒、醋、水等赋形剂调和而成的厚糊状软膏，具有消瘀止痛、舒筋活血、接骨续筋、温经通络、清热解毒的功效。

（1）应用范围　用于痈肿疮疡和跌打损伤所致的淤血、肿胀，疼痛等。

（2）操作及护理方法　清洁局部皮肤后，将药膏涂在大小适宜、折叠为4～6层的桑皮纸或纱布上，敷于患处后包扎，关节部位采用“8”字形或螺旋形包扎。一般2～3天换药1次。

2. 油膏的用法与护理

油膏是将药物和油类煎熬或捣匀成膏的制剂，现称软膏。其优点是软、滑润，无板硬粘着不舒服的感觉，尤其对病灶折缝处或大面积的溃疡，使用油膏更为适宜，故现代临床常用油膏替代膏药。

（1）适用范围　适用于肿疡、溃疡、皮肤病的糜烂结痂渗液不多者。

（2）操作及护理方法　将待敷药摊在大小适宜、折叠为4～6层的桑皮纸或纱布上，敷于患处并加以包扎，防止脱落（无创口者在患处敷药后加盖层极薄的棉纸，这样既可减轻对皮肤的刺激，又可加强药力渗透）。一般2～3天更换一次。

（3）注意要点　①凡皮肤溃烂处摊贴油膏时应薄，且勤更换，以免脓水浸润皮肤，不易干燥；②油膏用于溃疡腐肉已脱、新肉生长之时，摊贴也应薄，若过则会影响肉芽生长，减慢疮口愈合；③目前调制油膏大多应用凡士林，凡士林系矿物油，可刺激皮肤引起皮炎，如见此现象应改用植物油或动物油，若对药物过敏者，应改用他药。

3. 熏洗疗法的用法与护理

熏洗疗法，是将药物煎汤或用开水冲泡后，趁热进行全身或局部的浸泡、淋洗、熏蒸、湿敷，利用药物的热力和药物对局部的刺激，通过皮肤吸收和蒸气渗透作用，达到温通经络、活血消肿、祛风除湿、杀虫止痒的目的。

熏洗疗法

（1）适用范围　可用于内、外、妇、儿、骨伤、五官等各科疾病引起的疼痛、炎症、水肿等，以及外感发热、失眠、便秘等疾患；坐浴可用于妇科和肛肠科疾患。除此之外，熏洗还可进行室内外空气消毒、灭蚊虫和某些皮肤疾患的治疗。

（2）操作及护理方法　根据熏洗部位不同分为眼部熏洗、四肢熏洗、全身药浴及坐浴等。按医嘱正确配置好药液，倒入合适的容器内，药液温度一般以40℃～50℃为宜，先熏后洗。洗浴时要防止烫伤，时间每次 30 ~ 40 min。患者坐浴和全身洗浴时应注意观察病情，如发现异常，应随时停止洗浴。妇女月经期间，不宜坐浴。

4. 掺药的用法与护理

掺药疗法，是将药物制成极细粉末，撒于创面局部，以达到去腐生新、清热止痛、生肌收口、定痛止血、促进创面愈合的目的。

(1) 适用范围　用于疮疡创面、皮肤溃烂或湿疹、口腔黏膜炎症或溃疡等。

(2) 操作及护理方法　清洁创面后，将药粉均匀撒布于创面上，用消毒纱布或油膏纱布覆盖，一般 1 ~ 2 天换药一次。使用去腐拔毒药物时，有时会刺激创面，引起疼痛，护理人员应告知患者，以便取得合作。

5. 吹药的用法与护理

吹药疗法，是将药物研成极细粉末，利用细竹管等特殊吹药器具将药物喷撒于病灶的一种给药方法。

(1) 适用范围　主要用于掺药法难于达到部位的疾患，如咽喉、口腔、耳鼻等处的炎症、溃疡等。

(2) 操作及护理方法　按医嘱准备好药末和喷药管。吹口腔、咽喉时，嘱患者洗漱口腔后，端坐于靠背椅上，头向后仰，张口屏气，用压舌板压住舌根，明确部位，手持吹药器，将适量药物均匀吹入患处。吹药完毕后，让患者闭口，吹药后半小时内禁饮禁食。向咽喉部吹药时，应注意气流压力不可过大过猛，以防药末直接吹入气管引起呛咳。对于小儿禁用玻璃管作为吹药工具，以防其咬碎损伤口腔。吹耳鼻时，先拭净鼻腔和耳道，观察病变部位，用吹药器将药末吹至患处。

6. 酊剂的用法与护理

酊剂，是将药材用乙醇提取或溶解而成的澄清液体制剂。

(1) 适用范围　用于疮疡未溃及多种皮肤疾病。

(2) 操作及护理方法　直接涂抹于患处使用，溃疡破溃或皮肤有糜烂者禁用。

7. 鲜药捣敷法的用法与护理

鲜药捣敷疗法，是将某些具有药物作用的新鲜植物洗净、捣碎，直接敷于患处，利用植物药汁中的有效成分达到清热解毒、消肿止痛、收敛止血等目的。是一种简便的外用药物疗法，价格便宜，疗效确切。常用的鲜药有蒲公英、紫花地丁、仙人掌、马齿苋、七叶一枝花、野菊花等。

(1) 适用范围　用于局部红肿热痛、创伤表面浅表出血、皮肤瘙痒及虫蛇咬伤等。

(2) 操作及护理方法　将鲜药洗净，放入容器内捣碎直接敷于患处，也可给予固定包扎。使用时应注意清洁局部皮肤，防止感染；也可将鲜药煎水洗涤患处。

(三) 其他用药法

中药用法除了常用的内服和外服法外，尚有其他用药方法，如中药超声雾化吸入、中药离子导入法、中药保留灌肠等，均在临床广为运用，并取得了较好的疗效。

第三节　中医养生

所谓养生，“养”即保养、调养；“生”即生命、生存、生长。养生就是根据人体生命发展规律、采取各种措施、促进健康，远离疾病，以达到延长寿命、减缓衰老、提高生命质量的目的。中医养生以颐养生命、增强体质、预防疾病为目的。学习中医养生保健的知识，有助于帮助人们养成健康的生活习惯，从而远离亚健康，改善健康状况。

一、中医养生基本观念

（一）生命观

生命观揭示了生命的物质观和运动变化观。精、气、神三者，是形成生命的三大要素，也是密不可分的统一整体，精充、气足、神旺是生命充满活力的根本保证。精、气、神的运动具有永恒性，三者的相互作用贯穿于人的一生，只有当三者和谐互济时，人才能保持健康。

（二）寿夭观

寿夭观揭示了影响寿命长短的因素。自然衰老而亡称之为“寿”，未能到达天年早衰而亡称之为“夭”。人的寿命长短和生命质量高低，取决于先天和后天的影响。体质说和命门说认为，先天“禀气”“元气”的强弱是人体寿夭的重要因素，后天因素中的生活方式、社会环境、地理环境、疾病损伤同样影响人体寿夭。生老病死是人体生命的必然规律，中医养生不是追求“长生不老，返老还童”，而是“却病益寿，尽享天年”。

（三）和谐观

和谐观揭示了养生要达到的状态。中医重视万物的平衡和谐，主张个体的阴阳和谐、五行生克和谐、心态和谐、五胜六腑和谐，最终达到人体自身和谐、人与自然和谐、人与社会和谐。

（四）权衡观

权衡观揭示了养生要因势利导。权衡观认为，世间万物存在的理想状态是一种相对稳定的动态平衡，包括机体五脏六腑功能的动态平衡，也包括机体与自然界物质交换过程中的动态平衡。权衡观突出动态过程，养生要因势利导和补弊救偏，权衡情志、权衡劳逸、权衡膳食，达到人体阴阳的权衡自稳。

（五）健康观

健康观揭示了养生要形与神俱，健康涵盖生理、心理、社会适应和道德 4 个维度。世界卫生组织关于健康的新概念，提倡把“道德”纳入健康的范畴。我国传统养生家注重自身的道德修养，认为人的寿命长短与德行修炼密切相关。

二、中医养生保健的原则

养生保健原则包括天人相应、形神合一、劳逸适度、饮食适宜、正气为本、预防为主、审因施养、杂合以养。

（一）天人相应

中医学整体观念认为，人是大自然的组成部分，四季、昼夜、气候、社会环境等都会对人体产生相应的影响，人与自然之间具有相通、相应的关系，人的生活习惯应该符合自然规律。

1. 自然环境

（1）气候　《灵枢·顺气一日分为四时》提出，“春生，夏长，秋收，冬藏，是气之常也，人亦应之。”在四时气候变化中，春、夏、秋、冬各有不同特点，伴随出现不同的季节性多发病、时令性流行病。某些慢性宿疾常常在气候剧变或季节交替时发作，如痹证、哮喘等。

（2）地理　我国西北方地势高，温度及湿度较低，人体腠理多致密；东南方地势低，温度及湿度偏高，人体腠理多疏松。一旦易地而居，人体需要一个适应过程。由于地有高下之分、气有温凉之别，故治疗上应因地、因人制宜。

2. 社会环境

人类生命始终处于物质和精神的双重因素影响之下。社会环境包括社会、经济、文化教育、就业等诸多因素，安定的社会、良好的教育、和谐的人际关系、融洽的工作及生活环境均有利于人体健康。反之，则可能会影响健康。

（二）形神合一

形神合一指人的形体和精神互相统一。所谓形，指肌肉、血脉、筋骨、脏腑等组织器官，是物质基础；所谓神，是指以情志、意识、思维为特点的心理活动现象，以及生命活动的全部外在表现。

“保形”重在保养精血。“形具”才能“神生”。五脏藏精化气生神，精、气、营、血、脉是“五神”的物质基础。形盛则神旺，形弱则神衰。“保形”必须做到生活规律、饮食有节、劳逸适度、避其外邪，以增强体质，促进健康。

“调神”为养生第一要义。神是生命活动的主宰，对人体生命活动具有重要的调节作用。“调神”养生可以采用以下方法：清静养神保持淡泊宁静，四气调神顺应一年四季阴阳之变，运动练神突出调身、调心、调息环节，节欲养神注意减少名利和物质欲望，修性怡神培养情趣爱好，促进心理健康。

养生须“形神共养”。中医养生学把精、气、神视为人生“三宝”，说明精、气、营、卫、血、津液等精微是“神”活动的物质基础，“积精”可以“全神”。养生不仅要注意形体的保养，还要注意精神的摄养，使形体健壮，精力充沛。

（三）劳逸适度

劳逸适度指人们要将体力劳动、脑力劳动与休闲、睡眠配合得宜。过劳或过逸都会伤身耗神，合理、适当的劳动与休息能促使气血流畅、筋骨坚实、提神爽志、增强体质、提高机体抗御外邪的能力。如果劳逸失度，易引起人体阴阳失衡，脏腑经络及气血失常，从而导致疾病的发生。

1. 避免过劳

（1）避免久视　“久视伤血”，目受血而能视，用目过度或时间过长，极易耗伤气血。如看电脑、看书、看电视等用目时间过长，都有可能造成气血亏虚，引起两目干涩，头晕目眩、乏力、心慌等。因此，用目持续时间不宜过久，若需长时间用目，应每间隔 30 ~ 60 min 适当休息，闭目养润。

（2）避免久立　站立时间过长，身体重量全部压于脊椎和骨腰、腿、胫等人体承重部位的骨头容易受伤，同时下肢骨骼、肌肉、血管的负担增加，导致下肢血液回流不畅，易出现气滞血瘀，诱发疾病，如下肢静脉曲张、痔疮、两足浮肿等。久立时可行甩腿动作、扭膝运动或在睡前按摩双腿及温水足浴，同时要注意筋骨肌肉的锻炼，以强身健体。

（3）避免久行　“久行伤筋，劳于肝”，人的行动是由气血运行调动肌肉、筋骨等功能部位的发力、伸缩进行的。肝主筋，筋的运动易消耗肝的精气，所以长时间行走或奔跑，不仅耗伤气血，使肌肉、筋脉处于疲劳状态，还易伤肝气。适度步行有利于机体气血的循环，肌肉关节的放松，有益于健康。但长时间疾步行走，超过了机体的耐受能力，出现筋软筋酸的感觉，说明肝的精气不足以供应机体的活动，此时应适当歇息一下，拍打按摩下肢的肌肉，促进气血运行。

（4）避免神劳　神劳即用脑过度，精神过度疲劳。中医学认为，心主神而藏血，脾在志为思，血是神志活动的基础，故长思久虑，最易耗伤心血、损伤脾运，以致心神失养、神志不宁，而引起失眠、健忘、心悸、多梦等。在日常学习和工作中不注意休息，过度耗用心神，是导致神劳的主要原因。因此，“思”要有度，不可过劳，脑力劳动者要善于用脑，做到劳而不倦，保持大脑劳而不衰。另外，做到与体力劳动相结合，每天都应保持一定时间的体力活动，以解除精神疲劳。

2. 避免过逸

过劳伤人，过度安逸同样可以致病。“逸则气滞”，一旦形体过度安逸，肌肉筋骨活动过少，容易使人气血瘀滞，运行不畅，脏腑经络气血阴阳失调，抵抗力下降，筋骨肌肉日久不用可导致肢体痿弱无力或肥胖臃肿，动则气喘、心悸等。

（1）避免久卧　久卧伤气，适当躺卧可使人身心放松，有助于恢复精力，消除疲劳。但卧床太久则会“伤气”。久卧可使气血运行不畅，导致气血阻滞，气机升降失调，脏腑功能受到影响，易出现身体消瘦、面无血色、身倦无力等症状。

（2）避免久坐　久坐伤肉，脾主肌肉，伤肉即伤脾。长时间坐位，不仅臀部皮肤毛囊易受堵塞而生疖、毛囊炎等，还可引起脾胃积滞，脏腑气机不畅，转运气血能力下降，出现消化不良、气短乏力、手脚发凉、骨节酸痛等。此外，久坐者还易患颈椎病、肩周炎和冠心病等。因此脑力劳动者和老年人要避免久坐，需保持适度的户外活动，如打太极拳、散步等。适当的体力和脑力劳动可以延缓机体功能的衰退，增强各脏腑功能。

(四)饮食适宜

关于谷、肉、果、菜4大类食物，《黄帝内经》提出膳食配伍的原则，“五谷为养，五果为助，五畜为益，五菜为充，气味合面服之。”饮食调养的基本要求包括饮食有节、饮食平衡、饮食须洁、饮食清淡、合理烹制、保持良好的饮食习惯等。

(五)正气为本

中医养生学的“正气”指人体一切正常功能活动和抗病康复能力。中医学认为，疾病的过程就是“正气”和“邪气”相互作用的结果，正气不足是机体功能失调产生疾病的根本原因。

培护正气的根本在于护养脾肾。肾为“先天之本”，肾之精气主宰人体生命活动的全部过程，扶正固本，多从肾入手。脾胃为“后天之本”“气血生化之源”，人体功能活动物质基础中的营卫、气血、津液、精髓等，都化生于脾胃，脾胃健旺，化源充足，脏腑功能强盛。

(六)预防为主

未病护理也称预防护理，是指在中医基础理论的指导下，采取有效护理措施，防止疾病发生、发展，从而维护人体的身心健康，以达到提高生活质量、延年益寿的目的。其内容包括未病先防，既病防变和预防复病的护理。

1. 未病先防

未病先防是指在人体未发生疾病之前，采取一定的预防措施，以防止疾病的发生发展。疾病的发生主要关系到正邪两个方面，正气不足是疾病发生的内在原因，邪气入侵是发病的重要条件。因此，未病先防主要从增强人体正气和防止病邪侵入两方面入手。

(1)固护正气以抵外邪　护正气指加强人体正气，使人体气血阴阳调和，提高抗病能力。《素问・刺法论》中指出，“正气存内，邪不可干。”正气足则阴阳气血旺盛，脏腑功能健全，机体抗病能力强，故调养正气是防止疾病发生的关键。

①顺应自然，劳逸结合：天人相应、适应四时、顺乎自然是“未病先防”的基本原则。《灵枢・邪客》中有“人与天地相应也”，是指人的生活起居规律须顺应自然规律，如顺应四时季节中春生、夏长、秋收、冬藏的规律合理安排生活起居时间；养成规律的起居习惯，如定时起卧、工作、学习、锻炼，可提高机体对自然界环境变化的适应能力；同时要注意劳逸适度，量力而行，则能保养神气，使人精力旺盛，体力充沛。

②调养神志，稳定情绪：人的精神情志活动是以精、气、血、津液为物质基础，与脏腑功能活动、气血运行等关系密切。情志变化与疾病的发生亦有密切的关系。七情太过或不及是导致疾病发生的重要因素之一，可使人体气机逆乱、气血失和、阴阳失调、脏腑功能紊乱。积极的、乐观的、愉快的精神神志活动可使人体气机调畅、气血平和、抗病能力强；消极的、悲伤的、抑郁的精神神志活动会使人体的气化功能失常、气血瘀滞、抗病能力下降。因此，要鼓励患者保持乐观情绪，做到心情舒畅，此外，要尽量避免外

界环境对人体的不良刺激。如此，则人体气机调畅、气血平和，可以预防疾病的发生。

③合理饮食，顾护脾胃：脾胃为后天之本、气血生化之源，饮食所化生的水谷精微是气血生成的物质基础。若气血充足，正气旺盛，则机体不易被邪气入侵而犯病。中医护理强调饮食有节，是指饮食要适宜、规律，即要寒热调和，五味均衡；食量适中，不可过饱过饥；饮食因人因食而异；同时要注意饮食卫生。如饮食不节，经常过饱过饥，易致脾伤胃损，影响脾胃化生气血功能，导致疾病的发生。

④强身健体，增强体质：体育锻炼是促进人体健康的重要措施。坚持适当的体育锻炼，可以促使血脉流通，气机调畅，筋骨强健，从而增强体质，预防疾病的发生。老年人可练习太极拳、太极剑、五禽戏、八段锦等相对柔和的运动。注意运动量适当，量力而行，不可过度，心血管疾病患者运动宜在医务人员的指导下进行。

⑤药物预防，防邪侵害：近年来，运用中药预防疾病的方法被广泛应用，如用苍术、艾叶进行空气消毒，用马齿苋、大蒜预防痢疾，流感季节服用板蓝根、贯众、大青叶预防病毒感染等。

(2)避虚邪安正气　邪气是导致疾病发生的重要条件，故未病先防除了增强正气，提高抗病能力之外，还要注意避免病邪的侵害。《素问·上古天真论》中提到的“虚邪贼风，避之有时。”指顺应四时，预防六淫之邪的侵害，如春季防瘟、夏日防暑、秋季防燥、冬日防寒。顺应四时气候变化，春夏之时调养阳气，秋冬之时保养阴精，使肌腠紧致，卫气固密，邪气无隙可乘。在气候反常或瘟疫流行季节，须注意避免接触，做好隔离，防止环境、水源、食物被污染而致病。

2. 既病防变

既病防变是指疾病既然已经发生，应力求早期诊断、早期治疗，以防止疾病的发展与传变。临床诊治护理过程中，除对已发生病变的部位进行治疗，还必须掌握疾病的发展传变规律，对可能被影响的部位采取预防措施，以阻止疾病的发展与传变。

(1)早期诊治　在临床护理过程中，虽然采取积极的预防措施，但由于个人体质的差异，所处环境和生活条件的不同，疾病可能继续发展。疾病的发展和演变有一个过程，往往是由表入里、由浅入深、逐步加重。既病之后，及早诊治，防止疾病由小到大、由轻到重、由局部到整体、防微杜渐，是“治未病”的重要原则。因此，护理人员应通过对病情的观察和综合分析，判断病因、病性、证型，为医生的早期诊断、及时治疗提供可靠的依据，防止疾病进展。

(2)防止传变　传变是指疾病在脏腑组织间的转移变化。任何疾病都有其自身发生与发展的规律，如外感病之六经传变、卫气营血传变、三焦传变、内伤病的五脏传变、脏与腑的表里传变，以及经络传变等。因此，在实施护理过程中，要密切观察病情变化，掌握疾病传变规律，采取有效护理措施，防止疾病的传变。

3. 预防复病

某些疾病经过适当治疗进入恢复期后，仍存在余邪未净或正气未复的情况。预防复病即指在疾病恢复期，为促进病体的康复，防止病情复发而采取防治措施。一般情况下，大病新瘥，正气尚虚，体力未复，若调养不慎，易致病复，因此，疾病后期的调护非常关键，应适时起居，合理饮食，注重情志调摄与适当加强锻炼。

(1)防止外邪复病　大病初愈的患者，气血未复，正气尚虚，机体的卫外防御功能低下，常易感六淫、疫疠等外邪而引起疾病的复发。因此要扶助正气，做好起居、饮食护理，防止虚邪贼风等的侵袭。

①扶正气助卫气：人体的卫气布散于体表，又有赖于肺气的宣布，是抵御外邪入侵的屏障，而卫气由脾胃运化的水谷精微所化生，故合理饮食、加强营养，有助于补益脾肾。此外，可利用日光晒浴背部或全身，调节人体的阳气。注意一般除冬季外，以晨起阳光温煦不烈为日光浴的最佳时间，机体通过与冷空气经常接触，使卫气得到锻炼，可提高卫气的反应能力。

②慎避外邪侵入：在病后恢复阶段，气血阴阳平衡渐渐恢复，但气血尚虚，适应能力较弱，护理人员应根据四时气候的变化，及时嘱患者增减衣物，并注意保持居室内适宜的温度、湿度，以防外邪侵入。

(2)防止因食复病　食复指大病初愈的患者，脾胃尚虚，因饮食不当而导致疾病复发。所以合理的饮食调护在病症后期尤为重要。

①合理膳食：由于病后初愈者具有阴阳失衡、正虚邪恋的特点，在饮食调补时，以平补递进为宜，应防止因补滞邪或偏补太过。因此，饮食宜清淡、清洁、易消化，且宜少量多餐，不可暴饮暴食及强食不易消化的食物（如肥甘厚味之品），以免加重脾胃负担或因食滞生热，影响疾病的恢复。此外，宜辨证施食。如热病者，宜清养，应防其过寒；寒病者，偏于温养，但不宜过燥。食物的搭配应因人、因时、因地、因病各不相同，合理搭配。

②注意忌口：对于病后初愈的患者，由于正气未复，病邪未尽，故凡能增邪伤正的饮食，皆应注意忌口，以免因食复病。如热病者忌温燥、辛辣之品，瘾疹者忌鱼虾海鲜之物，饮酒过度或过食辛辣炙煿之物可诱发痔疮、淋证等。

(3)防止因情志复病　情志所伤可直接影响相应的脏腑，使人体气血逆乱、阴阳失调、脏腑功能紊乱，而导致疾病复发。因此，在病症后期应注意调畅情志，以免因情复病。

①调畅情志：在疾病后期容易产生焦虑不安等不良情绪，应及时给予解释疏导，使患者树立乐观信念、保持情绪稳定，并根据性格和情趣怡情畅志，提高患者自我调控能力及机体抗病能力。

②避免五志过极：情志变化影响脏腑气机，易导致气机紊乱、损伤五脏。患者在疾病恢复期间，如果出现情志波动过度，不仅影响病后正气的恢复，而且可使人体气血逆乱而导致疾病的复发。因此，在疾病后期，应使患者尽量避免各种不良刺激，使患者保持平和的心情，防止五志过极，使五脏六腑气血调和畅达，有利于疾病的康复。

(七)审因施美

审因施美是指养生要有针对性，要因时、因地、因人制宜。

1.因时制宜护理

因时制宜护理是指根据不同季节的时令气候特点，来确定养生、治疗和护理的方法。在护理时，应根据不同时节的特点，采取不同的护理措施。例如，护理外感风寒的患者，如在春夏之际，气候由温转热，阳气升发，人体腠理疏泄，辛温发散药物不宜过用，服药后要注意患者发汗的情况，防止开泄太过，伤津耗气；而在秋冬之际，气候由凉转寒，人体腠理致密，阳气收敛，不易发汗，宜用辛温药物发散风寒，服辛温解表药后，让患者多加衣被，注意保暖，或喝热粥汤等以助药力。因时制宜护理还应注意昼夜之间阴阳盛衰变化对人体的影响。

2. 因地制宜护理

因地制宜护理是指根据不同地域的环境特点，来制定不同的护理措施。不同地区，其地势、气候、水质、土质各异，因而人们生活工作的环境、生活习惯和方式各不相同，人的生理活动和病变特点也不尽相同。所以，在对不同地区的患者进行护理时，采取的护理措施也应根据当地环境及生活习惯而有所变化。我国南方气候温暖潮湿，人们机体腠理疏松、卫气易浮，加之南方地势低下，雾露积聚，故人们易为风、热、湿等邪气外侵，护理时应注意保持室内空气流通，鼓励人们经常锻炼，重视清热祛湿、疏风固表治疗，指导患者多食祛湿利尿的食物和清淡饮品配合治疗，如绿豆、苦瓜等。我国北方地区气候干燥，人们机体腠理致密而少开泄、卫气闭藏，易受风、寒、燥等邪气侵犯，护理时要注意保持室内适宜的温度和湿度，做好保暖御寒的护理，多给予辛温发汗之品或温热性饮料。

3. 因人制宜护理

因人制宜护理是指根据患者的个体差异采用不同的护理方法。年龄方面，不同年龄段人的生理功能和病变特点存在差异。老年人脏腑功能减退、气血亏虚，抵御内外致病因素的能力下降，易患各种疾病，患病多为虚证，且老年人患病后恢复较慢，因而，护理时应注意补虚扶正；小儿生机旺盛，但脏腑娇嫩、形气未充、稚阴稚阳，对疾病的抵抗力较差，患病后易寒易热，易虚易实，病情变化较快，因此小儿病宜少用补益，用药量宜轻。性别方面，由于男女之别，其各有生理、病理特点。女性要注意经、带、胎、产的护理。体质方面，由于先天禀赋和后天调养的不同，人的体质也不尽相同。阳盛或阴虚之体慎用温热之剂，阳虚或阴胜之体慎用寒凉伤阳之药。

（八）杂合以养

杂合以养是根据实际情况运用多种养生方法。中医养生保健，一方面注重综合调护，从起居、药食、针推、情志等多方面进行养生保健活动；另一方面强调审因施护，根据个体不同的情况，选择适宜的养生保健方法。

三、养生保健的方法

（一）运动养生保健

运动养生保健是指用身体运动的方式增强体质、延缓衰老的养生保健方法。传统的运动养生以中医学中的阴阳、脏腑、气血、经络理论为基础，强调机体意念与运动相配合的保健活动。运动养生保健方法有很多种，如八段锦、太极拳、太极剑、五禽戏等，以下简单介绍八段锦、太极拳的基本知识。

1. 八段锦

八段锦是由八种不同动作组成的健身运动。传统医学认为，八段锦柔筋健骨、养气壮力，具有行气活血、协调五脏六腑之功能。现代研究也已证实，八段锦能改善神经体液调节功能和加强血液循环，对腹腔脏器有柔和的按摩作用，对神经系统、心血管系统、消化系统、呼吸系统及运动器官都有良好的调节作用，是一种较好的体育运动。

(1)适用范围。

八段锦大体分为坐式和站式两大类。站式八段锦可以强身健体、疏通经络；坐式八段锦适用于慢性疾病患者。本节主要介绍站式八段锦(图 13－1)。

八段锦

(2)操作准备。

练习场地宽敞，空气流通，温度和湿度适宜，环境安静；练习者衣着宽松舒适，服饰以棉、丝质最佳。

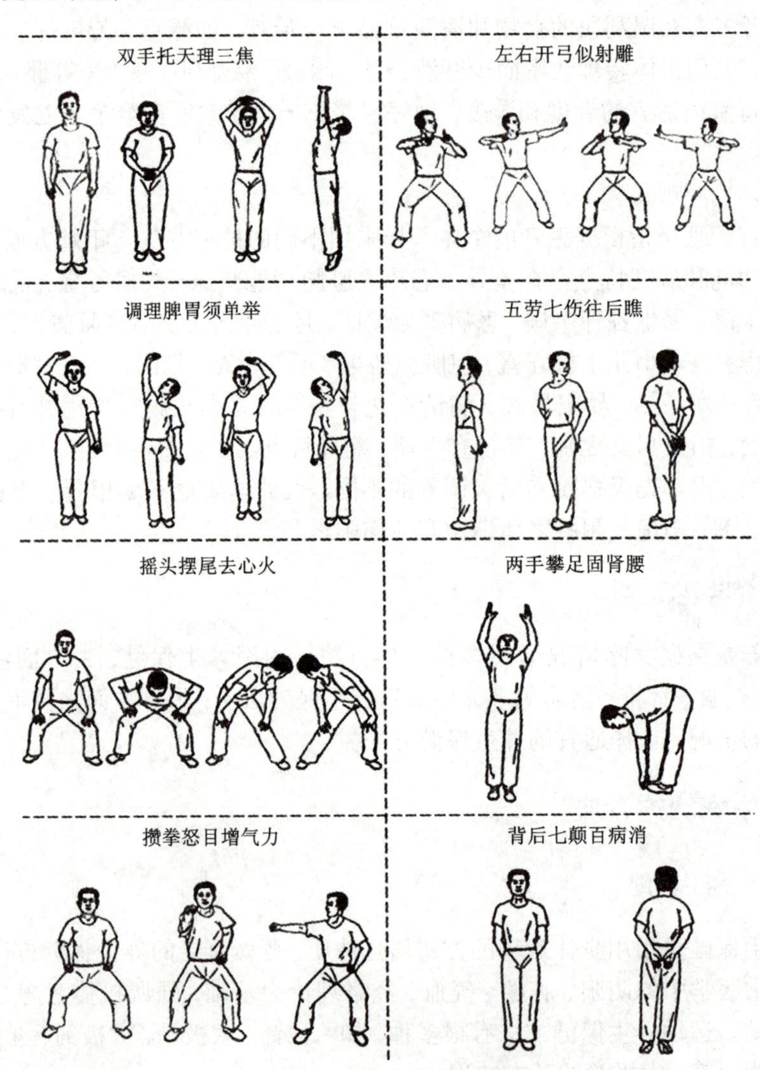

图 13－1 八段锦套路图解

(3)站式八段锦口诀。

双手托天理三焦，左右开弓似射雕。

调理脾胃须单举，五劳七伤往后瞧。

摇头摆尾去心火，两手攀足固肾腰。

攒拳怒目增力气，背后七颠百病消。

(4)操作要领。

①双手托天理三焦：调理胸腹三焦，增加肺活量，活动上肢关节和胸腹肌。

动作要领：两臂徐徐上举，至头前时翻掌向上，同时脚跟上提，挺胸吸气，然后两臂放下，至头前时，掌心向外翻转向下，脚跟下落，臂肘放松，同时呼气，如此反复6次。

②左右开弓似射雕：活动上肢关节及颈椎，锻炼握力，增加肺活量。

动作要领：左手向左平伸，同时右手向右侧猛拉，肘屈与肩平，眼看左手食指，同时扩胸吸气，模仿拉弓射箭姿势；右侧动作和左侧相同，如此反复6次。

③调理脾胃须单举：调理脾胃功能，增加肺活量；活动上肢关节，锻炼胸腹肌及上下肢肌肉。

动作要领：右手翻掌上举，五指伸直并拢，掌心向上，指尖向左，同时左手下按，掌心向下，指尖向前，拇指开展，头向后仰，眼看右指尖，同时吸气，复原吸气，右侧动作和左侧相同，如此反复6次。

④五劳七伤往后瞧：增加肺活量，活动颈椎，锻炼眼肌及下肢肌肉。

动作要领：双臂后伸于臀部，手掌向后，躯干不动，头慢慢向左旋转，眼向左后方看，同时深吸气稍等片刻，头旋转复位，眼平视前方并吸气，复原后，右侧动作和左侧相同，如此反复6次。

⑤摇头摆尾去心火：改善血液循环，调理大脑功能，增加内脏活动，调节内脏功能；活动脊椎，锻炼胸腹肌及下肢肌肉。

动作要领：上体及头向前俯深屈，随即在左前方尽量作弧形环转，头尽量向左后旋转，同时臀部则相应右摆，左膝伸直，右膝弯曲。复原成预备姿势，右侧动作和左侧相同。如此反复6次。

⑥两手攀足固肾腰：活动腰背关节，锻炼胸腹肌，有固肾强腰之效；活动上肢关节，增加肺活量。

动作要领：两臂高举，掌心相对，上体背伸，头向后仰，上体向前尽量弯曲，两膝保持正直，同时两臂下垂，两指尖尽量向下，头略抬高，如此反复6次。

⑦攒拳怒目增气力：活动上肢关节，锻炼四肢肌肉的握力和拳击力量；改善血液循环。

动作要领：右拳向前猛冲击，拳与肩平，拳心向下，两眼睁大，向前虎视，收拳。右拳动作和左侧相同，如此反复6次。

⑧背后七颠百病消：增加肺活量，锻炼胸腹肌及下肢肌肉。

动作要领：脚跟尽量上提，头向上顶，同时吸气，脚跟放下着地且有弹跳感，同时吸气。如此反复6次。

(5)注意事项。

①根据身体或病情状况，选择站式或坐式八段锦；

②空腹或进餐 1 h 之内不宜做操；

③锻炼时，衣着宽松舒适；

④练功中发汗，要注意防风；

⑤练功治病或作为辅助疗法，要具备持之以恒的精神，动作到位，方可奏效。

2. 太极拳

太极拳是以中国传统哲学中的太极、阴阳辨证理论为核心思想，与武术、艺术、中医等完美结合形成的一种刚柔并济的传统拳术。太极拳形体动作以圆为本，一招一式均由圆弧动作组成，动作柔和优美，似行云流水，既可活动筋骨，又可流通气血，是一种有效的传统养生保健法。太极拳的流派众多，本节主要介绍 24 式简化太极拳。

(1)适用范围。

男女老少皆宜，尤其适用于中老年人及体质虚弱者，对各种慢性病，如高血压、心脏病、肠胃炎、溃疡病、糖尿病等都有一定的预防和治疗作用。

(2)操作准备。

操作场地宽敞，空气流通，温度和湿度适宜，环境安静；练习者衣着宽松舒适，服饰以棉、丝质最佳。

(3)操作方法。

起势、野马分鬃、白鹤亮翅、搂膝拗步、手挥琵琶、倒卷肱、左揽雀尾、右揽雀尾、单鞭、云手、单鞭、高探马、右蹬脚、双峰贯耳、转身左蹬脚、左下势独立、右下势独立、左右穿梭、海底针、闪通臂、转身搬拦捶、如封似闭、十字手、收势(图 13 –2)。

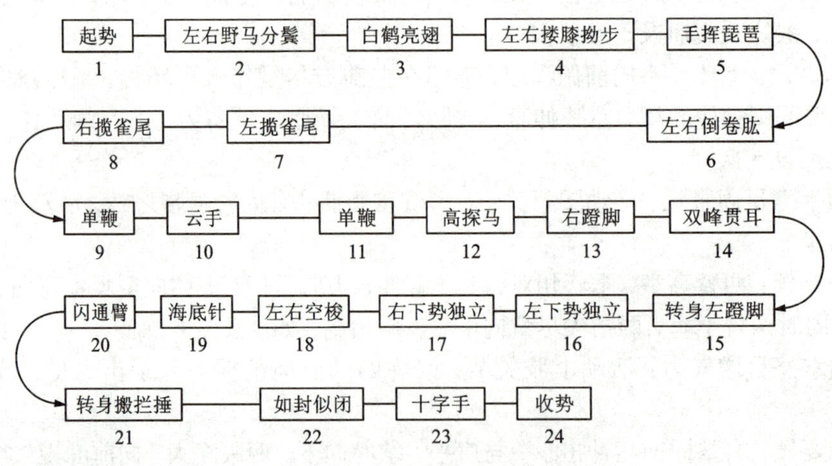

图 13 –2　24 式太极拳动作布局路线图

(4)注意事项。

①练习场地空气流通，温度适宜，练功中发汗忌对流风，以防复感风寒；

②练习者根据时令气温选择服装，以不妨碍肢体运动为宜；

③练太极拳宜柔、宜缓，呼吸保持柔细匀长；

④动作用力均匀，运动幅度避免过猛过大，以能耐受为宜；

⑤练习时密切观察面色、体能情况，若有体力不支、面色苍白、头晕目眩等不适应立即停止。

（二）药膳食疗养生

中医药膳是在中医基本理论的指导下，遵循药食同源的原则，重视药食宜忌，使药物与食物合理搭配，充分发挥药物与食物的功效，以达到防病治病、养生保健的目的。在应用时须遵循一定的原则，应视具体的患者与病情而选定合适的药膳。因证用膳，因时而异，因人用膳，因地而异。药膳在养生、康复中有重要地位，是综合疗法的重要内容之一，但药膳不能代替药物疗法，因药膳偏于养身防病，重在养与防。

1. 药膳组分

药膳主要由两大类原料组成，即中药与食料。中药与食料按一定比例有机组合，产生食养、食治的作用，既是食物，又不同于普通食物。药膳的选料配伍应遵循中医的辨证施治原则，如血虚者可选用阿胶、大枣等，阴虚者可选用枸杞、百合等，因证用料才能发挥药膳的养生保健作用。

2. 药膳应用原则

药膳应因证、因时、因地、因人制宜，忌盲目食用。此外，选择药膳时要顺应季节时令，春季宜升补，夏季宜清补，秋季宜平补，冬季宜滋补。

3. 药膳类别

（1）按药膳形态分类　药膳按形态可分为液体类，包括汤类、酒类、羹类、汁类等；半液体类，包括糊类、粥类、膏类等；固体类，包括饭食类、糖果类等。

（2）按制作方法分类　药膳按制作方法可分为炖类、焖类、煨类、蒸类、煮类、熬类、炒类等。

（3）按功效分类　药膳按功效可分为养生保健类、美容美发类、驱邪治病类、疾病康复类等。

4. 药膳注意事项

（1）食物与药物的配伍禁忌　食物和药物都有四气五味之性，因此，在功效上食物对药物有着重要的影响。在食物与药物的选择中要注意食物与药物的配伍禁忌，如人参忌萝卜；地黄、首乌忌葱蒜；甘草、黄连、桔梗、乌梅忌猪肉；白术忌桃、李、大蒜；蜂蜜忌葱、黄连、桔梗；使君子忌茶等。

（2）胎产禁忌　妇女产前产后因为孕育胎儿、哺乳等特殊生理情况，在食用药膳时，凡是具有损害胎元胎气的药物应禁用。产前，妊娠期由于脏腑经络之气皆注于冲脉以养胎，此时孕妇机体处于阴血偏虚、阳气偏盛状态，因此辛热温燥之品不宜食用，如肉桂、干姜、花椒、胡椒、辣椒、大蒜等。随着胎儿的娩出，产后产妇气血均有不同程度的损失，出现阴血亏虚，淤血内停，须禁食寒凉酸冷之品，如西瓜、李子、田螺、蟹、蚌等。

（3）对症使用药膳　热性病宜用寒凉性药膳，寒性病宜用温热性药膳。脾胃虚弱、消化不良者忌油腻食物；疮疡、过敏性皮肤病者忌鱼、虾、蟹、葱、韭菜等食物；高脂血症患者，饮食宜清淡，慎服动物类高脂肪的药膳。

（三）精神养生

人的精神活动对脏腑生理有着重大的影响。所谓“怒伤肝”“喜伤心”“思伤脾”“忧伤肺”“恐伤肾”等，反映了情志过极对脏腑功能的损害。正常的情趣活动，能够调畅脏器，助正抗邪，增强人体抗病能力，预防疾病的发生，对维护人体健康起着积极的作用。

第四节　常用中医护理技术

一、推拿技术

（一）概述

推拿又称按摩，是在中医基础理论的指导下，运用推拿手法或借助一定的工具作用于人体经络、穴位或体表特定部位，以防治疾病的一种外治方法，具有疏通经络、滑利关节、调整脏腑气血功能和增强人体抗病能力的作用。推拿的适应证比较广泛，可适于骨伤科、内科、妇科、外科、儿科等的多种疾病。如外感的发冷发热，饮食积滞的腹痛、腹泻，风、寒、湿侵犯人体出现的三痹、腰痛，中风偏瘫等均可运用。

（二）推拿介质

推拿操作前，为了减少对皮肤的摩擦损伤，或为借助某些药物的辅助作用，可在推拿部位的皮肤上涂些液体或粉末，这些涂抹的物质被称为推拿介质。推拿介质种类众多，既有单方，也有复方、药膏、药酒等多种剂型。

1. 滑石粉

有润滑皮肤的作用，适用于各种病症，是临床上最常用的一种介质。

2. 葱姜汁

由葱白和生姜捣碎取汁应用，能加强温热散寒的作用，常用于冬春季和小儿虚寒证等。

3. 白酒

有活血祛风、散寒除湿、通经活络的作用，适用于成人推拿。

4. 凉水

即食用洁净凉水。有清洁肌肤和退热的作用，一般用于外感热证。

5. 红花油

有消肿止痛等作用，常用于急性或慢性软组织损坏。

6. 外用药酒

有行气活血、化瘀通络的功效，常用于各种慢性软组织损坏等。

（三）推拿手法

常用的推拿手法有如下几种。

1. 㨰法

（1）操作要领　手掌微握，以小鱼际掌背侧至第三掌指关节部着力，用前臂旋转摆动，带动腕部屈伸、外旋的连续不断的动作。要求压力均匀柔和，滚动时贴紧体面，动作协调、连续。

（2）适用部位　颈项、肩背、四肢等肌肉丰厚处。

（3）适应证　主要适用于颈椎病、肩关节周围炎、腰椎间盘突出症、各种运动损失等病症。

2. 揉法

（1）操作要领　以大鱼际、手掌根部或手指端螺纹面分别和肘、小臂尺侧等部位着力，吸定于一定部位和穴位上，做轻柔缓和的顺时针或逆时针旋转推动，并带动皮下组织。要求压力均匀适度，揉动和缓协调，不断滑动和摩擦。

（2）适用部位　大鱼际揉法主要适用于头面部、胸部；掌根揉法适用于腰背及四肢等部位；指揉法主要适用于全身各部位腧穴。

（3）适应证　主要适用于脘腹胀痛、便秘、头痛、眩晕等病症，也可用于头面部及腹部保健。

3. 摩法

（1）操作要领　以手掌面或示指、中指、无名指的指面着力，用前臂发力，连同腕部做盘旋活动，带动掌、指等着力部位做环形抚摸动作，可顺时针或逆时针方向摩动。摩动的速度不宜过快或过慢，以120次/min为宜，要求用力平稳，不带动皮下组织。

（2）适用部位　全身各部位，以腹部应用最多。

（3）适应证　多用于腹胀腹痛、便秘、痛经、咳喘等病症。

4. 推法

（1）操作要领　以手指、掌或肘部着力，紧贴于体表穴位或皮肤上，做缓慢的直线推动。要求用力均匀，不能损失皮肤。

（2）适用部位　全身各部位。

（3）适应证　主要适用于高血压、头痛、头晕、失眠、腿痛、腰背痛、腹胀、便秘等病症。

5. 擦法

（1）操作要领　以手掌面或大小鱼际处着力，在治疗部位进行直线往返摩擦运动。要求着力部分紧贴皮肤，压力适度，均须沿直线往返进行，不能歪斜；用力要均匀、连续，先慢后快，以局部深层发热为度。注意不要擦破皮肤，可使用润滑介质。

（2）适用部位　全身各部位。

（3）适应证　主要适用于外感风寒、发热恶寒、风湿痹痛、月经不调、小腹冷痛等病症。

6. 按法

(1)操作要领　以手指或掌着力，逐渐用力，按压特定的部位或穴位。要求按压的方向垂直向下，用力由轻渐重，平稳而持续不断，使压力渗透，结束时则由重而轻。

(2)适用部位　指按法适用于全身各部位的经络和穴位；掌按法适用于面积大而平坦的部位，如胸腹部、腰背部等。

(3)适应证　主要适用于颈椎病、肩关节周围炎、腰椎间盘突出症，以及风寒感冒、偏瘫等病症。

(四)推拿禁忌证

(1)诊断不明确的急性脊椎损失或伴有脊髓症状者。

(2)各种骨折、骨结核、骨肿瘤、严重的老年性骨质疏松症。

(3)严重心、脑、肺疾病或体质过于虚弱者。

(4)有出血倾向或血液病者。

(5)孕妇腰骶及腹部。

(6)精神病患者及不合作者。

二、灸法

艾柱灸法

(一)概述

艾灸法是用艾绒或其他药物放置在体表的穴位或部位上，进行烧灼、温熨，借助灸火的热力以及药物的作用，通过经络的传导，起到温润气血、扶正祛邪、治疗疾病的一种外治方法。艾灸具有疏风解表、温经散寒、消淤散结、扶阳固脱、防病保健的作用。

(二)艾灸分类及其运用

根据施灸的用物不同，临床分为艾柱灸、艾条灸、温针灸、温灸器灸和其他灸法。本节主要介绍艾柱灸和艾条灸。

1. 艾柱灸

用艾绒制成的小圆锥形称为艾柱，将艾柱放在穴位上施灸称艾柱灸。艾柱灸可分为直接灸和间接灸。

(1)直接灸　指艾柱直接放在皮肤上施灸。用黄豆或枣核大小艾柱直接放在穴位上施灸，局部经烫伤产生无菌性化脓现象者称为化脓灸；用中小艾柱直接灸之，烫时及取走，灸后皮肤不起泡，不留瘢痕者为非化脓性灸。

(2)间接灸　间接灸又称隔物灸，指在艾炷与皮肤之间隔垫某种物品(如生姜、大蒜、食盐、附子、胡椒)而施灸的一种方法。药物可因证因病不同，治疗时可发挥艾灸和间隔物的双重作用。

①隔姜灸：将新鲜生姜切为厚度约 2 mm 的姜片，中心用针穿刺数孔，上置艾炷施灸，觉得灼热时缓慢移动姜片，可灸多壮，一般灸 5～10 壮，以局部皮肤潮红而不起泡

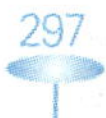

为度。本法适应于一切虚寒病症。

②隔蒜灸：取鲜大蒜切成1 mm厚，用针穿刺数孔，上置艾柱，每灸4～5壮，放在应灸的腧穴或部位，然后点燃施灸，待艾柱燃尽，易柱再灸。因大蒜液有刺激性，故灸后易起泡。该法可治痈疽肿毒、未溃疮疖。

③隔盐灸：本法只用于脐部。取食盐适量炒热，填敷于脐部，上置艾炷施灸，如患者稍感灼痛，即更换艾炷，以防灼伤。此法有回阳、救逆、固脱之功效。

④隔附子饼灸：将附子研末，以黄酒调和做饼，厚3～4 mm，中间以针穿刺数孔，上置艾炷，放在所灸腧穴或部位，点燃施灸。由于附子辛温大热，有温肾补阳的作用。因此多用于治疗各种阳虚病症。

2. 艾条灸

艾条即用艾绒卷成的圆柱形长条。点燃一端艾条，直接在穴位和施灸部位熏灸。施灸的方法分为温和灸、雀啄灸、回旋灸。

（1）温和灸　点燃一端艾条，在穴位或所灸部位上方2～3 cm处熏灸，使所灸局部有温热感而无灼痛为宜。

（2）雀啄灸　点燃一端艾条，在穴位或所灸部位上方，如鸟雀啄食一般上下移动施灸。

（3）回旋灸　点燃一端艾条，在穴位或所灸部位上方反复旋转熏灸。

（三）注意事项

（1）施灸的顺序一般是先上后下，先阳后阴，状数先少后多，艾柱先小后大。

（2）施灸时，患者的体位必须平正、舒适，防止艾柱或燃尽的热灰掉落燃损皮肤和衣物。

（3）间接灸时，由于姜蒜等对皮肤刺激容易起泡，须加以注意。

（4）对于小儿和皮肤感觉迟钝者，操作时可用手指轻触施灸部皮肤，防止熏灸局部烫伤。

（5）灸后，局部皮肤出现微红属正常现象。如果灸后局部起小泡，注意勿擦破，可自行吸收。大水泡可按烫伤处理，注意无菌操作。

（6）如发生晕灸，应立即停止艾灸，使患者平卧，注意保暖，轻者休息片刻，饮温开水即可恢复；重者可掐人中、足三里；严重时，按晕厥处理。

三、拔罐法

（一）概述

拔罐疗法又称淤血疗法，古称“角法”。是一种以罐为工具，利用燃烧、蒸汽等方式排除罐内空气，造成负压，使之吸附于体表腧穴或体表的一定部位，造成皮肤充血、瘀血，达到通经活络，驱邪外出，防止疾病的目的。适用于各种急慢性软组织损伤、风湿痹症，如关节疼痛、腰背酸痛、月经痛、腹痛、口眼歪斜等；外感风寒，咳嗽气喘，脘腹胀满等；痈肿疮毒；局部皮肤麻木或功能减退等病症。

（二）禁忌证

（1）急性严重疾病、接触性传染病、严重心脏病。

（2）有出血倾向及血液性疾病者。

（3）孕妇腹部及腰骶部。

（4）心尖区、体表大动脉搏动处、静脉曲张及大血管处。

（5）精神病患者、抽搐及不合作者。

（6）急性外伤性骨折、水肿及皮肤溃烂部。

（三）操作方法

1. 拔罐法的吸附方法

拔罐疗法常见的吸附方法有火吸法、水吸法、抽气疗法，本节主要介绍火吸法。火吸法即利用点火燃烧的方法使罐内形成负压，以吸附于体表的方法。常见的有投火法、闪火法和架火法。

（1）投火法　将酒精棉球或小纸条点燃后，投入罐内并迅速将罐扣在应拔部位。

（2）闪火法　用止血钳夹住95%乙醇溶液泡过的棉球，在罐内旋转片刻排去空气，迅速将罐扣在应拔部位。

（3）架火法　用一直径2～3cm不易燃烧及传热的块状物上置一酒精棉球，点燃后将火罐扣上。

2. 常用的拔罐法及操作

（1）坐罐　操作者用闪火法拔罐，用止血钳夹住一个经95%乙醇溶液浸泡过的棉球。点燃后伸入罐内绕1圈迅速退出，并立即将罐口吸附在皮肤上，轻轻摇动罐体，检查罐体是否吸附牢固。注意棉球蘸乙醇不可过多，亦勿在罐口停留，以免罐口烧烫灼伤皮肤。

（2）闪罐　用闪火法将罐扣上后，立即取下，反复多次地拔上拔下，取下拔上，直至皮肤潮红充血为度。

（3）走罐　选用口径较大、罐口平滑的玻璃罐，先在罐口和施术部位涂一层凡士林等润滑油，再用闪火法将罐吸附住，然后以手握住罐子，向上、下（或左、右）施术部位往返推拉，至较大面积的皮肤出现潮红为度。

（4）针罐　先在一定部位施行针刺，待得气后留针，然后用闪火法，以针刺部位为中心，将罐拔住10～15 min，至皮肤潮红充血拔罐。

（5）刺络拔罐　在施术部位消毒后，用三棱针、粗毫针点刺局部，以皮肤红润稍有渗血为好，再拔上火罐，留置10～15 mina，拔罐后擦净血迹。

（四）注意事项

（1）根据所拔部位的面积大小选择合适的火罐。

（2）拔罐时应选肌肉丰厚的部位，尽量避开肌肉浅薄、骨骼突出、皮肉松弛、毛发较多的部位。

(3)体位要适当舒适，拔罐过程中不要移动体位，以免火罐脱落。

(4)皮肤过敏、溃疡、水肿及大血管处不宜拔罐。孕妇腹部、腰骶部须慎用。

(5)拔罐时注意棉球蘸95%乙醇溶液不可过多，亦勿在罐口停留，以免罐口烧烫灼伤皮肤。

(6)拔罐一般可出现局部红晕或紫绀色，一般不须处理，会自行消退。若留罐时间过长，皮肤会出现水泡，小泡者当敷以消毒纱布，防止擦破；大泡者须用灭菌针将水放出并包敷，防止感染。

(7)拔罐手法要轻缓，以手抵住罐边皮肤，按压一下，使气漏，罐即脱下，不可硬拉或旋动。

(8)应用针罐时，应防止肌肉收缩，发生弯针，并避免撞压针入深处，损伤脏器及血管。

(9)使用多罐时，火罐的排列顺序不宜太近，以免皮肤被牵拉产生疼痛。

四、刮痧法

刮痧法

(一)概述

刮痧法是应用边缘钝滑的器具，如牛角刮板、瓷匙、铜钱等，在人体表面一定部位的皮肤下反复刮动，使局部皮下出现痧斑或痧痕，从而达到疏通腠理、调畅气血、治疗疾病的一种方法。刮痧前为了防止划破皮肤，需要在皮肤表面涂一层润滑剂。

(二)适应证

广泛适用于临床各种疾病，如颈肩痛、腰腿痛、头痛、感冒、咳嗽、失眠、便秘等，以及夏秋季节发生的各种急性疾病，如中暑、痢疾等，同时还具有保健、美容功效。

(三)禁忌证

(1)孕妇的腹部、腰骶部及妇女的乳头禁刮。

(2)心力衰竭者、肾功能衰竭者、肝硬化腹水者、全身重度浮肿者禁刮。小儿囟门未合，头部禁用刮痧。

(3)白血病、血小板减少者慎刮。

(4)体形过于消瘦、皮肤病变处、出血倾向者、女性月经期、过饥过饱者均不宜用刮痧法。

(四)操作方法

(1)先将准备刮痧的部位擦净，用刮痧板的边缘蘸取刮痧油或按摩油，用手掌握着刮痧板，确定部位后根据具体情况取合适的角法和力度进行刮痧。

(2)刮痧时一般由内向外，由上而下，顺着一个方向刮拭，力量要均匀合适。颈、背、腹、上肢、下肢部从上向下刮拭，胸部从内向外刮拭。

(3)用较重刺激手法进行刮痧时，每个部位刮拭时间为3～5 min。用轻刺激手法，每个部位刮拭时间为5～10 min。对于保健刮痧，无严格的时间限制，以自我感觉满意、舒服为原则。

(五)注意事项

(1)注意室内保暖，尤其是在冬季，忌对流风，以防复感风寒。

(2)刮痧出痧后1 h内忌洗澡。

(3)前一次刮痧部位的痧斑未退之前，不宜在原处进行再次刮拭出痧。再次刮痧时间需间隔3～5天，以皮肤上痧退为标准。

(4)刮痧出痧后最好饮一杯温开水(最好为淡糖盐水)，并休息15～20 min。

课程思政

推广中医护理技术，助力健康中国

中医护理是中医药服务的重要组成部分，中医护理技术是中医护理服务的基础与精华，在临床护理工作中发挥着减轻疾病症状、提高患者生活质量的作用。近年来，在国家政策的引领下，中医护理得到了蓬勃的发展。在中共中央、国务院2016年印发的《“健康中国2030”规划纲要》中明确提到，要提高中医药服务能力，推广中医技术，助力健康中国的建设。

本章小结

中药用法包括内服法和外用法。外用法常用的有药膏、熏洗、掺药、吹药、汀剂等。

中医常用护理技术包括推拿、灸法、拔罐、刮痧等，在进行护理技术操作的时候要注意适应证和禁忌证，掌握中医护理技术的操作方法。

客观题测验

参考文献

[1] 李春玉，姜丽萍. 社区护理学(第 4 版)[M]. 北京：人民卫生出版社，2017.

[2] 冯辉,唐四元. 社区护理学(第 4 版)[M]. 长沙：中南大学出版社，2017.

[3] 徐国辉. 社区护理学(第 4 版)[M]. 北京：人民卫生出版社，2019.

[4] 王晓卫. 社区护理学[M]. 武汉：华中科技大学出版社，2018.

[5] 窦娟花，李美仙. 浅谈社区护理的工作方法[J]. 基层医学论坛，2009，13(27)：827 - 829.

[6] 张伊格. 社区首诊制度的实施困境及应对策略[D]. 上海：华东理工大学，2019.

[7] 谢幸，孔北华，段涛. 妇产科学(第 9 版)[M]. 北京：人民出版社，2018.

[8] 安力彬，陆虹. 妇产科护理学[M]. 北京：人民卫生出版社，2017.

[9] 凌文华，许能锋. 预防医学(第 4 版)[M]. 北京：人民卫生出版社，2017.

[10] 中华人民共和国国务院医改办. 关于推进家庭医生签约服务的指导意见[EB/OL]. http：//www.moe.gov.cn/s78/A24/A24_zcwj/201606/t20160613_267409.html

[11] 中华人民共和国国家卫生健康委员会办公厅. 国家卫生健康委办公厅关于开展“互联网 + 护理服务”试点工作的通知[EB/OL]. http：//www.cac.gov.cn/2019 - 02/13/c_1124107507.htm

[12] 赵方辉，张莉. 预防性人类乳头瘤病毒疫苗开启了宫颈癌的全面防控时代[J]. 中华预防医学杂志，2019，53(1)：10 - 12.

[13] 崔炎，阳曙芬. 儿科护理学(第 6 版)[M]. 北京：人民卫生出版社，2017.

[14] 毛萌，李廷玉. 儿童保健学(第 3 版)[M]. 北京：人民卫生出版社，2014.

[15] 茹荣芳，刘淑颖，孙早迪. 学前儿童营养与保健[M]. 北京：清华大学出版社，2018.

[16] 王卫平，孙锟，常立文. 儿科学(第 9 版)[M]. 北京：人民卫生出版社，2018.

[17] 贝尔曼(Behrman. R. E.). 尼尔森儿科学(第 17 版)[M]. 北京：北京大学医学出版社，2007.

[18] 詹思延. 流行病学(第 4 版)[M]. 北京：人民卫生出版社，2017.

[19] 薛雅卓. 社区护理. 北京：协和医科大学出版社，2013.

[20] 郭雁飞，马文军，张庆军，等. 中国 8 个省份 50 岁及以上人群跌倒伤害及其危险因素横断面研究[J]. 中华流行病学杂志，2018，39(3)：258 - 263.

[21] 李立明，王艳红，吕筠. 流行病学发展的回顾与展望[J]. 中华疾病控制杂志，2008，12(4)：304 - 308.

[22] 杨帆，王双，覃海，等. 衰弱综合征对社区老年糖尿病患者跌倒影响的队列研究[J]. 中华流行病学杂志，2018，39(6)：776 - 780.

[23] 李宁. 社区护理学[J]. 护士进修杂志, 2016, 31(8): 481-483.

[24] 李园, 任多富, 丁萍飞, 等. 中国8省(自治区)高血压和2型糖尿病患者健康管理服务实施现状[J]. 中华流行病学杂志, 2014, 35(1): 35-39.

[25] 王凝芳. 传染病的特征与防治概要(Ⅱ)[J]. 中华护理杂志, 2007, 42(2): 287-288.

[26] 殷大鹏. 水痘减毒活疫苗预防接种理论流行病学研究的主要参数[J]. 中国疫苗和免疫, 2012, 18(03): 272-276.

[27] 马烈光, 蒋力生. 中医养生学[M]. 北京: 中国中医药出版社, 2016.

[28] 傅华. 健康教育学(第3版)[M]. 北京: 人民卫生出版社, 2017.

[29] 包家明. 护理健康教育与健康促进(第2版)[M]. 杭州: 浙江大学出版社, 20183.

[30] 吕书红. 国内健康教育健康促进科学研究进展综述[J]. 中国健康教育, 2016, 32(12): 1119-1122.

[31] 中华人民共和国国家卫生健康委员会. 新划入基本公共卫生服务工作规范(2019年版)[EB/OL]. http://www.gov.cn/fuwu/2019-09/06/content_5427746.htm

[32] 陈立典. 康复护理学(第9版)[M]. 北京: 中国中医药出版社, 2012.

[33] 陈锦秀. 康复护理学(第2版)[M]. 北京: 人民卫生出版社, 2016.

[34] 凌文华, 许能锋. 预防医学(第4版)[M]. 北京: 人民卫生出版社, 2017.

[35] 李君. 灾难心理救援管理研究[J]. 灾害医学与救援, 2018, 7(1): 27-30.

[36] 黄勇. 传染病在社区的控制措施探讨[J]. 世界最新医学信息文摘, 2018, 18(67): 292-293.

[37] 关晋英. 地震灾后伤员分级心理护理实践[J]. 中国护理管理, 2018, 18(7): 894-897.

[38] 侯云德. 重大新发传染病防控策略与效果[J]. 新发传染病电子杂志, 2019, 8(4): 129-132.

[39] 黄磊. 新中国成立70年来在传染病防治领域取得的成就与展望[J]. 中华全科医学, 2019, 10(17): 1615-1618.

[40] 曾学民, 刘毅, 文艳群, 等. 某酒楼1起副溶血性弧菌食物中毒事件的调查[J]. 中国校医, 2019, 33(7): 497-499.

[41] 孙秋华, 陈莉军. 中医护理学基础[M]. 北京: 人民卫生出版社, 2016.

[42] 谢孟洲, 朱天民. 中医药膳学[M]. 北京: 中国中医药出版社, 2016.

图书在版编目(CIP)数据

社区护理学／蒋小剑，张筱岚，廖巧玲主编．—长沙：中南大学出版社，2020.7

百校千课共享联盟护理学专业融媒体教材

ISBN 978－7－5487－1244－2

Ⅰ．①社… Ⅱ．①蒋… ②张… ③廖… Ⅲ．①社区－护理学－医学院校－教材 Ⅳ．①R473.2

中国版本图书馆 CIP 数据核字(2020)第 109102 号

社区护理学

SHEQU HULIXUE

主编　蒋小剑　张筱岚　廖巧玲

□**责任编辑**　孙娟娟　代　琴

□**责任印制**　易红卫

□**出版发行**　中南大学出版社

社址：长沙市麓山南路　　邮编：410083

发行科电话：0731－88876770　　传真：0731－88710482

□**印　　装**　长沙市宏发印刷有限公司

□**开　　本**　787 mm×1092 mm　1/16　□**印张** 19.75　□**字数** 461 千字

□**互联网＋图书　二维码内容**　字数 117 千字　视频 661 分钟　图片 132 张　PPT 706 张

□**版　　次**　2020 年 7 月第 1 版　□2020 年 7 月第 1 次印刷

□**书　　号**　ISBN 978－7－5487－1244－2

□**定　　价**　50.00 元